PRÉCIS ÉLÉMENTAIRE

D'HYGIÈNE PRATIQUE

RÉDIGÉ CONFORMÉMENT

aux nouveaux programmes de l'Enseignement
et contenant les données les plus importantes de la
Science sanitaire

PAR LES DOCTEURS

ERNEST MONIN

Secrétaire de la Société française
d'Hygiène
Chevalier de la Légion d'honneur
Officier de l'Instruction publique, etc.

DUBOUSQUET-LABORDERIE

Inspecteur des Écoles de la Seine
Médecin délégué des épidémies
Membre de la Société de thérapeutique
et de la Société de médecine pratique
Officier d'Académie, etc.

*« La santé dépend plus des précautions
que des remèdes. »*

BOSSUET.

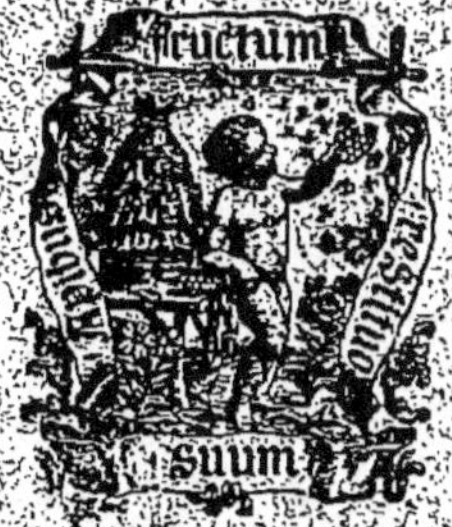

PARIS

SOCIÉTÉ D'ÉDITIONS SCIENTIFIQUES

PLACE DE L'ÉCOLE-DE-MÉDECINE
4, RUE ANTOINE-DUBOIS, 4

1893

PRÉCIS ÉLÉMENTAIRE

D'HYGIÈNE PRATIQUE

TOURS, IMPRIMERIE DESLIS FRÈRES.

PRÉCIS ÉLÉMENTAIRE

D'HYGIÈNE PRATIQUE

RÉDIGÉ CONFORMÉMENT

aux nouveaux programmes de l'Enseignement
et contenant les données les plus importantes de la
Science sanitaire

PAR LES DOCTEURS

ERNEST MONIN

Secrétaire de la Société française
d'Hygiène
Chevalier de la Légion d'honneur
Officier de l'Instruction publique, etc.

DUBOUSQUET-LABORDERIE

Inspecteur des Écoles de la Seine
Médecin délégué des épidémies
Membre de la Société de thérapeutique
et de la Société de médecine pratique
Officier d'Académie, etc.

*« La santé dépend plus des précautions
que des remèdes. »*

Bossuet.

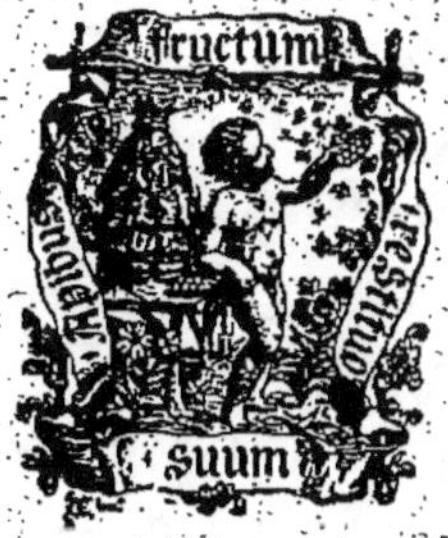

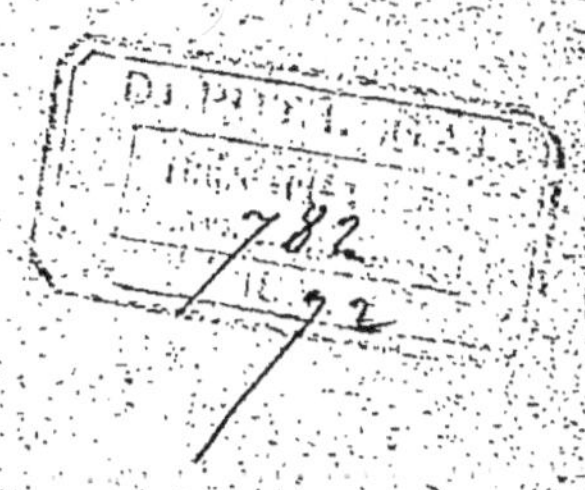

PARIS
SOCIÉTÉ D'ÉDITIONS SCIENTIFIQUES

PLACE DE L'ÉCOLE-DE-MÉDECINE
4, RUE ANTOINE-DUBOIS, 4

1893

PRÉAMBULE

Ce *Précis élémentaire d'hygiène pratique* est,
avant tout, une œuvre de vulgarisation et d'enseignement. Nous avons voulu présenter, sous la
forme la plus assimilable, les principales vérités
de l'hygiène privée et publique, ainsi que le com-
portent les progrès récents de la science contemporaine. Mais nous n'oublions pas qu'en matière
de science il n'y a que des vérités provisoires :
aussi n'imposons-nous jamais formellement nos
opinions dans les sujets controversés, parce que
nous jugeons plus utile de laisser le lecteur libre
de choix entre plusieurs théories, la contradiction
étant le principe même de tout mouvement scientifique.

Pour nous, du reste, l'hygiène est plus encore

un art qu'une science : elle repose davantage sur l'expérience séculaire que sur des théorèmes scientifiques. Hippocrate, malgré sa nullité forcée en anatomo-physiologie, en chimie et en micrographie, nous apparaît comme au moins égal aux plus hardies figures médicales de notre xixe siècle. Le temps a bien pu ronger un peu de ses vieilles doctrines, comme il efface, partiellement, les fresques des vieux maîtres peintres. Mais ce qui en subsiste suffit pour étonner les plus obstinés novateurs et les convaincre que *nous ne sommes qu'enfans sur espaulles de géant*, ainsi que l'exprime pittoresquement Ambroise Paré.

A une époque où la connaissance de l'hygiène est devenue une nécessité générale pour tous, nous avons tenu à honneur de contribuer à répandre cette connaissance. Nous avons cherché à intéresser et à émouvoir, le plus possible, nos lecteurs, en ne négligeant point les aperçus historiques et anecdotiques, qui offrent le double avantage de diminuer l'aridité des questions les plus techniques. et de faire parcourir à chacun les mêmes étapes que l'esprit humain a successivement parcourues, pour constituer la science d'aujourd'hui...

En ce qui concerne l'enseignement, nous n'avons pas précisément visé le programme de quatrième année des Facultés de médecine, quoique l'étudiant puisse colliger, dans notre *Précis*, bien des notions, qu'il cherchera en vain dans ses manuels et même dans les plus volumineux traités d'hygiène. Notre but a été surtout de remplir, avec les plus grands développements, les programmes des lycées et collèges, ceux de l'Enseignement secondaire moderne et de l'Enseignement secondaire classique, celui des Écoles normales primaires.

Voici, du reste, l'énoncé de ces divers programmes, très analogues entre eux :

« *L'eau.* — Les diverses eaux potables : eau de source; eau de rivière, eau de puits. L'eau de source seule est pure, toutes les autres eaux peuvent être contaminées; mode de contamination.

Des moyens de purifier l'eau potable : filtration, ébullition.

L'air. — De la quantité d'air nécessaire dans les habitations, etc. Dangers de l'air confiné. Renouvellement de l'air, ventilation, voisinage des marais.

Les aliments. — Falsifications alimentaires principales des aliments solides et liquides ordinaires.

Les viandes dangereuses : parasitisme ou germes infectieux (trichinose, ladrerie, charbon, tuberculose).

Viandes putréfiées, intoxication par la viande du porc, les saucisses, etc.

Les maladies contagieuses. — Qu'est-ce qu'une maladie contagieuse? Exemple : une maladie type et démonstration simple. Le charbon, expériences de M. Pasteur. Indication rapide des principales maladies contagieuses de l'homme.

Mesures de précaution. Ce que c'est que la désinfection.

Les matières fécales. — Moyens d'évacuation : fosses fixes, étanches, etc. Épandage, préservation des cours d'eau. Les maladies transmises par les matières fécales : fièvre typhoïde, choléra.

La maison salubre. — La maison d'école salubre (application des préceptes précédents). Air, eau, lieux d'aisances, etc.

Les maladies contractées à l'école. — Teigne, gale, exemples de quelques maladies contagieuses. Fièvres éruptives (variole, rougeole, scarlatine).

Vaccination, revaccination. — Mortalité par variole.

Hygiène de l'enfance. — Nouveau-né. Son alimentation. Préjugés populaires. Le lait. Dangers quand il provient d'une vache tuberculeuse.

De quelques maladies des animaux. — La rage, la morve, la peste bovine, le charbon. Abatage. Enfouissement (loi du 21 juillet 1881 sur la police sanitaire des animaux). »

Notre *Précis* peut servir, enfin, de guide à tous les cours, privés et publics, sur la science sanitaire : car, nous espérons bien que, dans la période actuelle, on songera un peu moins à créer des chaires d'hébreu et d'assyrien et un peu plus à fonder des chaires d'hygiène. La ville de Paris a donné récemment, à cet égard, un exemple qui ne saurait manquer d'être suivi.

Au milieu des bouleversements scientifiques incessants, l'hygiène est encore la branche qui conserve le plus de fixité. Elle plie et ne rompt point. Les doctrines se succèdent, renversent la théorie médicale et modifient l'art de guérir : l'hygiène reste debout, immortelle comme le vrai ; elle émerge des ruines fumantes accumulées par les révolutions de la science. Trois mille ans ont passé sur le *Traité du régime et de la diète salubre*, sur celui *des eaux, des airs et des lieux* ; trois cents siècles et plus nous séparent des Écoles sanitaires de Cos et de Cnide. Et depuis trois mille ans, Hygie est toujours jeune et rayonne des mêmes vérités fondamentales. Elle survit aux écoles de Salerne et Arabique, à Paracelse et à van Helmont, à l'iatro-chimie comme à l'iatromécanicisme. Immortelle et glorieuse, elle voit, en souriant, passer Haller avec son *stimulus*, Brown, Hoffmann et Rasori, le contro-stimuliste : l'animisme de Stahl et le vita-lisme de Bordeu ; elle fait bon ménage avec les théories, si longtemps vivaces, du phlogistique et de la cellule. Elle trouve enfin, dans la doctrine microbienne, une invigoration et un encourage-ment à ses principes fondamentaux, bien que la théorie parasitaire ne soit, en somme, qu'une résur-rection ou plutôt une réincarnation des vieilles idées humorales, et comme un retour offensif du *galénisme*, inconsolable d'être resté plus d'un siècle sans dominer la science médicale!

Pourquoi cette fixité relative de l'Hygiène au milieu des changements, cette *immobilitas in mobilitate?* C'est que la déesse Hygie est comme la divine émanation de la Raison humaine, la fille légitime du Bon-Sens et de l'Observation; son but est le perfectionnement matériel et moral de l'humanité, l'amélioration de nos destinées civilisatrices. Elle formule les principes éducateurs, elle édicte les lois professionnelles. Gardienne de la santé, préservatrice de la médecine, elle est la plus maternelle de toutes les divinités : car, sa devise se résume dans l'évangélique pensée de Calderon :

« Entre el ver
« Padecer y el padecer,
« Ninguna distancia habia. »

Dr E. MONIN.   Dr DUBOUSQUET-LABORDERIE.

PRÉCIS ÉLÉMENTAIRE
D'HYGIÈNE PRATIQUE

CHAPITRE I

HYGIÈNE, DÉFINITION ET HISTORIQUE

Son but, son origine, son utilité.

Définition et but de l'hygiène. — Hygiène vient de *Hygie*, la déesse grecque de la santé. Le but général de l'hygiène est, en effet, de conserver la santé, de prolonger l'existence, d'améliorer la vie, tant au point de vue moral qu'au point de vue matériel.

L'histoire de l'hygiène est un sujet vaste et difficile ; son domaine est immense ; elle emprunte à toutes les branches des connaissances humaines ; elle embrasse les lois, les institutions, les mœurs, les usages et jusqu'aux monuments des nations. On peut dire que rien d'humain ne lui est étranger.

Origine de l'hygiène. — L'hygiène est née du jour où l'homme a compris la nécessité de conserver, d'entretenir sa santé, de rendre meilleure son existence. L'instinct de la conservation est, en effet, inné dans l'homme : non seulement il dirige les actes de tout individu, il dirigera aussi les actes des peuples. *To be or not to be* (*être ou n'être pas*), voilà la grande préoccupation de l'homme, comme celle des collectivités humaines. Tout ce qu'a fait et tout ce que fait l'homme n'est que l'expression du combat contre la destruction. On peut suivre, à travers les âges, la série des efforts de l'humanité pour cette lutte de tous les instants : on les voit aboutir, graduellement, au perfectionnement et bientôt à l'augmentation tangible de la vie.

Une nation qui élit domicile sur n'importe quel point du globe s'organise, d'abord, pour résister aux milliers de causes qui peuvent venir l'assaillir et l'annihiler. Le premier soin de tout peuple qui se forme est de choisir, pour le gouverner, celui ou ceux qu'il croit aptes à le défendre et à lui donner les meilleurs moyens de vivre en société. La première manifestation du pouvoir revêt historiquement la forme d'ordonnances poétiques ou divines, de *révélations* (comme la Bible); puis, ce sont des *codes* (comme les législations des Grecs et des Romains). Mais, ainsi que l'exprime Michel Lévy (*Traité d'hygiène*), tout pouvoir originel, qu'il nous vienne du mont Sinaï sous la forme des Tables de la Loi ou qu'il parte de l'Agora ou du Forum, sous la forme d'institutions politiques, n'a eu pour but que de former les collectivités humaines. Ce n'est qu'en obtenant la cohésion d'hommes ayant généralement la même origine, les mêmes mœurs, les mêmes besoins, que les législateurs ont pu fonder les nations, et les mettre en état de résister à toutes les conditions, matérielles ou morales, qui peuvent les briser.

De nos jours, l'hygiène, basée sur la connaissance des maladies, sur leur origine, sur l'observation et les statistiques, ne procède que d'après les lois scientifiques de l'expérience. Les premiers législateurs, comprenant que la santé est une des principales conditions de la vie sociale, firent des ordonnances religieuses ou des prescriptions civiles, pour qu'elle fût mieux conservée par des peuples ignorants, encore en enfance. Cette primitive hygiène était loin d'être scientifique ; et pourtant ses préceptes sont souvent remarquables. Dans la succession des temps, la science sanitaire eut pour représentants le prophète, le législateur, le savant (M. Lévy).

Le premier, élevé dans les sanctuaires (où les croyances métaphysiques et la science de l'époque, alors réfugiée dans les temples, étaient transmises aux adeptes à travers les âges), le prêtre, impose comme d'origine divine tout ce qu'on lui a appris. Ce sont : les ordonnances de Moïse et de Mahomet qui offrent, d'ailleurs, au point de vue qui nous occupe, bien des traits de ressemblance.

Le deuxième résume, dans ses proscriptions, tous les besoins et tous les intérêts de l'État : ce sont les législateurs grecs, Solon et Lycurgue ; c'est le droit romain, c'est le code Napoléon.

Le troisième ne s'adresse qu'à l'individualité humaine : c'est Hippocrate et sa tradition vénérée. Les prophètes parlent au nom de Dieu, les législateurs au nom de la

Patrie ou de l'État ; le médecin (*Naturæ minister et interpres*) ne parle qu'au nom seul de la Nature, qu'il a interrogée, qu'il a expérimentée pour ainsi dire et dont il a fait le tour :

« Felix qui potuit rerum coguoscere causas ! »

Le savant n'impose rien au nom de Dieu ou de la Patrie ; il sait qu'en matière de science il n'est point de révélation ; mais il demande ses secrets à la Nature, il cherche l'origine des maladies et les moyens de s'en préserver ; fort de son expérience, il dicte ensuite à son semblable les préceptes nécessaires pour sa conservation, lui enseigne ce qui peut le rendre malade ou le tuer. Le premier, il fait de l'hygiène, basée sur l'origine des maladies (savoir, c'est connaître la cause) et cherche à préserver ses semblables par voie scientifique. Hippocrate est donc le père non seulement de la médecine, mais de l'hygiène : dans son traité *sur les airs, les eaux et les lieux*, il nous a transmis des préceptes sanitaires immortels, parce qu'ils sont fondés sur l'observation et l'expérience, sources du réel savoir.

Avant lui, les Asclépiades (prêtres d'Esculape), qui traitaient les maladies dans les temples, avaient évidemment dû s'occuper d'hygiène ; mais de leurs prescriptions rien ne nous est parvenu, par cette raison bien simple qu'ils s'engageaient à ne jamais dévoiler les arcanes de leur science. Dans les temples d'Esculape, on a retrouvé, toutefois, des tables de marbre portant certaines inscriptions dont on a voulu faire des histoires écrites de maladies ; mais, très probablement, ce ne sont là qu'inscriptions commémoratives des miracles opérés par le dieu (comme on en voit encore aujourd'hui dans les *ex-voto* des pèlerinages en vogue).

Étudions maintenant ce que fut l'hygiène chez les Hébreux, les Grecs et les Romains.

L'hygiène chez les Hébreux. — Les préceptes sanitaires de la Bible et du Talmud (commentaires de la Bible), presque tous remarquables, dénotent, chez Moïse et ses successeurs, une science profonde et un esprit d'observation peu commun. La Bible fait de l'hygiène une ordonnance divine, basée sur l'intimidation religieuse. Jéhovah réserve ses foudres à ceux qui ne l'observent pas. Pour mieux graver dans l'esprit du peuple juif la nécessité de l'art sanitaire, à chaque prescription hygiénique sont adjoints des rites et des cérémonies. Le *Cohen* ou prêtre fait l'office de médecin : c'est lui qui doit se prononcer sur les maladies contagieuses. S'agit-il d'un lépreux, il ordonne sa réclusion, et ne le rend à la vie civile qu'après qu'il a été guéri, purifié. Le prêtre est ainsi le gardien vigilant de la santé publique. En dehors de la religion, comment aurait-on pu posséder l'autorité nécessaire, surtout sur un peuple superstitieux et ignorant ? En chassant le lépreux et en l'isolant, le législateur nous montre un commencement d'hygiène prophylactique. Cette mesure, assurément appliquée de façon barbare, était, toutefois, la seule efficace, à une époque où la médecine curative était encore dans l'enfance, où l'épidémiologie bégayait à peine.

La Bible ne nous montre-t-elle pas encore Job, sur son fumier, n'ayant pour tout remède qu'un tesson de poterie pour déterger ses ulcères, et disant à ses amis, qui discutent autour de lui pour savoir si ses maux ont été envoyés par Dieu pour le punir ou pour l'éprouver : « Vous êtes des médecins de rien ; *Medici nihili omnes vos.* » — Livre de Job, vers. XIII.

La prophylaxie des Hébreux est radicale, mais efficace : « Le lépreux aura ses cheveux en désordre et couverts de cendres, ses vêtements déchirés ; il sera recouvert jusqu'à la bouche, et il criera sur son chemin : *Impur, impur, impur !* Après que le peuple aura été ainsi prévenu du danger, le lépreux sera chassé ; sa maison sera grattée, nettoyée et même démolie. A sa guérison, le prêtre seul pourra le rendre à la vie ordinaire. »

Les livres hébraïques parlent peu de remèdes internes ; mais les Hébreux, comme tous les peuples guerriers, savaient évidemment panser les plaies et connaissaient les rudiments indispensables de la chirurgie.

Dans les livres de Salomon, on trouve aussi des idées médicales fort justes : *Un cœur bien sain est la vie de la chair, et une langue saine est comme un arbre de vie.* Nous retrouvons, dans ces expressions, l'idée

de l'influence des prédispositions sur les maladies, et
l'embryon des déductions médicales que nous savons
tirer de l'état de la langue. Le Sage parle aussi des
maux qui dérivent de l'incontinence et de l'usage excessif des plaisirs ; il en parle comme d'une maladie *qui
ronge et qui consume les os et la chair*.

Sous un climat brûlant, au milieu des sables sur-
chauffés, les ablutions fréquentes (encore fort en usage
en Orient) sont ordonnées à bon droit par Moïse.

Les alliances entre consanguins sont défendues, et
cette défense (avec les indications précises des degrés
de parenté) dénote une grande connaissance des causes
qui abâtardissent et font disparaître les races. C'est
même pour avoir méconnu ces préceptes mosaïques,
que la race juive, pourtant si vivace, a périclité et s'est
éteinte dans certains pays (Portugal).

Moïse donne ensuite de minutieux détails sur l'hygiène des maisons, des villes et des vêtements ; tous ses
préceptes sont si remarquables que l'on jurerait que le
prophète a pressenti les miasmes et les microbes. Le
Lévitique insiste sur les mesures à prendre au sujet des
habitations malsaines : « Si les taches verdâtres qu'on
observe dans les maisons humides ne disparaissent pas
après des raclages et des nettoyages successifs, les
maisons malsaines seront démolies et leurs matériaux
brûlés. » Il s'agit, sans aucun doute, de ces productions cryptogamiques, fréquentes dans les logements
humides, et dont l'influence, jointe à d'autres vicieuses

conditions d'hygiène (privations, excès, mauvaise nourriture) n'est pas étrangère à la production des rhumatismes, du croup, de la scrofule, de la phtisie, etc. Moïse avait observé les effets nuisibles de ces maisons : il prend, contre elles, des mesures préventives et, par une rigoureuse prophylaxie, interdit à son peuple de les habiter. De même, en ce qui concerne les moisissures et les taches qui se développent sur les peaux et tissus usités comme vêtements, le Lévitique ordonne des nettoyages et même l'incinération (ce comble dans l'antisepsie), si les taches ne disparaissent pas.

Chacun sait que les décompositions organiques et les déjections d'hommes et d'animaux sont très dangereuses pour la santé des agglomérations humaines. Leur fermentation produit des miasmes, qui se répandent dans l'air que nous respirons, et d'autant plus nuisibles qu'un grand nombre d'hommes vivent dans cet air contaminé sur un espace relativement restreint (comme une ville, un camp ou un navire). Aussi, Moïse ordonne *de choisir hors du camp un lieu destiné à recevoir les ordures, et, avec un bâton pointu qu'on porte à la ceinture, de faire un trou dans la terre, pour y déposer les déjections qu'on recouvrira de sable.* C'était le plus sûr moyen d'écarter du camp le typhus, la dysenterie, le choléra, la peste, etc., qui déciment encore les armées et les populations malheureuses et malpropres.

La législation judaïque est aussi remarquable au

point de vue moral qu'au point de vue hygiénique. La pureté des mœurs (levier puissant de l'hygiène) y est enjointe et attentivement surveillée: *Qu'il ne se trouve pas de prostituées parmi les filles d'Israël, ni de fauteurs de prostitution parmi les enfants d'Israël.*

Tu travailleras pendant six jours, et tu te reposeras le septième : voilà une ordonnance qui permet à l'homme de se refaire, pendant vingt-quatre heures, d'un travail qui a brisé ses forces physiques et fatigué son esprit. C'est le repos dominical nécessaire, que les nations les plus industrieuses et les plus prospères (comme l'Amérique, l'Angleterre, la Hollande et l'Allemagne) observent le plus strictement; le repos hebdomadaire, générateur de la force, compagnon joyeux du travail, libération intermittente du servage journalier.

L'hygiène de l'alimentation chez les Hébreux est aussi supérieurement tracée. La sagacité de Moïse lui fait devancer la science de milliers d'années : c'est ainsi qu'il exclut de l'alimentation les animaux les plus sujets aux maladies parasitaires, comme le porc, le lièvre, le lapin. D'après les recherches scientifiques actuelles, on sait que le sang sert de véhicule à la transmission des germes de la plupart des maladies infectieuses. Or nous lisons dans le Lévitique (ch. XVII) *que la vie de toute chair est dans le sang* (Cl. Bernard a appelé le sang *milieu intérieur;* Bordeu le nommait *chair coulante*). Moïse ordonne de saigner les animaux qui doivent servir à l'alimentation. Il avait également remarqué que la graisse est non seulement indigeste, mais quelquefois nuisible, par les germes qu'elle contient. Il avertit de ce danger le peuple de Dieu, et prohibe surtout la graisse qui entoure les viscères abdominaux; profonde observation, car cette graisse renferme des ganglions lymphatiques, souvent imprégnés de germes morbides. Sous le climat brûlant où vivait la race de Sem, la chair des animaux subit, d'ailleurs, une très prompte décomposition. Moïse défend d'en manger après les vingt-quatre heures qui ont suivi la mort de l'animal; excellente précaution pour éviter les maladies typhiques, les intoxications alimentaires qui se déclarent après l'ingestion des viandes avariées (*ptomaïnes, botulisme*).

Il est recommandé de faire l'examen des principaux organes des animaux tués : poumons, intestins, foie et rate. On devra rejeter de l'alimentation les animaux *dont les poumons sont adhérents aux côtes, alors même que ces adhérences résulteraient d'une maladie de la côte; quand même les adhérences ne seraient qu'entre les lobes du poumon, ou si l'on constate à leur surface des boutons disséminés.* Pour que la moindre lésion soit reconnue, *on devra insuffler le poumon sous l'eau.* De cette façon, s'il y a une petite ouverture que l'œil n'ait pu découvrir, l'air, en y passant, formera des bulles dans l'eau. Dans les autopsies, on procède ainsi encore aujourd'hui. Les moindres détails sont prévus : l'eau qui servira à ces investigations ne sera ni trop froide ni trop chaude, afin d'éviter la rétraction des tissus qui pourraient oblitérer cette ouverture invisible. « Quelle extraordinaire prescience !!» dit le Dr N.-G. de Mussy. «La contagion de la tuberculose est, aujourd'hui, démontrée, et la loi biblique est en avance de milliers d'années! Les tubercules sont, de toutes les causes d'adhérences, certainement la plus commune. » On sait, actuellement, que les caries des côtes, comme les caries des autres os, sont des lésions tuberculeuses, dans la majorité des cas (*Nélaton, Lannelongue*). Les tubercules, à la surface des poumons, se présentent sous la forme de petits boutons. Moïse défend de manger la viande d'un animal dont les poumons ont présenté ces boutons. Il est défendu de manger les animaux morts spontanément. D'une façon générale, on pourra manger *de tout ce qui a des nageoires et des écailles, tant dans la mer que les rivières et les étangs ; mais on ne mangera pas de tout ce qui remue et vit dans les eaux, sans avoir de nageoires ou d'écailles. Ces animaux seront en abomination* [1]. Parmi les oiseaux, sont prohibés tous ceux qui se nourrissent de chair, comme : l'aigle, le vautour, le faucon, le milan, le corbeau, le chat-huant. La chair de ces oiseaux est, à la vérité, assez désagréable...

Les boissons alcooliques sont sévèrement proscrites, *pour que l'homme garde la science de discerner ce qui est bon de ce qui est mauvais.*

On devra se laver les mains avant les repas, et cette

----

[1] Préjugé sans fondement sérieux.

obligation est des plus sages, surtout chez les Hébreux, qui mangeaient avec leurs doigts.

On trouve, dans les commentaires du Talmud sur le livre *Mischna*, des prescriptions hygiéniques qu'on ne peut lire sans la plus grande surprise : ce sont les instructions sur les ablutions, la purification des différents ustensiles qui ont servi à diverses maladies. Tous les vases qui auront contenu des liquides pollués seront cassés. Le lit d'une personne atteinte de maladie contagieuse est déclaré impur ; il est recommandé de se laver immédiatement à l'homme qui a reçu de la salive d'une personne atteinte d'une maladie contagieuse, etc...

La loi sur la purification des femmes nouvellement accouchées et sur l'hygiène du mariage est d'une clarté remarquable (*in : Lévitique*, ch. xii et xv).

On conçoit que le cadre restreint de notre ouvrage ne comporte guère une étude approfondie de l'hygiène des Hébreux. La Bible contient encore bien d'autres préceptes que la science actuelle revendique tous les jours. Ils sont, pour la plupart, empreints d'une prévoyance et d'une sagesse vraiment supérieures.

Les Juifs ont scrupuleusement observé les préceptes de la Bible, et leur ont dû une immunité relative pendant les grandes épidémies du moyen âge. Cette immunité était taxée de *diabolique ;* de là, nombreuses persécutions contre les fils d'Israël. Le génie de Moïse a imprimé si profondément sa loi dans l'esprit des peuples de l'Orient, que des prescriptions faites il y a plus de trois

mille ans sont encore suivies par des millions d'hommes,
et toujours rigoureusement observées par les Juifs, malgré leur dispersion et leurs vicissitudes. Les Juifs conservent beaucoup plus d'enfants et ont beaucoup moins
de mort-nés que les autres races. Leur vie moyenne est
plus longue, malgré leur activité ; ils s'acclimatent partout et semblent avoir résolu le problème insoluble de
l'*ubiquité.* La vitalité surprenante et les immunités morbides démontrées chez les sémites tiennent en grande
partie aux notions sanitaires édictées à l'époque biblique.
Le Dr Richardson (de Montréal) a démontré que les Juifs
qui respectent et suivent partout exactement les règles
du Talmud et du Deutéronome se portent mieux et
vivent beaucoup plus longtemps que les Israélites libres
penseurs.

L'hygiène chez les Grecs. — Un des premiers législateurs de la Grèce fut Lycurgue. Toute sa législation
converge vers le bien de la patrie et l'intégrité du territoire. Lycurgue n'a songé qu'à faire de vigoureux soldats ; pour arriver à son but, tous les moyens lui sont
bons. Il perpétue l'ignorance, de peur que les lettres et
les arts ne viennent détourner les Lacédémoniens de leurs
occupations militaires. A Sparte, personne ne savait lire,
ce qui d'ailleurs était parfaitement inutile, puisque rien
n'était écrit, pas même les lois du pays. Lycurgue entretient la férocité en permettant aux jeunes Spartiates de
tuer les ilotes, leurs esclaves, dans des embuscades noc-

turnes : coutume d'autant plus atroce qu'il était défendu aux ilotes de porter des armes. Le libertinage est autorisé, pour empêcher l'union conjugale et l'esprit de famille d'adoucir les mœurs. Pour avoir de solides soldats et assurer le salut de la patrie, Lycurgue emploie des procédés féroces et brutaux : il institue, par exemple, un Conseil de vieillards chargés de prononcer sur le sort des nouveau-nés. Si l'enfant vient au monde difforme et ne présente pas toutes les conditions désirables pour être plus tard un robuste soldat, impitoyablement on le jette à l'Eurotas. L'un des plus vaillants capitaines de Lacédémone, Agésilas, ne fut sauvé de cette noyade que par la pitié de sa mère.

Les Spartiates sont condamnés à ne manger que du *brouet*, espèce de sauce noire que ridiculisaient les autres peuples de la Grèce. La vie domestique n'existait pas ; tout se passait en commun. Que nous sommes loin de la civilisation et de l'hygiène des Hébreux ! Les Spartiates, craignant de s'amollir dans les bains, faisaient usage de la natation dans l'Eurotas et de l'étuve sèche, d'où le nom latin de *laconicum* (*de Laconie*) pour désigner cette étuve. A part cet usage de l'étuve sèche et les exercices gymnastiques et militaires auxquels se livraient les Spartiates, rien ne nous est resté de leur hygiène barbare.

Il n'en a pas été ainsi chez les autres nations grecques, particulièrement les Athéniens, que nous savons avoir pratiqué l'art sanitaire avec des connaissances très approfondies. Hygie, la déesse de la santé, était, dans leur mythologie, la fille ou la femme d'Esculape. Les temples consacrés à Hygie et à Esculape étaient placés près de la mer, dans des conditions absolument salubres, entourés de bois, ou bien élevés dans le voisinage des sources thermales et des fontaines vives. Ils offraient aux nombreux malades, qui accouraient pour y chercher la santé, toutes les conditions hygiéniques désirables (Dujardin-Beaumetz).

Dans ses œuvres, Hippocrate insiste longuement sur le régime en état de santé et de maladie : mais l'hygiène des Grecs a consisté surtout en exercices gymnastiques et en bains. Ils savaient que la gymnastique conserve la vigueur, et perfectionne les formes. A chaque âge correspondait une gymnastique particulière; les femmes elles-mêmes s'y adonnaient. Les courtisanes grecques, particulièrement, se livraient à des exercices méthodiques, destinés à perfectionner ces formes que nous admirons dans la Vénus de Milo et les statues grecques.

Les Grecs faisaient un large usage des bains ; mais ils n'ont pas atteint en cela le luxe et le raffinement des Romains. Dans Homère, les héros se baignent avant et après les combats. Ulysse a recours au bain pour se délasser. On a coutume d'offrir, d'abord, un bain aux étrangers qui viennent demander l'hospitalité (ce qui souvent est une bonne précaution préventive). Dans les grandes villes existent de vastes bains publics, et là, comme au gymnase, nous voyons accourir tout ce que la Grèce a compté d'hommes illustres.

Xénophon, dans sa célèbre retraite des Dix mille, nous a appris qu'il s'était vivement préoccupé de la santé de ses soldats ; toutefois, les Grecs ne semblent pas avoir possédé et mis en pratique, comme les Romains, les connaissances d'hygiène nécessaires aux armées et aux grandes villes. Mais il est certain qu'ils se rendaient un compte exact de leur utilité. Dans l'Iliade, lorsque le médecin Machaon est blessé, Idoménée prie le sage Nestor de le conduire dans son char, hors de la mêlée. Car, dit-il, « un médecin, c'est plusieurs hommes » !

L'hygiène chez les Romains. — Malgré la centralisation excessive, qui concentrait à Rome tous les pouvoirs administratifs, les Romains avaient laissé aux villes leurs libertés municipales. Mais toutes les questions de salubrité relevaient de la métropole, et ce que l'on faisait à Rome était appliqué dans toutes les grandes villes.

Les auteurs latins se sont beaucoup occupés de l'hygiène ; dans leurs ouvrages, on peut puiser à pleines mains. *Celse*, dans son beau livre, *De Re medica*, consacre un grand chapitre aux préceptes hygiéniques ; *Galien*, dans son *De Sanitate tuenda* (*Art de conserver la santé*), nous montre les influences des différents aliments, de l'exercice, du repos, de la veille et du sommeil.

Rien ne coûte aux Romains pour assurer la salubrité de leur existence. Ils transportent à quatre milles la ville de Sérapia, construite près d'un marais qui donnait des fièvres (Vitruve). Ils s'efforcent, à différentes reprises, de dessécher les fameux marais Pontins, et ils y seraient certainement arrivés sans les guerres civiles et extérieures, qui vinrent distraire leur attention de ces grands et utiles travaux, objets éternels de stupéfaction pour les voyageurs. Rome avait un système d'égouts dont Pline parle avec le plus grand éloge. Les restes de la *cloaca maxima*, ou égout collecteur (découverts au forum romain), nous montrent, d'ailleurs, éloquemment l'importance capitale de la salubrité à Rome. D'après Strabon, on pouvait faire passer, dans les égouts de Rome, une charrette chargée de foin.

Toutes les institutions romaines, au début, frappent par leur côté utile. Les *curatores viarum* (*agents voyers*) étaient chargés de l'alignement, de la propreté et de la tranquillité des rues. Ils avaient à leurs gages des dénonciateurs, ou agents de police et des esclaves commis aux incendies (les pompiers de l'époque).

Mais quels changements, après la chute de l'empire romain ! Dans quel abandon tombent tous les utiles monuments ! Quel soudain délaissement de toutes les précautions hygiéniques, qui avaient fait de la Rome ancienne l'*urbs saluberrima !* Les dévastations séculaires de la campagne romaine, la coupe des bois environnant la ville, le mauvais entretien des égouts et de la voirie contribuèrent ainsi à rendre Rome très malsaine. De nos jours, les fièvres intermittentes les plus graves sévissent encore en juin, juillet et août, dans l'*agro romano* qui entoure la ville.

Sous le nom d'*édiles*, les anciens Romains avaient des magistrats municipaux chargés de veiller à la salubrité des villes ; nous n'avons qu'à considérer les kilomètres d'aqueducs et d'égouts, encore existant dans les vieilles cités romaines, pour nous rendre compte de tous les soins qu'ils apportaient à pourvoir leurs villes d'eau potable, amenée à grand frais, de fort loin, ainsi qu'à débarrasser la voirie de tous les résidus impurs des agglomérations humaines. D'autres magistrats, les *cereales*, assuraient l'approvisionnement des villes, et l'histoire ne nous dit pas que Rome ait eu à souffrir de ces famines, si fréquentes dans les temps anciens. Une question d'hygiène urbaine que nous cherchons encore à résoudre, la question des immondices, avait été résolue par eux : il n'était permis de faire les vidanges que la nuit, et en vases clos, etc...

Les Romains connaissaient à fond l'art de construire des maisons hygiéniques et de les placer dans les meilleures situations (Columelle, Vitruve, Pline). Ils y conduisaient l'eau par des tuyaux de plomb (dont le poète Horace a reconnu les dangers possibles, préférant à cette eau celle qui coule naturellement du haut des montagnes). Les Romains appréciaient aussi les vertus hygiéniques et sanitaires des eaux minérales ; et le plus grand nombre des sources thermales ont été découvertes et aménagées par eux. Leurs écrivains parlent sans cesse des eaux de Sinuesse, de Baïes, de Lucrin, de l'Averne. La France aussi fourmille d'anciens thermes hydro-minéraux, édifiés par les conquérants de la Gaule.

Les Romains faisaient mouvoir de puissantes armées sous tous les climats, et leur histoire ne nous rapporte pas cependant que leurs légions aient été souvent éprouvées par ces épidémies meurtrières qui détruisaient les populations du monde ancien. Il faut en chercher la raison dans la connaissance profonde qu'avaient leurs généraux de l'hygiène du soldat. Les tracés des nombreux camps existant encore en France, et auxquels la tradition a conservé le nom de *Camps de César*, nous prouvent déjà qu'ils savaient admirablement choisir les emplacements. Le soldat romain changeait. du reste, fréquemment, de campements : ce qui évitait l'infection du sol et de l'atmosphère par les déjections, et les épidémies qui en résultent. Une rigoureuse discipline protégeait, en outre, le soldat contre ses propres excès et la perte de ses forces (Michel Lévy).

Quand les légions romaines arrivaient dans un pays, les *aruspices* (qui disaient connaître l'avenir à l'inspection des entrailles des victimes) consultaient les viscères et spécialement le foie des animaux du pays. Sous une forme de pure superstition, ces sacrifices cachaient un but très utile : car l'humidité, par exemple, favorise la *douve*, qu'on trouve dans le foie des moutons paissant dans les prairies basses et marécageuses. Des étables malsaines disposent le porc à la ladrerie ; et le lièvre, comme le lapin, qui vivent sur des terrains humides, sont plus sujets aux cysticerques; le porc en liberté se trichinise, etc. Des investigations des aruspices ressortaient donc ces deux enseignements d'hygiène préventive : il y a danger de manger des viandes contenant des parasites ; danger de rester dans un pays qui expose les animaux à pareilles maladies...

Dans les premiers siècles de la république, les exercices militaires en commun étaient en usage et en honneur. La jeunesse s'exerçait au champ de Mars : les soldats, tout armés, traversaient le Tibre à la nage. De cette émulation militaire sortit le peuple qui a su conquérir le monde ; mais dans les derniers temps de la république et sous les empereurs, cette émulation se perd, les exercices publics sont abandonnés, le champ de Mars reste désert, et aux vaillants et vigoureux soldats succède une jeunesse dégénérée, qui ne songe guère qu'aux combats de gladiateurs et aux sanglants spectacles du cirque. A ce moment, le poète Juvénal jette son cri d'alarme : *Ce peuple qui disposait autrefois de la dictature, des faisceaux, des légions et de tous les honneurs, vit maintenant dans une honteuse oisiveté et n'aspire plus qu'aux Lupercales !*

Les Romains firent, d'abord, un usage convenable des bains ; mais l'usage ne tarda pas à dégénérer en excès. La décadence romaine, on peut le dire, a commencé dans le bain ! Dans le principe, la balnéation ne fut guère usitée que dans un but de propreté ; les soldats se baignaient pour entretenir leur vigueur et leur élasticité. Sur tout le territoire romain, de magnifiques établissements balnéaires ne tardèrent pas à s'élever. Les bains ou thermes de Néron, d'Agrippine, de Titus, de Trajan, superbement aménagés, nous montrent, par les ruines imposantes qu'ils ont laissées, toute l'importance qu'attachaient les Romains aux distractions balnéaires. Antonius Musa guérit l'empereur Auguste par des bains froids et l'eau froide à l'intérieur ; cette cure retentissante mit à la mode l'hydrothérapie. Sénèque le philosophe se targuait de nager dans les piscines par une température des calendes de janvier (premiers jours du mois). Il fallait savoir nager, sous peine de passer pour un homme sans éducation ni instruction : pour dire qu'un homme était ignorant, on disait qu'il n'avait appris ni les lettres ni la natation (*neque litteras didicit neque natare*). L'empereur Auguste, apercevant un jour un vétéran, encore très vigoureux et bien conservé, lui demande la raison de sa santé malgré son âge : *Extus oleo, intus mulso,* lui répond le soldat (de l'huile à l'extérieur, du vin à l'intérieur).

Moins simples que les Grecs, les Romains avaient ajouté aux bains un tel luxe de soins corporels, qu'il nécessitait un nombreux personnel attaché aux thermes. Prendre un bain selon toutes les règles était une véritable affaire; et bien des heures s'écoulaient avant d'avoir passé par les mains des frotteurs, des masseurs, des barbiers, des épilateurs, des parfumeurs, de ceux qui enduisaient le corps de graisse et d'huiles. On est surpris que les soldats romains, à peu près nus, aient pu résister aux climats de la Germanie et de la Grande-Bretagne ; mais, d'après leurs règlements militaires, ils devaient chaque jour se frotter tout le corps avec de l'huile : ce qui diminuait considérablement l'influence de la température ambiante.

Inde, Egypte, Perse, Chaldée. — Dans l'Inde, en Egypte, en Perse, en Chaldée, les lois contenaient des prescriptions hygiéniques ayant presque toutes pour but de combattre l'influence du climat.

C'est dans les livres sacrés de l'Inde, dans les *Védas*, et, en particulier, dans le *Rig-Véda*, le *Susruta* et le *Code de Manou*, que l'on trouve les préceptes de cette hygiène religieuse. Un grand rôle est attribué dans ces livres à l'air et à l'eau. Sous le prétexte dogmatique de la transmigration des âmes, le législateur prohibe les aliments dangereux, comme la chair du porc. Si la viande de porc est ordinairement un aliment sain et économique dans nos climats, il n'en est pas de même dans les climats chauds. Le baron Larrey, qui avait vu de nombreux lépreux parmi nos soldats, dans l'expédition d'Egypte, attribue la maladie à la viande du porc, nourri tout autrement que chez nous. Cette chair, exposée aux fortes chaleurs, se décompose très vite, et nous voyons Moïse, avec Mahomet et tous les législateurs anciens, en interdire l'usage. La graisse est, d'ailleurs, nuisible en été et dans les pays chauds ; aussi Moïse et d'autres hygiénistes interdisent non seulement la viande de porc, ordinairement grasse, mais encore toutes les viandes grasses, anguilles, palmipèdes, etc.

Les Egyptiens, qui ont beaucoup emprunté aux pratiques hindoues, ont eu, également en hygiène, des connaissances assez étendues. Les bains, la gymnastique, le massage, les exercices du corps étaient recommandés ; et il est très probable que Moïse avait appris en Egypte un grand nombre de ces préceptes qui lui ont servi à promulguer les admirables lois hygiéniques que nous avons résumées.

Hygiène depuis le moyen âge jusqu'à nos jours. — Après la chute de l'empire romain et les invasions des barbares, la civilisation des anciens disparaît pour faire place, pendant toute la durée du moyen âge, aux recherches des alchimistes, en quête de le pierre philosophale, et aux futiles disputes des scolastiques. Le moyen âge! long passé morbide, mille ans d'inhumanité (Michelet). La théologie envahit toutes les branches de la science et l'on ne trouve que chez les médecins arabes et à l'École de Salerne quelques aperçus sur l'hygiène. La lèpre, venue de l'Orient à la faveur des croisades (dont elle fut, selon Voltaire, le seul résultat), envahit alors l'Europe, et de tous côtés on construisit des *léproseries*. En France, il y en avait 2,000, et 19,000 en Europe. La vie du lépreux séquestré était horrible ; mais il faut bien reconnaître que cette dure institution des léproseries a puisamment contribué à faire disparaître une hideuse maladie.

Pendant le moyen âge, toutefois, l'hygiène est fortement délaissée : on voit de terribles épidémies (comme la peste, le mal des ardents, le typhus, la variole) décimer et anéantir les populations. Jean le Bon (1350) fit, le premier, quelques tentatives pour protéger la santé publique : il essaya de réglementer la prostitution, en créant une véritable police de santé. Les progrès furent bien peu sensibles, jusqu'à l'époque où de La Reynie, lieutenant de police (1667), s'attacha à réaliser le programme que Louis XIV lui avait tracé en trois mots (*netteté, clarté, sûreté*). Il fit poser des lanternes dans les rues, ordonna de débarrasser la voie publique des immondices, et rétablit le *guet*. Le premier, il consulta le corps médical sur une question très importante d'hygiène publique, la fabrication du pain. Dans ce siècle éclairé, on s'occupa, pour la première fois, des épizooties, des professions nuisibles, des soins à donner aux noyés et asphyxiés. En 1737 et 1739, parurent, à Lyon, deux ordonnances pour arrêter la morve des chevaux, maladie contagieuse du cheval à l'homme. En 1770, Paris est doté d'un service régulier de secours aux noyés et asphyxiés par l'échevin Pia. En 1773, la Chambre de ville de Dijon prescrit l'isolement absolu des varioleux, etc. Plus tard, la fondation de la célèbre Société royale de Médecine contribua à faire mettre à l'étude une foule de questions de salubrité publique. Cette Société rédigea des rapports sur les épidémies, les ateliers, l'éducation des enfants, les fosses d'aisances, la voirie, les boissons et les aliments. De cette époque, datent les véritables recherches scientifiques sur les moyens d'améliorer la santé publique. La Société royale de Médecine s'est occupée, avec succès, de questions encore à l'ordre du jour, actuellement, dans nos sociétés médicales.

Jusqu'à la Révolution, à l'Hôtel-Dieu de Paris, par exemple, trois et quatre malades atteints de différentes maladies, quelquefois contagieuses, couchaient sur le même grabat. Les blessés et les fiévreux étaient confondus dans les mêmes salles, ce qui attirait sur les plaies les plus graves complications. Un des premiers effets de la grande Révolution fut de rechercher les moyens d'améliorer le sort de ces pauvres gens ; les cahiers de l'Assemblée nationale de 1789 fourmillent de vœux à cet égard. Un décret du 22 décembre 1789 charge les départements de l'inspection et de l'amélioration des hospices, hôpitaux, prisons. En même temps, l'Assemblée nomme une Commission chargée d'étudier l'extinction du paupérisme ; par une enquête minutieuse et savante, cette Commission entreprend un travail de statistique générale et crée une réglementation, uniforme et durable, concernant l'administration des hôpitaux.

En 1802, le comte Dubois institue le *Conseil de salubrité* de Paris, et le comte Anglès ordonne la publication mensuelle d'un Bulletin relatant les travaux de ce Conseil. De ce jour, l'hygiène est entrée dans le domaine public : elle n'en sortira plus.

En 1848, le Gouvernement crée, dans chaque arrondissement, un *Conseil d'hygiène* publique et de salubrité, qui doit s'occuper de toutes les questions d'intérêt public : construction de casernes, prisons, écoles, lavoirs, fontaines, égouts, cimetières ; mesures à prendre pour prévenir les épidémies, les épizooties, ou les faire disparaître ; moyens de propager la vaccine, vérification des aliments et boissons. Le Conseil est saisi, en outre, de toutes les demandes d'établissements plus ou moins nuisibles à la santé publique, etc...

De nos jours le Conseil d'hygiène et de salubrité, siégeant à Paris, composé de toutes les compétences professionnelles qui ressortissent à l'hygiène, ne cesse d'étudier les questions concernant la santé publique, et rend, tous les jours, les plus signalés services. Depuis quinze ans, l'étude de l'hygiène est poursuivie aussi avec persévérance par deux sociétés importantes fondées à Paris, la *Société de médecine publique et d'hygiène professionnelle*, officielle, savante et surtout théoricienne ; et la *Société française d'hygiène*, la première en date, appuyée surtout sur l'initiative privée et la vulgarisation persuasive. Des revues périodiques apparaissent, le *Journal d'hygiène*, la *Revue d'hygiène et de police sanitaire*, les *Annales d'hygiène*, qui étudient tout ce qui est du domaine de l'hygiène publique et privée. À l'ombre de ces journaux scientifiques, naissent et vivent un certain nombre de publications populaires, destinées surtout au grand public.

Bordeaux, Reims, le Havre, etc., ont suivi l'exemple de Paris, et fondé des sociétés locales d'hygiène. Il faut espérer que toutes les grandes villes en feront autant, et qu'un jour viendra où il ne sera plus permis d'ignorer les notions de cette science, à laquelle est rivé l'avenir moral et matériel de la race humaine.

Les noms de ceux qui ont le plus contribué, dans ces dernières années, au développement des connaissances qui nous occupent sont ceux de Royer-Collard, Michel Lévy, Vernois, Tardieu, Rostan, Bouchardat, Becquerel, Fonssagrives, Arnould, L. Colin, Brouardel, Layet, Bertin, Proust, de Pietra-Santa, Marié-Davy, etc., pour ne parler que de la France. Ils figureront au livre d'or de l'humanité.

Progrès dus à l'hygiène. — C'est à l'hygiène qu'on doit la décroissance de la mortalité des enfants du premier âge; c'est à la prophylaxie inaugurée par un chirurgien français, Alphonse Guérin ; c'est aux études de Pasteur et de Tyndall sur les germes de l'air, que la chirurgie est tributaire de ses plus brillants succès. C'est par l'hygiène que l'on est arrivé à faire tomber à moins de 10 pour 100 la mortalité, autrefois effrayante, des femmes en couches. C'est l'hygiène qui a vaincu le scorbut, cette maladie si redoutée des marins et des prisonniers ; c'est par l'hygiène que la peste noire, qui enleva, en trois ans, vingt-cinq millions d'individus en Europe, a définitivement disparu. C'est à la science sanitaire qu'est due la bénignité relative du choléra, qui ne visite plus guère que les villes malpropres. La fièvre jaune, importée en Europe au xviiie siècle, à Barcelone, en 1821, et deux fois à Saint-Nazaire, a également cédé devant les mesures hygiéniques. C'est enfin grâce aux barbares, mais indispensables mesures prises pendant le moyen âge que la lèpre a pu, vraisemblablement, être arrêtée dans sa propagation en Occident.

Il a été fait déjà beaucoup pour la santé publique, mais il reste bien à faire encore! On devrait apprendre les notions d'hygiène dès l'école primaire, et leur étude devrait entrer dans le domaine commun. Quand la population aura compris tous les avantages de notre science, nous verrons certainement diminuer un grand nombre de ces maladies que les médecins des centres ouvriers et populeux voient, périodiquement, s'abattre sur les familles ouvrières. L'hygiène sera populaire ou elle ne sera pas. Car sa mission est essentiellement pratique, usuelle, vulgarisatrice, puisqu'elle vise à la conservation et au perfectionnement de l'humanité tout entière.

Au premier abord, on croirait que les chances de maladie et de mort ont augmenté avec notre vie fébrile et agitée, avec l'extension de l'industrie, des ateliers où s'entassent un grand nombre de personnes; avec l'émigration des campagnes dans les villes. Il n'en est rien : la vie moyenne, qui était en 1798 de vingt-huit ans, était, en 1862, de trente-six ans. C'est la preuve irréfutable de l'utilité de l'hygiène. Nous vivons bien plus longtemps qu'autrefois.

Ajoutons que les soins individuels jouent un rôle important dans les causes de la longévité. Chacun connaît l'observation classique de Cornaro. Cornaro était un noble vénitien, né en 1462 et mort en 1566. A l'âge de quarante ans, usé par une vie d'excès de toutes sortes et sentant sa fin approcher, il résolut de changer absolument sa façon de vivre. Il se soumit au régime le plus sévère et mourut à cent quatre ans, sans infirmités et en pleine lucidité d'esprit. De quatre-vingt-trois ans à quatre-vingt-quinze ans, il rédigea son journal, pour qu'il servît d'exemple à ses contemporains : *Discorso della vita sobria* (Padoue, 1558).

Une hygiène même parfaite ne saurait assurément pas nous garantir cette extrême vieillesse ; mais, étant donnés les résultats déjà obtenus, on peut considérer comme très probable que la moyenne de la vie augmentera encore pendant le XXe siècle et les suivants.

Buffon et Flourens avaient observé que tous les animaux mettent, pour arriver à leur entier développement, un nombre d'années égal à la cinquième partie de leur existence totale. L'homme n'étant complètement développé que vers l'âge de vingt-trois ans devrait vivre $23 \times 5 = 115$ ans.

La longévité décroît à mesure que la vieillesse moyenne augmente. La misère est la grande pourvoyeuse de la mort. L'homme est, sans nul doute, constitué pour vivre, sinon cent ou cent cinquante ans, comme le disaient Buffon et Haller, du moins pour vivre plus vieux qu'il ne vit. L'homme ne meurt pas, il se tue, selon le mot de Sénèque. L'hygiène est le seul élixir de longue vie. En modifiant, autant que possible, l'influence des milieux sur l'homme et sur les collectivités humaines, en entretenant l'action normale des organes, en améliorant les conditions vitales, la science sanitaire prévient l'apparition de la maladie chez les individus et chez les nations.

CHAPITRE II

NÉCESSITÉ DE L'HYGIÈNE

Valeur économique de la vie humaine. — Division de l'hygiène. — Vaste domaine de l'hygiène. — Mortalité des villes et des campagnes.

Valeur économique de la vie humaine. — On a pu réussir, approximativement, à évaluer la vie, comme dans l'industrie on évalue le rendement d'une machine. C'est le Dr Rochard, le premier, qui a fait ressortir, par des chiffres, toute la valeur économique de la vie humaine.

Cela coûte de traiter la vie humaine comme une simple marchandise ; certaines réserves sont, d'ailleurs, à faire à cet égard. La vie humaine n'a pas de prix quand on l'envisage sous son côté moral et intellectuel. Telle vie humaine vaudra des millions ; telle autre ne vaudra rien. Mais, à côté de cette valeur morale, elle en a une autre toute matérielle : c'est celle qu'on a en vue dans tout contrat d'assurances. En faisant le total de toutes les vies humaines qui composent la France, on trouve qu'elles sont équivalentes à 41,321,236,556 francs.

D'après cette donnée, les 858,237 décès de l'année 1880 (*année moyenne où il n'y a pas eu d'épidémie meur-trière*) représentent une perte de 940,686,444 francs. En y joignant les frais de sépulture et de maladies, on arrive au milliard. Par une série de calculs établissant la dîme mortuaire et les journées perdues par maladies, le Dr Rochard arrive à prouver que, si l'on pouvait dimi-nuer seulement d'un dixième cette mortalité, on réalise-rait, annuellement, une économie de 165 millions, ce qui constituerait un magnifique budget de la santé. On peut aller même au-delà de ce dixième : car presque toutes les maladies qui déciment les populations sont des maladies contagieuses, et ces maladies peuvent disparaître.

Dès l'instant qu'une maladie est transmissible d'homme à homme, il est possible d'espérer que l'on arrêtera cette transmission. L'histoire de la médecine nous montre une foule de maladies éteintes, disparues. La fièvre typhoïde, l'une des maladies les plus meur-trières, qui enlève, dans les armées européennes, un total de vies égal à 31 millions, et dans la population civile égal à 101 millions, peut être chassée par l'hy-giène : l'importance des sacrifices qu'il faut faire pour cela seront largement dépassés par les résultats obtenus. *Les idées que j'exprime, ajoute Rochard, ne sont pas celles d'un utopiste, d'un visionnaire. Elles sont basées sur des données scientifiques ; il s'agit de les faire passer dans la pratique ; pour cela, il faut les faire accepter, et obtenir l'argent nécessaire. Pour le premier résultat, nous avons tous les leviers qui soulèvent l'opinion publique, la presse, la tribune, les écoles. Quant à l'argent, la source en est trouvée. L'Europe entretient, en ce moment, sous les drapeaux, 2,834,600 hommes, ce qui coûte par an 2,903,000,000 francs. Que le budget de la guerre vienne en aide à celui de l'hygiène, et ce dernier le lui rendra au centuple, au jour de la lutte, par le nombre et la force de ses défenseurs. Je ne suis pas de ceux qui marchandent quand il s'agit de défendre sa patrie ; aussi je n'hésiterai pas à conseiller tout ce qui peut augmenter la force et le nombre des défenseurs de la France.*

De ce sage et patriotique langage découlent les trois propositions suivantes :

« 1° Toute dépense faite au nom de l'hygiène est une économie ;

2° Rien n'est plus dispendieux que la maladie, si ce n'est la mort ;

3° Pour les sociétés, le gaspillage de la vie humaine est le plus ruineux de tous. »

La vie humaine vaut donc très cher matériellement ; si nous l'envisageons au point de vue moral, la vie de certains hommes est d'un prix incalculable. Comment évaluer en effet la vie des savants, des inventeurs, des bienfaiteurs de l'humanité?

Diminution de la population française. — **Moyens de diminuer les maladies contagieuses.** — En ce moment, où chacun se préoccupe de la diminution de la population française, l'hygiène, en nous apprenant à *moins mourir*, est un sérieux appoint pour parer aux dangers qui nous menacent. Fatalement, tôt ou tard, nous serons débordés par nos voisins, plus nombreux que nous, qui nous inonderont de leur surcroît de population. Il y a là un grand danger à venir, contre lequel il faut prendre toutes les mesures en notre pouvoir. Il est certain qu'avec une hygiène bien comprise, et surtout bien appliquée, on peut diminuer les maladies contagieuses et même les faire disparaître. C'est déjà une grande conquête possible. Suivons, à ce point de vue, l'exemple de l'Angleterre, qui a obtenu, à notre époque, des résultats excellents. D'après un rapport officiel publié en 1885 par le *Registrar general*, les affections contagieuses ont considérablement diminué de fréquence dans le Royaume-Uni. Depuis la mise en vigueur des lois sur la vaccination, la mortalité par petite vérole n'a cessé de s'abaisser. Pour la scarlatine, la mortalité, qui était de 900 par million, il y a dix ans, est tombée à 716. La rougeole a fait 378 victimes au lieu de 440. Les fièvres, telles que le typhus, la fièvre typhoïde, ont beaucoup diminué, et la mortalité qu'elles causent a baissé de 45 pour 100. Ces chiffres montrent que l'Angleterre s'est engagée dans la bonne voie, pour ce qui concerne les réformes sanitaires : tout fait espérer que l'amélioration obtenue jusqu'ici s'accentuera encore à l'avenir.

Si l'on connaît la valeur de la vie humaine, on trouve

bien dure cette phrase attribuée à Napoléon, après une grande bataille : *C'est une grande consommation d'hommes ; mais une nuit de Paris réparera tout cela !* Hélas ! les nuits de Paris ne réparent plus rien ; et nous devons tout faire pour conserver à notre inféconde patrie les existences de ceux qui sont venus à la lumière. La consommation d'hommes ne peut être légitimée que pour la défense d'un pays et non pour de stériles recherches de gloire.

A notre époque, où toutes les questions sociales réclament impérieusement l'attention, il faut s'efforcer de faire entrer dans l'esprit public, par voie scientifique aussi claire et aussi pratique que possible, les grandes vérités de l'hygiène. Il faut entraîner les populations, et il faut que le gouvernement et les conseils élus fassent à la santé publique toutes les avances dont elle a grand besoin (Dr Rochard). Soigner sa santé, n'est-ce point préférable à soigner sa maladie ?

Quant aux médecins, il leur est plus facile de préserver les populations des maladies que de les en guérir, et c'est à eux particulièrement qu'il appartient d'instruire la jeunesse sur les rudiments de l'hygiène, et de mettre en pratique cette idée de Stuart Mill :

On s'occupe toujours des malades ; si l'on s'occupait un peu des bien portants ?

Divisions de l'hygiène. — L'hygiène se divise :
1° En hygiène publique ;

2° En hygiène privée ;

3° En hygiène professionnelle.

L'*hygiène publique* étudie les conditions diverses qui peuvent atteindre la santé d'un grand nombre d'hommes à la fois, comme les populations urbaines, les armées, les caravanes, les équipages des navires.

L'*hygiène privée* recherche les agents capables de modifier plus particulièrement la santé de chaque individu.

L'*hygiène professionnelle* a pour objet l'étude de certaines conditions spéciales qui modifient la santé des travailleurs dans la pratique des professions.

L'hygiène se rattache aux autres sciences. — La science de l'hygiène s'appuie et se rattache à toutes les autres sciences, qui sont toutes sœurs, comme les Muses, et se tiennent par la main (Raspail). Duchesne et Michel, donnent, à ce propos, un exemple qui fera bien comprendre cette relation de l'hygiène avec la physique, la chimie, la géométrie, etc. Supposons, disent-ils, une classe où il y a un grand nombre d'enfants. Au bout de quelques heures, l'atmosphère de la classe sera viciée par la respiration des élèves. Les enfants en éprouveront des malaises: si l'air n'est pas renouvelé, il pourra en résulter de sérieux accidents. La chimie nous apprendra quelles modifications sont survenues dans l'air, et quelle est la quantité d'air nécessaire à une personne. La géométrie nous a appris à mesurer la capacité des locaux et la physique les moyens de la ventiler. D'après ces connaissances, il sera très facile de savoir pendant combien de temps un nombre déterminé d'enfants pourra rester dans une classe sans danger. On voit que l'hygiène emprunte, tour à tour, à la chimie, à la géométrie, à la physique, les données dont elle a besoin pour son autonomie propre.

Plan de ce livre. — Nous suivrons, dans cet ouvrage, le plan que nous trace la nature elle-même. Nous prendrons l'homme à sa naissance; nous étudierons d'abord l'habitation où il naît, puis nous nous occuperons de ses vêtements, de sa nourriture et des différentes professions qu'il embrasse pour subvenir à ses besoins.

Avec l'hygiène de l'habitation, nous ferons celle de l'école ; en étudiant l'alimentation, nous passerons brièvement en revue les altérations et falsifications les plus communes des aliments et des boissons. Nous insisterons plus particulièrement sur les questions importantes (*lait, alcool et alcoolisme, gymnastique, moyens d'amélioration des classes ouvrières, etc.*). Une large place sera faite à la prophylaxie des principales maladies contagieuses ; un chapitre sera réservé aux moyens les plus pratiques de désinfection.

Mortalité comparée des villes et des campagnes. — La mortalité dans les campagnes est moins élevée que dans les villes. Dans les villes, elle est de 26 pour 1,000

et dans les campagnes de 21 pour 1,000. En passant en
revue les statistiques des différents pays, on trouve toujours une mortalité moindre pour les gens de la campagne. Le professeur Layet (de Bordeaux) nous fournit, à ce sujet, d'utiles renseignements dans son intéressant livre sur *l'hygiène et les maladies des paysans*.
En Écosse, la différence de mortalité entre les villes
et les campagnes est plus prononcée qu'ailleurs :
27 décès pour les villes, et 16 seulement pour les campagnes. Les paysans ont l'air pur, l'air *vierge*; ils sont
moins agglomérés que les habitants des villes, et les
maladies contagieuses ont, par conséquent, moins de
prise sur eux. En Suède, pour quatorze ans, de 1861 à
1875, le chiffre des décès par maladies contagieuses,
rougeole, scarlatine, variole, diphtérie, fièvre typhoïde,
monte pour les villes à 34 pour 10,000 habitants et
pour les campagnes seulement à 23. Le nombre ali-
mente la maladie, et nous, habitants des villes, cou-
rons bien plus de risques que les gens de la campagne.
« Les villes sont le gouffre de l'espèce humaine, et les
hommes ne sont pas faits pour s'entasser en fourmi-
lières. » (J.-J. Rousseau.)

L'hygiène est capable de diminuer les inévitables dangers des agglomérations : nous en avons un exemple
dans l'Angleterre, qui possède, après la Saxe, le plus
grand nombre d'agglomérations urbaines. La mortalité
des villes y est cependant inférieure à celle de tous les
autres peuples européens. La raison, c'est qu'il n'y a

pas de pays où les institutions sanitaires soient mieux comprises et mieux appliquées (Layet).

Il n'en est malheureusement pas ainsi pour la France.

De 1865 à 1869, le nombre des décès par maladies infectieuses était de 3,10 pour 1,000 habitants ; de 1879 à 1883, ce nombre s'élève à 5,78 pour 1,000. A Londres, le chiffre de décès par les mêmes maladies, qui était, de 1865 à 1869, de 3,63 pour 1,000, s'abaisse à 2,84 de 1878 à 1882. A Bruxelles, à Glascow, même diminution. Si l'on prend la moyenne des 5 dernières années, on voit qu'à Paris 12 décès sur 1,000 sont causés par des maladies que des travaux d'assainissement et des prescriptions sanitaires obligatoires permettraient d'éviter en presque totalité. A Bruxelles, après la création du Bureau d'hygiène, la mortalité par fièvre typhoïde est tombée de 91 pour 1,000 à 40 pour 1,000, plus de la moitié en moins. Chaque année 170,000 existences sont ainsi conservées. Si, en France, on arrivait à faire baisser la mortalité par les assainissements, la police sanitaire, l'isolement des maladies contagieuses, dans les mêmes proportions qu'en Angleterre, on sauverait chaque année 100,000 existences, un million en dix ans ! (*Rapport Chautemps* au Conseil municipal de Paris, 1886.)

CHAPITRE III

HABITATION

Historique, variations suivant les climats et les peuples. — La géologie nous montre que l'apparition de l'homme date de l'époque quaternaire, c'est-à-dire qu'elle remonte à environ deux cent quarante mille ans. L'homme a été le contemporain des glaciers, du mammouth, du grand félin des cavernes qui surpassait en dimensions et en forces le lion et le tigre actuels. Pour se mettre à l'abri des intempéries, et se protéger contre ces terribles animaux, il habita d'abord les cavernes (*troglodytes*), où il abandonnait les restes de sa chasse et de ses repas, restes qu'on retrouve quelquefois dans les fouilles. Fort peu artiste, d'abord, il apprend insensiblement à faire des armes. En frappant deux silex l'un contre l'autre, il les fait éclater et obtient ainsi des pierres tranchantes, dont il fait des flèches, des lances, des massues, des racloirs pour écorcher son gibier. Plus tard, son art se perfectionne, et la pierre est façonnée : l'homme est arrivé à la polir ; d'où, deux âges pour désigner les deux premières étapes :

1° L'âge de la pierre éclatée ;

2° L'âge de la pierre polie.

Dans le principe, l'homme, essentiellement chasseur et pêcheur, ne songe qu'à se défendre et à se procurer les aliments nécessaires à la vie. La pierre se transforme encore, et l'on trouve des inscriptions et des dessins, sur du bois et des cornes, dessins qui rappellent ceux des enfants ou des sauvages, — les sauvages étant, selon le mot génial de Letourneau, la *préhistoire vivante*. L'habitation a dû, évidemment, suivre les mêmes étapes que l'industrie primitive. Au début, simple comme les besoins de l'humanité naissante, elle devint, peu à peu, l'expression des besoins, des facultés et du génie des différents peuples (M. Levy). A mesure que la civilisation avance, l'habitation se transforme et, de simples cabanes, elle devient les fastueux monuments des Babyloniens, des Hébreux, des Perses, des Grecs et des Romains. Bien que la nuit des temps nous cache les premiers linéaments de l'habitation, on peut cependant se rendre assez bien compte des étapes parcourues. L'homme habite d'abord les cavernes, demeures naturelles ; il entasse à leurs entrées des pierres et des branchages. Il construit aussi des habitations *lacustres*, sur pilotis, reliées au rivage par un pont de bois, qu'on retirait le soir, afin d'éviter les attaques des bêtes féroces et des autres hommes. C'est lorsque l'homme a senti le besoin de vivre en famille que s'élève la cabane ; plus tard, comprenant les avantages de vivre en société, il construisit des maisons et des villes. Que de milliers de siècles, que d'efforts tentés depuis la caverne et la première cabane, jusqu'aux palais de Darius et à nos magnifiques cathédrales gothiques !

L'habitation varie suivant les besoins, les climats, la stabilité ou la vie nomade des peuples. Les habitants du Nord se construisent de solides maisons, à murailles épaisses ; les Arabes se contentent de la tente. Des tribus sauvages s'abritent, encore aujourd'hui, dans les cavernes, les rochers et les creux d'arbres. Au Brésil, certaines peuplades se contentent, le soir, de suspendre aux arbres des hamacs faits avec des lianes. A la Terre de Feu, les cabanes, recouvertes de branches, reliées entre elles avec de la boue, rappellent ce que devaient être les réduits des premiers hommes. Les Patagons habitent des baraques de toile, assez analogues à celles de nos foires.

En France, hélas ! combien d'habitations existent encore, que ne désavoueraient pas les premiers hommes ! Aux environs mêmes de Paris, que de huttes misérables, foyers de toutes les infections, servent d'abri à une population dégradée, qu'on est surpris de rencontrer aux portes de notre capitale, population qui a tous les vices de la civilisation, et à qui manquent complètement la santé et la vigueur morale et physique des ancêtres !

Définition de l'habitation. — L'habitation est un milieu artificiel que construit l'homme pour s'abriter contre les intempéries et se protéger contre les attaques extérieures ; de ce milieu il peut modifier à volonté la température, l'humidité et toutes les propriétés physiques. L'homme retranche ainsi de l'air qui l'environne une partie, qu'il accommode à ses besoins et suivant sa volonté.

Une des propriétés essentielles de l'habitation est de suivre les conditions du climat : dans le Nord, il faut des murailles épaisses, de la chaleur et peu de ventilation ; dans les pays chauds, l'ombre, la fraîcheur, la ventilation et des constructions légères deviennent indispensables.

Influence de la maison sur ses habitants. — La bonne et la mauvaise santé des habitants dépendent de l'air que renferme la maison. Si l'on réfléchit que l'homme passe dans la maison environ huit à dix heures sur vingt-quatre ; que la femme et l'enfant y demeurent presque continuellement, il est facile de comprendre combien les bonnes ou mauvaises conditions où ils se trouvent, pendant ce long séjour, réagissent manifestement sur leur santé. Il y a solidarité entre les membres d'une même famille, et ce qui sera bon ou mauvais pour l'un sera bon ou mauvais pour les autres. C'est dans ce sens que l'on a pu dire : « Le mariage est la santé ou la maladie à deux. » Il ne faut pas croire qu'il n'y ait que des maladies infectieuses qui frappent, sous la forme épidémique violente, comme le choléra, un grand nombre d'individus à la fois ; comme le dit Michel Lévy, il faut bien voir que certaines maisons sont dans un état continuel et permanent d'infection ; si cette infection frappe un membre de la famille, il peut s'établir, entre les différents membres, une contagion qui les frappera tous. Les maisons ont donc leurs maladies particulières. Que la maison soit humide et manque d'air, que ses murailles soient recouvertes de ces productions cryptogamiques, dénommées par Moïse *la lèpre des maisons*, et les habitants seront atteints de rhumatisme, de scrofule, de phtisie.

Il y a des maladies qui visitent périodiquement certaines familles, et qui relèvent de l'habitation elle-même, du régime, du nombre d'habitants. La rougeole, la scarlatine, la fièvre typhoïde, la diphtérie s'observent, de préférence, dans les maisons malsaines, où les habitants vivent entassés dans les plus mauvaises conditions de régime. D'une atmosphère saturée de miasmes, ou simplement stagnante, résulteront des maladies générales pour toute famille ; ou bien l'un sera atteint et la maladie fera des ricochets sur tous les autres membres ; ou bien elle donnera lieu à certaines prédispositions morbides, qui frapperont plusieurs générations, comme le rhumatisme, la scrofule et la phtisie (Lévy).

Règles pour la construction des habitations. — On
saisit donc toute l'importance d'une habitation salubre.
Or, pour obtenir la salubrité des maisons, il y a des
règles indispensables à observer dans leur construction.

Les matériaux doivent être solides et réfractaires à
l'humidité. Les fondations doivent être surtout sur-
veillées à cet égard (*meulières*). On ne posera pas les
pierres avant qu'elles soient sèches ; presque toutes les
maisons construites pendant l'hiver et les saisons pluvieuses restent continuellement humides. Les pierres
les moins sèches seront mises là où l'air et les vents
pourront les sécher. Les bois de charpente seront aussi
absolument secs ; on ferait bien de leur faire subir
les préparations usitées pour les bois de marine et les
traverses de chemin de fer. Actuellement, on se sert
beaucoup de fer pour les charpentes : ce qui est excellent, mais à la condition essentielle que le fer soit mis
à l'abri de l'humidité et de l'oxydation, si nuisibles à
sa solidité. Il faut éviter d'appliquer sur les murs,
comme on le fait trop souvent, d'épaisses couches de
plâtre qui imbibent ces murs de l'eau que contient le
plâtre en grande quantité (les 2/3 de son poids). A
proximité du sol, le plâtre se nitrifie (salpêtre) et retient
beaucoup d'eau, cause presque irrémédiable d'humidité.
Il faut préférer au plâtre la chaux hydraulique, les
ciments secs, et les briques bien préparées, précieux
matériaux de construction, ainsi que le prouvent les

murailles romaines, qui ont résisté aux intempéries de vingt siècles !

Contenance de l'habitation. — Cube d'air nécessaire. — Capacité d'une pièce. — Influence du manque d'air et de l'air confiné. — Quelle contenance aura l'habitation ? Elle devra être, évidemment, proportionnée au nombre de ses habitants. Actuellement, on construit, dans un but purement commercial, de vastes édifices, véritables casernes où s'entasse toute une population qui y manque d'air et se trouve dans les plus déplorables conditions hygiéniques. On y a économisé l'espace, toutes les conditions de salubrité étant sacrifiées d'avance à l'argent que rapportera un nombre plus grand de locataires. Il y a longtemps que des lois sévères devraient interdire aux constructeurs d'élever des maisons sur des plans n'ayant cure de la santé de leurs futurs habitants. Nous ne verrions point de ces paliers et escaliers étroits où l'air ne circule pas ; de ces pièces d'une capacité insuffisante pour une personne ; de ces fosses et cabinets d'aisance entièrement défectueux. Dès qu'une maladie contagieuse éclate dans une de ces habitations, elle parcourt tous les appartements, depuis le rez-de-chaussée jusqu'au sixième étage, et ne tarde pas à rayonner dans le quartier et sur toute la ville.

Le cube d'air nécessaire doit être proportionné au nombre d'habitants et à la durée moyenne du séjour qu'ils font dans l'habitation. Malheureusement, on ne voit que trop souvent un espace, à peine suffisant pour une personne, servir à toute une famille! Certaines maisons ouvrières sont dans un état d'encombrement tel que les habitants offrent continuellement prise à la maladie.

La pièce destinée aux enfants devrait surtout avoir de grandes dimensions, en raison de l'activité respiratoire de ces petits êtres, et de la facilité avec laquelle ils contractent les maladies contagieuses. En Angleterre, en Hollande, en Suède, cette règle est parfaitement observée, et les maladies contagieuses y font moins de victimes. En France, les classes pauvres et peu aisées font coucher les enfants dans la chambre commune : de là, les plus désastreuses influences. Si le sommeil destiné à réparer les forces est pris dans un air confiné, stagnant, véritable saumure respiratoire (Peter), ce n'est plus une réparation, comme le fait observer M. Lévy, mais un moyen de détruire les forces, déjà peu entretenues par un régime insuffisant.

« Socrate voulait la maison petite et pleine d'amis ; l'hygiène la réclame pleine d'air et convenablement grande pour le nombre d'habitants. » (Lévy.)

La chambre à coucher doit être cubée d'après la moyenne de la durée du séjour au lit, qui varie de six à huit heures. Elle doit avoir une capacité d'au moins 40 à 45 mètres cubes pour chaque habitant. Le matin, après le lever, il faut largement aérer, et pendant la journée laisser tout ouvert autant que possible. Que nous sommes loin de ces chiffres et de ces précautions !

La chambre à coucher ne doit rien contenir qui contribue à vicier l'air. Londe résume ce conseil en quelques mots : *Point de lampes, point de feu, point d'animaux, point de fleurs.*

Le manque d'air et l'air confiné, outre l'influence néfaste qu'ils exercent à la longue, et que nous venons d'exposer, peuvent avoir aussi des conséquences immédiates désastreuses.

Quand, dans un espace restreint, plus ou moins clos, la proportion d'oxygène diminue notablement, que la proportion d'acide carbonique augmente et qu'il s'y développe des gaz nuisibles, des accidents variés apparaissent, que l'hygiène étudie sous le titre général d'air confiné. (Bouchardat.)

Les auteurs classiques citent des exemples de cette influence : dans les Indes, 146 prisonniers anglais furent enfermés dans un cachot de 20 pieds carrés, où l'air n'arrivait que par deux petites fenêtres, donnant sur une galerie étroite qui l'empêchaient de se renouveler. Bientôt, les malheureux ressentirent une chaleur et une soif insupportables. Ils se battirent entre eux pour aller puiser aux deux ouvertures l'air nécessaire à la respiration. Au bout de huit heures, 23 seulement étaient vivants.

Après la bataille d'Austerlitz, 300 prisonniers autrichiens furent enfermés dans une cave. Au bout de peu de temps, 260 avaient succombé. Autrefois, quand on transportait les nègres esclaves dans la cale des vaisseaux négriers, ces malheureux, entassés en grand nombre dans un espace étroit et mal aéré, succombaient en peu de jours. C'est l'influence du manque d'air et l'air confiné que nous ressentons au théâtre et dans les bals et soirées où il y a beaucoup de monde, après un séjour plus ou moins prolongé (pour les théâtres, on a calculé qu'il faut 10 *mètres cubes d'air par individu et par heure*).

Orientation. — L'orientation doit varier suivant les climats. Dans le Nord, l'orientation sera au midi et inversement dans les climats méridionaux. Dans certains quartiers de Londres, les maisons entourées de jardins présentent leurs quatre façades à l'air libre et sont très salubres. Dans nos climats tempérés, cette disposition est excellente, mais malheureusement peu réalisable, à cause de la cherté des terrains urbains. De grandes cours devraient, au moins, assurer le renouvellement de l'air par toutes les ouvertures de la maison. A Paris, c'est le contraire qui a lieu ; les courettes sont petites, et les maisons grandes et élevées.

Rues. — Les rues peuvent être considérées comme des *canaux aériens* où doit circuler l'air d'approvisionnement et de renouvellement pour les maisons. Des maisons qui bordent les rues se déversent dans les canaux aériens tous les miasmes qui s'échappent par les ouvertures ; plus les rues sont larges et mieux l'air y circulera, mieux les maisons seront débarrassées de leurs impuretés. Marié-Davy a démontré qu'en été les microbes sont extrêmement abondants dans les rues de Paris, et qu'il en existe peu dans les maisons. Le contraire a lieu en hiver, à cause de l'occlusion des fenêtres et de la ventilation ordinairement défectueuse. Des plantations d'arbres dans les rues sont fort utiles, à la condition d'être assez distantes des maisons pour ne pas être causes d'humidité pour les étages inférieurs. Les arbres tamisent l'air et arrêtent les poussières nuisibles.

Le dépérissement des arbres de nos boulevards tient surtout aux infiltrations telluriques du gaz d'éclairage.

La hauteur des maisons se règle sur la largeur des rues (loi de 1792 et décret de 1859). Malheureusement, il y a des rues où les rayons solaires ne frappent jamais les étages inférieurs ; mieux vaudraient mille fois des rues plus larges et des maisons moins élevées. « La rue, a dit Vallès, est le salon des misérables. » Il est certain que, dans les grandes villes, les quartiers les moins aérés, où il y a par conséquent le plus de maisons humides et malsaines, présentent beaucoup plus de scrofuleux que les quartiers aérés où règnent de grandes voies plantées d'arbres ; cela soit dit, tout en tenant compte de la misère sociale de ceux qui recherchent les logements à bon marché. Les enfants en bas âge meurent bien plus nombreux dans les rues étroites, où les maisons sont resserrées, que dans les autres quartiers. L'air est une nécessité pour l'homme, et il faut, à l'enfant surtout, une exposition régulière à l'air et au soleil ; il faut lui donner chaque jour un bain d'air vivifiant (Hufeland).

La fleur humaine est celle qui a le plus besoin de soleil ; et où le soleil n'entre pas, entre le médecin (proverbe arabe). L'action réconfortante des bains de soleil a été nettement déterminée par la science moderne : ils excitent, en quelque sorte, la force d'*érection vitale*, pour user du mot de Broussais. Le grand air sollicite la formation du sang, et consume en même temps une activité superflue. C'est par cette double action qu'il est sédatif : *Sanguis somnifer, aer somniferum.*

Dans les grandes villes, les rez-de-chaussée et les entresols sont généralement malsains, débordés qu'ils sont par l'avance des balcons empêchant l'arrivée de l'air et du soleil. Bien plus salubres sont les logements sis aux étages supérieurs.

Toitures. — Les meilleures toitures sont l'ardoise ou la tuile. Les couvertures de plomb et de zinc peuvent être causes d'empoisonnements (il faut surtout éviter que les eaux pluviales passant sur ces couvertures métalliques aillent alimenter des citernes ou puits servant à l'habitant). De plus, ces toitures sont très conductrices de la chaleur : elles occasionnent, en été, une température insupportable. Tout le monde connaît, de réputation, les fameux *plombs de Venise*. Il faudrait qu'entre la toiture et le dernier étage il y eût un espace vide, limitant, comme un grenier, une certaine couche d'air qui remplirait au haut de la maison le même rôle que la cave entre le sol et le rez-de-chaussée. Les pièces de l'habitation, recouvertes immédiatement par la toiture, sont trop chaudes en été, et trop froides en hiver. Cette disposition est très commune à Paris. Les toits en planche recouverts d'une toile protectrice quelconque (système trop usité dans la banlieue de Paris) sont aussi très mauvais. Les toiles se percent ; les planches se pourrissent et laissent passer l'humidité et le froid.

La forme du toit a enfin son importance. Les toitures très élevées et à pente très raide (comme on en voit dans les vieilles villes) attirent la foudre, et, accélérant la chute des eaux pluviales, exposent à la rupture les conduites d'eau : d'où, raison d'humidité pour la maison. Les terrasses plates des pays méridionaux, en favorisant la stagnation des eaux pluviales, peuvent également causer des infiltrations aqueuses. Les dômes doivent à leur convexité de réfléchir les rayons solaires, sous quelque angle d'incidence qu'ils tombent ; ils préservent ainsi de la chaleur. Mais tout le monde ne peut avoir un dôme à sa maison ; sous nos climats, du reste, cette forme de toiture n'est pas nécessaire comme en Orient ou dans la campagne napolitaine.

Dans nos pays, il faut que le toit ait une inclinaison moyenne et soit percé d'ouvertures, de lucarnes, permettant à l'air extérieur de pénétrer dans la maison et à l'air intérieur d'en sortir.

Pièces de l'habitātion. — En décomposant une pièce de l'habitation, on trouve qu'il y a à étudier :

A. Les murailles ;

B. Le plancher ;

C. Le plafond ;

D. Les dimensions relatives à sa destination ;

E. Les portes et fenêtres ;

F. Les escaliers.

A. — Dans nos climats, les murailles doivent être épaisses et entièrement sèches ; mais il est souvent bien difficile de remplir ces données. Au niveau du sol, il y a toujours plus ou moins d'humidité qui gagne par capillarité ; aux étages supérieurs, il y a l'influence de la pluie et des brouillards, qui agissent d'une manière analogue. Aussi existe-t-il un très grand nombre de maisons humides, salpêtrées, qui constituent un danger constant pour leurs habitants.

Pour que les murailles restent sèches, il faudrait remplir tous les joints de pierres avec de la chaux hydraulique. Les revêtements de boiscrie sont très utiles, ainsi que les toiles bitumées, les tentures et même les papiers épais. Mais on doit proscrire les papiers à coloration vive et contrastée, qui fatiguent la vue et énervent les yeux faibles. On ne se servira pas de papiers rouges, mais de papiers à nuance grise, très douce à l'œil. Il faut rejeter les papiers peints à l'orpiment, au vermillon, au minium, au blanc de céruse, qui peuvent donner naissance à des poussières dangereuses. Le mieux serait de faire, à toute pièce d'habitation, un revêtement intérieur avec la chaux hydraulique et de passer sur ce revêtement une couche de vernis susceptible d'être nettoyée à volonté.

B. — Le plancher sera fait de bois dur et ciré. Les planchers mous de sapin (comme il y en a trop) se défoncent, forment des anfractuosités, des inégalités, où les poussières et l'humidité se collectionnent. Ils ont encore ce grand désavantage que, défoncés, mal joints, ils laissent passer les miasmes des étages inférieurs. Comme l'un de nous l'a établi dans une communication à l'Académie de médecine [1], ce sont presque toujours les mêmes maisons sales et de construction défectueuse qui présentent le plus de cas de maladies épidémiques. Dans certaines maisons, les maladies contagieuses règnent à l'état permanent. Dans un taudis où, sous le fourneau de la cuisine, un plancher en sapin défoncé laissait passer des odeurs venant d'un tuyau communiquant avec les fosses d'aisance, l'un de nous a soigné trois cas de fièvre typhoïde...

Moins froids que le dallage, que la pierre et les briques, les parquets cirés ne retiennent ni humidité ni poussières. Il sera bon, toutefois, d'établir une circulation d'air, par un appel aux cheminées dans la nappe

---

[1] Dubousquet-Laborderie, 22 septembre 1885.

atmosphérique qui se trouve entre le plancher et le plafond sous-jacent. Cette nappe d'air est une assurance contre l'humidité ; convenablement ventilée, elle devient d'une utilité hygiénique incontestable.

C. — Les plafonds seront unis, ne présentant aucune saillie, aucun relief. Les poussières s'accumulent, dans toutes ces inégalités que les architectes prodiguent à nos habitations, sous le fallacieux prétexte d'art ornemental ou décoratif. Les angles mêmes seront arrondis, pour que le nettoyage soit plus facile.

D. — Les dimensions relatives à la destination de la pièce sont sommairement exposées plus haut (contenance de l'habitation).

E. — Les portes et fenêtres servent à la ventilation et au renouvellement de l'air. « Elles mettent le marais aérien de la maison en conflit avec l'air extérieur. » (M. Lévy.) Plus elles seront hautes, plus elles faciliteront le renouvellement d'air. Elles seront opposées ; il faudra éviter, autant que possible, qu'elles soient trop élevées au-dessus du plancher, pour empêcher la stagnation d'une nappe d'air entre le plancher et la fenêtre. Les portes et les fenêtres ne devront pas s'ouvrir directement sur les lits.

Emile Trélat, directeur de l'Ecole d'architecture, a préconisé des fenêtres dont les carreaux supérieurs, en verre épais, sont percés d'orifices pour le renouvellement de l'air ; cette ventilation est excellente au point de vue hygiénique, puisque l'air se renouvelle sans qu'on soit forcé d'ouvrir la fenêtre, et qu'il y a continuellement échange entre l'air intérieur et l'air extérieur. Le même auteur a imaginé un système de rideaux placés au bas de la fenêtre, et ne permettant qu'à la lumière venant directement du ciel par le haut de la fenêtre de pénétrer dans la pièce. Un semblable éclairage est excellent, cette lumière étant la meilleure de toutes. Mais, au système de carreaux percés d'orifices, utile en hiver, alors qu'il est pénible et dangereux de laisser pénétrer un grand courant d'air froid dans l'habitation, il faut préférer, dans les saisons clémentes, une large ventilation par les fenêtres entièrement ouvertes.

F. — Les escaliers, pour être sains, doivent être larges et aérés. « C'est le canal aérien de la maison, comme la rue est le canal aérien de la ville. » (M. Lévy.) Dans les maisons actuelles, la cupidité, qui s'accorde mal avec l'hygiène, a réduit peu à peu la cage des escaliers aux dimensions les plus exiguës : ainsi on a plus de pièces à mettre en location. Mais les escaliers sont étroits, minuscules, obscurs. Toutes les odeurs et tous les miasmes de la maison s'y accumulent ; au lieu de constituer un élément avantageux pour la salubrité du logis, ils deviennent de véritables foyers pestilentiels. Une autre cause flagrante d'insalubrité est que, le plus souvent, les portes des cabinets d'aisances s'ouvrent directement sur l'escalier, où se répandent toutes les émanations échappées des fosses. Les tuyaux pour les eaux ménagères s'ouvrent, par des plombs mal établis, jamais nettoyés, dans la cage de l'escalier et constituent encore une nouvelle cause d'infection. Avec des escaliers malsains, l'insalubrité de la maison est inévitable, car, si des émanations dangereuses existent aux étages inférieurs, la cage de l'escalier. faisant l'office de tuyau d'appel, les portera sûrement dans toutes les pièces de l'habitation.

Les escaliers tournant entre les boutiques et les entresols, si communs dans les vieilles villes, sont pour la boutique et la pièce au-dessus des engins viciateurs de l'air ; ils établissent un échange méphitique, suivant la densité de l'air. de haut en bas ou de bas en haut (Lévy).

Allées et cours des maisons. — Dans nombre de maisons, existe une allée avant d'arriver aux escaliers, allée où passent des caniveaux mal construits, véritables ruisseaux à ciel ouvert, d'où s'échappent les odeurs et les miasmes des eaux résiduales de la maison. Une allée n'est bonne que si elle est large, bien dallée, propre, bien éclairée, garnie d'une porte non massive qui n'empêche pas l'échange de l'air extérieur avec l'air intérieur.

Les cours, pour être aérées et visitées par le soleil, doivent présenter une surface plus grande que la hauteur de la maison. On ne doit y laisser séjourner aucune substance nuisible, comme fumiers, détritus organiques, matières putrescibles.

Annexes. — Sous la dénomination d'annexes, nous étudierons :

1° La cuisine ;

2° Le système d'écoulement des eaux ménagères et les puisards ;

3° Les latrines et les cabinets ;

4° Les écuries et étables.

1° La construction de la cuisine est presque toujours négligée. Cette pièce est trop souvent mal située, mal éclairée, mal ventilée. Elle constitue un foyer d'insalubrité, par les vapeurs de charbon, de gaz, par les odeurs alimentaires. Elle est, dans la plupart des maisons, immédiatement attenante aux pièces. Il serait à désirer que l'autorité imposât des règles à cet égard aux propriétaires. Il faut que la cuisine soit éloignée surtout des chambres à coucher ; elle doit être spacieuse, dallée, élevée de plafond, et toujours maintenue dans un état de propreté extrême. Les fourneaux seront placés sous des hottes, disposées de telle façon qu'aucune émanation de charbon ne se répande dans la maison. Les pierres d'évier sont causes d'infection ; il est de toute nécessité qu'elles soient pourvues d'un couvercle fermant hermétiquement. A Paris, les cuisines des hôtels particuliers et des restaurants sont situées dans les sous-sols. Mais elles n'en sont pas moins répréhensibles au point de vue sanitaire : l'exiguïté et le défaut d'aération de ces cuisines prédisposent ceux qui y travaillent à l'anémie, au rhumatisme et à la tuberculose.

2° Dans les maisons ouvrières, les eaux ménagères sont jetées dans des plombs communiquant avec des tuyaux qui descendent dans les cours ou la rue. Les tuyaux mal entretenus s'engorgent et deviennent la source d'émanations dangereuses, la cause d'une humidité permanente pour les maisons. Il serait bon que les propriétaires fissent établir un système de conduits versant les eaux pluviales dans les tuyaux servant aux eaux ménagères : ainsi s'opèrerait naturellement un lavage, que les concierges et les habitants négligent en totalité ou en partie.

Les *puisards* sont les réservoirs destinés à recevoir et débiter les eaux ménagères et pluviales, quand l'écoulement ne peut être fait directement à la rue ou à l'égout. Ces puisards constituent une nouvelle cause d'insalubrité, par la stagnation des eaux et les infiltrations qui se font dans les puits du voisinage. Les puisards doivent être fréquemment nettoyés, étanches ; mais le mieux serait de les supprimer, et de mener les eaux de la maison dans un égout où toute stagnation sera impossible.

3° La construction déplorable des latrines et cabinets de la plupart de nos habitations est l'un des plus grands dangers des agglomérations urbaines. Il faut, d'abord, éloigner les latrines le plus possible des pièces de l'habitation, et surtout des cuisines. Il est nécessaire que l'intervalle qui les sépare des logements soit garni de portes doubles; que leur sol soit imperméable, légèrement incliné vers le tuyau de chute; que l'aération enfin en soit large et continuelle. Les cabinets d'aisances communiquent directement avec le tuyau de chute; il faut absolument empêcher le reflux de l'air intérieur des fosses, ce qu'on obtiendra de plusieurs façons : en opposant à ce reflux un couvercle hermétique (cuvettes à l'anglaise automatiques); ou bien en établissant, dans la fosse, un tuyau d'évent remontant le long de la maison et s'ouvrant au-dessus du toit.

La question des latrines intéresse, au plus haut point, la salubrité publique. La fosse fixe est condamnée, depuis longtemps, par les hygiénistes. Elle crée, dans les fondations de la maison, une source d'infection et d'humidité permanentes. Si les tuyaux sont en mauvais état, les émanations insalubres se répandent dans l'habitation. La fosse fixe est cause de la guerre à l'eau, qui est pourtant l'élément le plus indispensable à la santé publique (*aquæ condunt urbes*). Le propriétaire de la maison ouvrière, pour que la fosse ne se remplisse pas trop vite, défend l'emploi de l'eau de lavage, et, faute d'eau versée dans les cabinets et les tuyaux de chute, les odeurs nauséabondes et malsaines se répandent dans la maison.

Les fosses mobiles imperméables, faciles à désinfecter et à enlever, munies de tuyaux de conduite en parfait état, seraient d'un usage précieux ; mais il est bien difficile que toutes ces conditions soient remplies.

En France, on a déjà expérimenté, sur une petite échelle, il est vrai, le *tout à l'égout;* mais il faut des égouts à pente assez prononcée, pour que des eaux abondantes entraînent rapidement au loin les matières déposées. Ce système a donné de bons résultats : mais, lorsqu'il n'y a pas, dans les égouts, une pente et une chasse d'eau suffisante, le *tout à l'égout* devra être remplacé par une canalisation spéciale hermétiquement close, qui donnera une sécurité bien plus grande en fonctionnant par aspiration pneumatique. Il est certain que la topographie de bien des villes s'oppose à l'établissement d'égouts avec pente convenable[1].

Le système des siphons hydrauliques (Durand-Claye), qui mettent obstacle au reflux des gaz intérieurs, est excellent, mais il faudrait qu'il fût obligatoire.

Une fosse d'aisances défectueuse peut infecter une grande habitation en fort peu de temps. Il serait urgent d'établir à cet égard une règle générale : l'obligation, pour tout propriétaire, d'avoir un cabinet par logement, avec responsabilité pleine et entière de l'entretien et de la propreté des cabinets et fosses. Dix litres d'eau au moins par jour et par habitant devraient être assurés, pour être distribués dans les tuyaux de chute de chaque cabinet. Les cuvettes devraient être pourvues de fermetures hydrauliques, et les vidanges être régulièrement

---

[1] Pour détails sur la question des égouts, voir : Dr Dubousquet-Laborderie, *Les égouts de Paris et leurs dangers* (mémoire lu à la Société de médecine pratique de Paris, 1890). — Dr Monin, *La lutte pour la santé*, 1892.

faites, suivant le nombre d'habitants. Aujourd'hui, dans la majorité des maisons, le propriétaire ne fait enlever les vidanges que lorsqu'il ne peut faire autrement.

Il est notoire que les épidémies frappent, de préférence, les maisons et les bouges infects, les rues sans eau et sans égouts. Mais le danger de l'insalubrité des maisons n'existe pas seulement dans les périodes d'épidémie, il règne à l'état permanent. Si la fièvre typhoïde, la rougeole, la variole, la scarlatine, la diphtérie, enfin toutes les maladies épidémiques ordinaires de nos climats font, dans les maisons malsaines, des ravages considérables, bien plus important encore est le nombre de pauvres gens qui meurent d'anémie, d'étiolement, de phtisie [1]. Tous ces jeunes gens dégénérés, mal venus,

---

[1] Les expériences de M. Miquel, à Paris, et de M. Manfredi, à Naples, démontrent qu'il y a plus de microbes dans nos rues que dans les eaux de nos égouts, témoin le tableau suivant dressé par M. Manfredi.

Groupe A. — Rues et places qui se trouvent dans des conditions hygiéniques relativement bonnes et qui, en outre, sont relativement peu exposées à la contamination : 1 gramme de balayures fraîches y contient, en moyenne, 5 à 10 millions de bactéries;

Groupe B. — Rues dont les conditions hygiéniques sont relativement médiocres, où il y a beaucoup de mouvement commercial et qui se souillent considérablement. 1 gramme de balayures fraîches y contient, en moyenne, de 10 à 40 millions de bactéries;

Groupe C. — Rues et ruelles fort insalubres où les pires conditions hygiéniques se joignent aux causes les plus puissantes de souillures : 1 gramme de balayures fraîches y contient de 2 milliards 500 mille à 5 milliards de bactéries.

M. du Mesnil condamne aussi l'habitation au rez-de-chaussée, dans les grandes villes, où l'humidité pénétrant à la fois par le sol et par les murs en sature l'atmosphère.

Il fait la description des maisons occupées par les ouvriers où tout

que les conseils de revision ajournent ou exemptent pour faiblesse de constitution, exiguïté de taille, bronchite chronique, rhumatisme et maladies de cœur, sont nés et ont vécu, pour la plupart, dans ces logements insalubres. Il est vraiment urgent d'arrêter cette mortalité terrible et journalière, cet étiolement qui frappe surtout les populations laborieuses, le cœur du genre humain !

4° Les écuries et étables seront éloignées des habitations. Elles exhalent de mauvaises odeurs ; de plus, les fumiers, par les décompositions organiques qui s'y opèrent, peuvent être cause d'insalubrité. Un très grand nombre d'observations militent en faveur de la nocuité

manque au point de vue de l'hygiène. Il va plus loin encore et décrit les garnis dont beaucoup sont de vrais bouges. En 1891, en effet, sur 9,997 garnis, 3,805 ne remplissaient pas les conditions minima exigées par la préfecture.

Quant à l'hygiène personnelle des ouvriers logeant chez eux, elle laisse fort à désirer.

M. du Mesnil cite, d'après l'Annuaire de Berlin, le nombre de décès survenus dans les logements ouvriers, d'après le nombre de pièces qu'ils occupent :

1 pièce	163,5	
2 pièces	22,5	sur 1,000 habitants.
3 pièces	7,5	
4 pièces	5,4	

D'après Korosi, il donne la moyenne de l'existence :

1° Pour les personnes qui ne sont pas plus de deux dans une pièce, les décédés avaient succombé à 47, 16 ans en moyenne;

2° Dans ceux habités par 2 à 5 personnes dans une chambre, les décès survenaient à 39, 51 ans en moyenne;

3° Dans ceux habités par 5 à 10 personnes, la mort survenait à 37, 10 ans;

4° Pour plus de 10 personnes, à 32 ans.

des fumiers. Tous les établissements ayant pour objet l'élevage des animaux, les laiteries ; tous les établissements où s'opèrent des décompositions organiques ; tous ceux qui prêtent à l'émission de poussières (comme le battage des tapis) doivent être absolument éloignés des agglomérations. L'influence des poussières est surtout des plus nuisibles. Autour d'un établissement de battage de tapis, nous avons constaté dix cas de variole, dont trois mortels, tandis que les habitations plus éloignées étaient restées indemnes.

Modes de chauffage. — Combustibles. — Le chauffage est une question d'hygiène très importante ; de sa solution dépendent aussi la salubrité et l'insalubrité des logis. De tous les modes de chauffage ordinairement employés dans nos habitations, la cheminée est le plus agréable ; c'est aussi celui qui renouvelle le mieux l'air de l'appartement. Par le tirage produit, l'air stagnant contenu dans la pièce est attiré dans le tuyau et porté au dehors.

Il faut bien savoir que toute combustion n'a lieu qu'aux dépens de l'oxygène de l'air ambiant : tout ce qui brûle produit de l'acide carbonique et de l'oxyde de carbone. L'acide carbonique prend la place de l'oxygène, qu'absorbe la combustion : si la proportion d'acide carbonique devient trop considérable, il y a danger pour l'habitant.

L'acide carbonique agit par sa seule présence pour

nous asphyxier, et non pas seulement parce qu'il prend
la place de l'oxygène indispensable à l'acte respiratoire.
D'après Leblanc, lorsque l'atmosphère contient *un demi
pour cent* d'acide carbonique, la respiration devient
pénible et l'air irrespirable ; on peut mourir d'asphyxie.
Il suffit d'*une partie sur mille* pour que hommes et animaux éprouvent déjà des malaises marqués. Plus grands
encore sont les dangers de l'oxyde de carbone, qui brûle
en flamme bleue dans nos foyers ; ce gaz est éminemment
toxique. C'est le poison mortel du globule sanguin : il
suffit d'*un demi pour cent* d'oxyde de carbone pour causer
les plus graves accidents. Des observations et expériences
faites à cet égard, il résulte qu'*un air confiné asphyxie
quand il contient 3 à 4 pour* 100 *d'acide carbonique,
et* 1/2 *pour* 100 *d'oxyde de carbone* (Bouchardat).

Les inhalations de vapeurs de charbon, en quantité
insuffisante pour asphyxier, mais absorbées, chaque
jour, pendant plus ou moins de temps, sont profondément néfastes à la santé. Elles occasionnent des maux
de tête, de la pâleur, de l'anémie. Les chaufferettes, en
répandant de l'oxyde de carbone dans les pièces de
l'habitation, peuvent être causes d'accidents immédiats
ou, à la longue, de dérangements graves de la santé.
L'anémie des cuisinières et des repasseuses s'explique
par l'oxyde de carbone, poison des globules rouges.

Une cheminée bien établie, avec un bon tirage, entraîne
au dehors les gaz dangereux, et opère le renouvellement
constant de l'air intérieur. Outre ses avantages hygié-

niques, elle est agréable. La vue du feu réjouit tout le monde pendant la triste saison :

> En cercle, un même attrait rassemble autour de l'âtre
> La vieillesse goutteuse et l'enfance folâtre.   (DELILLE.)

L'air de la pièce où brûle le feu de la cheminée n'est pas desséché comme par l'emploi des différents poêles ; or il est absolument indispensable que l'air inspiré contienne une certaine quantité de vapeur d'eau. L'air de nos habitations et de nos écoles *devrait être saturé à moitié de vapeur d'eau, et marquer 72 degrés à l'hygromètre.*

Le mode de chauffage le plus employé est le poêle, parce qu'il est beaucoup plus économique. Le poêle donne environ 30 à 35 pour 100 de la chaleur produite, tandis que la cheminée n'en donne que 5 à 10 pour 100. Mais le chauffage par les poêles est fertile en inconvénients et en dangers. Ces appareils sont difficiles à régler : la chaleur est tantôt trop faible, tantôt trop forte. La cheminée chauffe par rayonnement, et le poêle par simple contact, ce qui cause la sécheresse de l'air, par disparition de sa vapeur d'eau. C'est pour rendre à l'air la vapeur nécessaire qu'on met sur les poêles des vases remplis d'eau dont l'évaporation restitue à l'atmosphère l'humidité nécessaire à la respiration.

Le tirage des poêles se fait, le plus souvent, d'une façon défectueuse ; l'air intérieur ne se renouvelle pas, et tous les hivers on déplore des accidents causés par tous les systèmes les plus perfectionnés.

Les poêles mobiles, si répandus aujourd'hui, ont généralement des tuyaux trop petits, qui laissent passer les
gaz de la combustion, et des couvercles qui, s'adaptant
mal, laissent échapper ces mêmes gaz. Les poêles ont
encore bien d'autres inconvénients, suivant la substance
avec laquelle ils sont fabriqués. Les poêles en métal
s'échauffent et se refroidissent très vite ; ceux en faïence
ou porcelaine s'échauffent très lentement, mais ont l'avantage de conserver la chaleur : c'est la raison qui les
fait préférer dans les pays du Nord. Quand les poêles
métalliques sont trop chauffés, il y a une telle dilatation du métal, qu'il laisse filtrer l'oxyde de carbone :
d'où, accidents parfois mortels. Les calorifères à circulation d'air chaud ou eau chaude ont l'inconvénient de
dessécher plus ou moins l'air.

Les différents combustibles ont une valeur hygiénique bien différente. Le plus hygiénique est celui qui
consomme le moins d'oxygène pour brûler : c'est le bois.
Outre qu'ils répandent parfois une mauvaise odeur, la
houille, le coke consomment beaucoup d'oxygène. Le
gaz d'éclairage, dont on se sert aussi pour chauffer,
produit une très grande quantité de vapeur d'eau et
d'acide carbonique, indépendamment des explosions
qu'il peut occasionner. Les gens qui vivent dans un
milieu chauffé au gaz ou largement éclairé avec cet
agent se plaignent d'étouffements, de toux et de chatouillement à la gorge. Une atmosphère de ce genre est
éminemment nuisible aux personnes prédisposées aux

maladies de poitrine. D'après Devergie, le gaz détone quand il forme la onzième partie de l'air, et, d'après Wurtz, un volume de gaz et cinq d'air détonent très violemment.

Modes d'éclairage. — L'éclairage artificiel est aussi une cause de viciation de l'air de nos appartements. Tout ce qui respire, tout ce qui brûle consomme de l'oxygène et émet de l'acide carbonique, nuisible à la pureté du *pabulum vitæ*.

Les combustibles les plus employés pour l'éclairage sont les bougies, les huiles végétales ou minérales, le gaz et la lumière électrique.

Les bougies, chandelles, donnent lieu à des vapeurs fumeuses, nuisibles aux bronches et aux poumons. Elles consomment beaucoup d'oxygène. Il faut se défier des bougies de couleur, qui peuvent répandre dans l'atmosphère divers principes toxiques. On a employé l'acide arsénieux pour augmenter la transparence et la blancheur des bougies : le vermillon (*couleur rouge mercurielle*) pour les bougies rouges ; les verts de Scheele et de Schweinfürt ou de Brunswick (*composés arsénicaux*) pour les bougies vertes ; le chromate de plomb et l'outre-mer pour les bougies jaunes et bleues.

Plus les huiles végétales sont pures, et moins elles offrent d'inconvénients, à la condition d'être brûlées dans de bonnes lampes. Elles n'ont d'autre danger que de consommer l'oxygène de l'air.

Les différentes huiles ou essences minérales ont l'avantage d'être économiques ; mais elles présentent les mêmes inconvénients que les autres combustiles, et exposent à des explosions et à des brûlures souvent graves.

Le gaz répand dans l'air une odeur désagréable, et des particules, très ténues, de charbon, qui irritent les voies respiratoires ; de plus, il donne lieu à des vapeurs ammoniacales nuisibles.

L'électricité constitue un excellent mode d'éclairage, lorsqu'on peut obtenir une lumière très fixe et empêcher l'action de rayons reconnus nuisibles aux différents milieux de l'œil (*rayons violets et ultra-violets*, J. Regnauld).

Soins à prendre pour entretenir la salubrité de la maison. — Les habitations sont insalubres, indépendamment de toutes autres conditions de construction, de ventilation, d'espace, par :

1° L'existence de fosses et cabinets mal entretenus ;

2° Le défaut d'écoulement des eaux ménagères, ruisseaux de décharge et caniveaux en mauvais état, où séjournent des immondices ;

3° La malpropreté et la mauvaise tenue des bâtiments.

Ces trois propositions peuvent se résumer en un seul mot, *propreté*, qui est la première et la plus indispensable condition de salubrité. Tous les livres anciens ont jugé la propreté comme une nécessité vitale : le poète Horace nous apprend qu'on peut avoir confiance en lui pour la propreté de sa maison, de son lit, de ses matelas, des nappes et des serviettes, sans ajouter qu'on peut se mirer dans les coupes et les plats.

On ne se contentera pas d'essuyer la poussière et de balayer, mais il faut encore battre les tentures, les rideaux, meubles, tapis, et faire ces opérations au grand air, autant que possible, pour que toutes les poussières soient entraînées et dispersées par le vent. Il faut laver les murs et les parquets, quand ils ne sont pas recouverts de tentures et *cirés*. Les murailles recouvertes de papiers ou de tentures seront brossées fréquemment.

Après le lever, on découvrira les lits, on pratiquera une large aération de l'appartement. Il faut proscrire cette mauvaise habitude de boucher les cheminées : un continuel renouvellement d'air est surtout indispensable à la chambre du sommeil.

Les lieux d'aisances, fosses, ruisseaux de décharge, seront entretenus en parfait état et rigoureusement désinfectés, surtout en temps d'épidémie. Il faut surtout défendre de jeter dans les plombs les détritus ménagers. Le balayage journalier des cours, corridors, escaliers, allées, est indispensable : il faut enlever par le grattage tout ce qui résiste au balai. Les parties dallées seront lavées à grande eau, et essuyées, pour que l'humidité n'y pénètre pas [1].

---

[1] Voir : Dʳ Monin, *La propreté de l'individu et de la maison*. Dans ses 45 pages, c'est une œuvre assez complète d'enseignement et de vulgarisation.

CHAPITRE IV

HYGIÈNE SCOLAIRE

Conditions de salubrité. — Local scolaire. — Encombrement; ventilation et chauffage. — Aération et température de la classe. — Éclairage de la classe et myopie scolaire. — Mobilier scolaire. — Urinoirs, fosses et cabinets. — Gymnastique scolaire. — Surmenage intellectuel. — Maladies des écoliers, affections des yeux, de l'ouïe, de la bouche, de l'appareil génito-urinaire, maladies nerveuses, affections parasitaires. — Maladies transmissibles dans les écoles et règles à suivre. — Inspection médicale des Écoles.

On peut considérer l'école comme une habitation collective : c'est donc avec l'hygiène de l'habitation qu'il convient d'étudier l'hygiène scolaire. Cette question est d'autant plus importante que, l'instruction étant devenue obligatoire, tous les enfants de France séjournent dans l'école pendant plus ou moins de temps, suivant qu'ils sont externes ou internes.

L'enfant qui grandit a une activité respiratoire très étendue : il a besoin, bien plus encore que l'adulte, d'un milieu où il trouvera tous les matériaux nécessaires à la rénovation et à l'entretien de son organisme : il ne saurait subvenir aux frais de sa croissance que par un air pur, aidé d'une nourriture convenable. L'enfant est très facilement impressionné par l'air confiné, les poussières nuisibles, les germes infectieux. Tous les agents dangereux agissent sur lui, plus vite que sur l'homme fait ; les gaz méphitiques des égouts et des fosses exercent sur ses organes une action tellement sensible que, soumis pendant quelque temps à cette action, il est frappé de déchéance physique, d'arrêt dans son développement, et offre bientôt un terrain prédisposé et préparé à toutes les maladies. Tout ce qui est contagion trouve dans l'enfance un terrain d'évolution favorable. L'étude de ces causes de maladies ou de prédispositions aux maladies constitue l'hygiène physique des écoles.

La première condition de salubrité est donc de maintenir l'atmosphère de l'école dans un état de pureté aussi absolu que possible.

Nous connaissons l'influence des maisons mal aérées sur les enfants, et la nécessité de donner à ces petits êtres de l'air pur et du soleil. Comme la plante, le jeune organisme humain a besoin des rayons solaires, qui exercent sur lui une action vivifiante indispensable. « Où le soleil n'entre pas, dit un proverbe, entre le médecin. » C'est pour faire prendre aux enfants un bain d'air et de soleil qu'on doit, le plus possible, espacer les heures de séjour dans les classes, et les couper de plusieurs sorties dans les cours et les jardins. Les enfants ont besoin de mouvement : par de fréquentes récréations, ils reposent leurs cerveaux en fortifiant leurs corps dans les exercices et les jeux de leur âge.

Conditions de salubrité. — D'après le professeur Layct, l'école exige pour sa salubrité :

1° Un site élevé autant que possible ;

2° Un terrain sec et non marécageux ;

3° Une exposition en rapport avec le climat ;

4° Un voisinage paisible et libre de tout foyer d'infection provenant du sol ou du voisinage (mares, fumiers, immondices, cours d'eau souillés par des eaux résiduales d'usines, de tanneries, etc.) ;

5° Une atmosphère environnante facilement renouvelable, non rendue humide par des arbres trop nombreux et trop rapprochés, et non altérée par les émanations ou fumées d'usines voisines.

Pour la construction de l'école, on ne se servira que de matériaux secs et inaltérables. Les murs des écoles seront revêtus, intérieurement, d'un vernis imperméable, qu'on pourra laver facilement. Il faut toujours avoir présent à l'esprit le principe, que l'humidité favorise le développement du lymphatisme et de la scrofule, si fréquents dans la population scolaire. Ce qu'on doit rechercher dans la construction de l'école se résume en deux mots : *simplicité, utilité*. On évitera, dans les classes, toute ornementation, tout plafond à angles et saillies, ainsi que les planchers mal faits, qui retiennent l'humidité, les miasmes et les poussières. Tout doit être uni, pour faciliter le nettoyage dans l'école. Il ne faut jamais nettoyer les locaux scolaires pendant la durée des classes. On profitera de l'absence des élèves pour balayer et épousseter, *en se servant de linges mouillés, qui évitent de soulever les poussières.* A la sortie des élèves, la plus large ventilation sera pratiquée.

Local scolaire. — L'accès de l'école sera facile, non pourvu de marches qui occasionnent des chutes. Il faudrait, dans chaque école, un vaste vestiaire, exposé à l'air extérieur, garni de porte-manteaux assez espacés pour que les vêtements ne se touchent pas : car il y a là une cause trop fréquente de contagion, sur laquelle on n'a peut-être pas assez attiré l'attention. Il doit exister aussi un local spécial pour déposer les paniers contenant les déjeuners, dont les odeurs ne se répandront plus alors dans les locaux habités par les élèves. Les salles de classes seront élevées, bien éclairées, bien ventilées, assez vastes pour qu'il n'y ait point encombrement ; mais il ne faut pas, non plus, leur donner une dimension telle que la voix du maître s'y perde, et que la surveillance y soit difficile. Les dimensions seront calculées d'après le nombre des élèves, et de telle façon que les enfants placés aux derniers bancs puissent suivre tout ce qui se fait au tableau.

Le *minimum* de cube d'air dévolu à chaque élève est de 5 mètres cubes (arrêté du 17 juin 1880), et le nombre d'enfants, par classe, ne peut être supérieur à quarante. Malheureusement, c'est là un chiffre beaucoup trop souvent dépassé : il existe, actuellement, nombre d'écoles qui sont, par encombrement, dans des conditions déplorables d'hygiène.

Encombrement scolaire. — Ventilation. — Lorsqu'un grand nombre d'enfants respirent dans une salle mal ventilée, ils ne tardent pas à vicier l'air, en exhalant de l'acide carbonique et des matières organiques dangereuses : « L'haleine de l'homme, disait J.-J. Rousseau, est un poison pour ses semblables. » Il arrive un moment où les fonctions respiratoires sont gênées par l'atmosphère confinée, et de sérieux inconvénients peuvent en résulter. Il n'y a pas que les poumons, d'ailleurs, qui émettent des émanations organiques capables de rendre l'air irrespirable et d'exercer, sur l'organisme si délicat des enfants, les plus sérieuses conséquences.

D'après ce qui a été déjà dit, il suffit d'un millième en volume d'acide carbonique pour qu'une atmosphère soit nuisible à la santé. Le tableau suivant, emprunté au livre du professeur Layet (*Hygiène et maladies des paysans*), démontre, d'une façon péremptoire, par quels différents degrés de viciation passe l'atmosphère d'une salle de classe mal entretenue, mal ventilée, encombrée d'élèves. Cet exemple nous montre toute l'importance d'une bonne ventilation et des soins qu'on doit apporter à l'aération et au nettoyage des écoles, d'autant plus urgents et nécessaires qu'il y a un plus grand nombre d'élèves. Il est facile de se rendre compte qu'après chaque repos et chaque sortie des élèves, la proportion nuisible diminue et que le moyen le plus facile d'obvier à la pollution de l'air est de faire sortir les écoliers fréquemment, et d'ouvrir portes et fenêtres pendant leur absence. Cette manière de faire devient une nécessité, quand les salles d'écoles sont encombrées.

I. — Ecole primaire de garçons ; salle de classe de 251 mètres cubes ; 67 élèves présents ; doubles fenêtres fermées sans ventilation ; de 3 à 4 heures, leçon de chant. (LAYET.)

HEURES	Proportion d'acide carbonique par 1000 en vol.
Matin	
A 7 heures 30 minutes, avant la classe............	2,2
A 8 heures, au commencement de la classe........	2,6
A 9 heures, au bout d'une heure de classe.........	4,8
A 9 heures 10 minutes, après un repos............	4,7
A 10 heures	6,87
A 10 heures, après un repos......................	6,23
A 11 heures	8,1
A 11 heures 15 minutes, après la sortie............	7,3
Après-midi	
A 1 heure 45 minutes, avant l'entrée des élèves.....	5,3
A 2 heures, au commencement de la classe........	5,5
A 3 heures, avant le repos......................	7,6
A 3 heures 10 minutes, après le repos............	6,46
De 3 heures 10 à 4, leçon de chant, à 4 heures.......	9,36
A 4 heures 10, après la sortie....................	5,7

Le tableau suivant, tiré du même ouvrage, permet d'apprécier l'action favorable de la ventilation :

II. — Début de la classe à 8 heures. — Fenêtres et portes closes. (Layet.)

A 8 heures 45 minutes du matin, 37 dix millièmes d'acide carbonique.
A 8 heures 50 minutes, repos de 10 minutes pendant lequel les enfants sont sortis, et fenêtres et portes ont été ouvertes.
A 9 heures du matin, dix millièmes d'acide carbonique.
On ferme les fenêtres et les portes.
A 9 heures 45 minutes, 40 dix millièmes d'acide carbonique.
A 10 heures, 2° repos et fenêtres ouvertes.
A 10 heures 10 minutes, 4 dix millièmes d'acide carbonique.

Trélat voudrait que l'air entrât, dans nos habitations, tel qu'il est à l'extérieur. C'est ce qu'il faudrait réaliser surtout pour les écoles ; car c'est, en effet, la meilleure des ventilations. Mais, si ce moyen de ventiler est facile en été, il ne l'est pas en hiver ; il faut alors rechercher quels sont les moyens les plus hygiéniques à employer pendant la saison froide.

Chauffage. — Les cheminées assurent, mieux que tous les autres modes de chauffage, le renouvellement de l'air ; mais elles créent des courants atmosphériques qui pourraient être dangereux par un appel d'air trop froid en hiver. En Angleterre, les écoles sont chauffées et ventilées par les cheminées (systèmes Belmas et Douglas-Galton). L'air extérieur vient se réchauffer au contact du foyer par un ensemble de conduits, qui le déversent ensuite dans les classes par des bouches de chaleur. En France, c'est le système des poêles qui est le plus répandu.

En appliquant le système d'appel d'air des cheminées ventilatrices, on a obtenu ce qu'on appelle les poêles calorifères (système des écoles de Paris).

Nous savons que l'air sec est nuisible à la respiration, et qu'il faut, dans l'atmosphère où nous respirons, une quantité suffisante de vapeur d'eau. Or, la ventilation par l'air chaud est nuisible au point de vue hygiénique : le moyen de remédier à ce sérieux inconvénient est de rendre le chauffage indépendant de la ventilation. Pour cela, il y a plusieurs systèmes :

1° En Belgique, le chauffage se fait, dans les écoles, avec de l'air chaud et la ventilation au moyen d'une cheminée d'appel. Un calorifère, placé dans le sous-sol, envoie de l'air chaud dans les salles ; l'air vicié s'échappe par une cheminée dans laquelle le tuyau de fumée fait aspiration ;

2° Le système suivant est peu économique, mais c'est certainement le plus conforme à l'hygiène. Des tubes où circulent de l'eau chaude ou de la vapeur d'eau chauffent les murs de l'école, et la ventilation est réalisée au moyen d'une cheminée ordinaire ;

3° En Allemagne et en Suisse, on chauffe les classes par des appareils placés soit à l'intérieur, soit à l'extérieur, et la ventilation est faite par de l'air comprimé qu'une machine envoie dans les classes. C'est encore là un excellent procédé qui chasse l'air vicié, et le remplace par de l'air pur.

Ce que nous avons dit des poêles est applicable aussi

au chauffage généralement adopté dans nos écoles. Les poêles, outre les inconvénients nombreux qu'ils présentent, sont de très mauvais ventilateurs, et il serait à désirer que la réjouissante et bienfaisante cheminée vînt ajouter son action à celle des autres appareils qu'on pourrait employer à chauffer les classes (Layet).

Aération et température. — Pendant les classes, les fenêtres ne doivent être ouvertes que d'un seul côté, pour éviter les courants d'air. En l'absence des enfants on ouvrira toutes les fenêtres.

La température moyenne des classes doit être de 16 à 18 degrés centigrades ; on peut remarquer (surtout le lendemain des jours de congé) que cette moyenne est fort difficile à atteindre en hiver. Il serait donc bon, pendant les mois les plus froids, de ne pas laisser éteindre le feu les dimanches et jeudis.

Éclairage de la classe. — **Myopie scolaire.** — Il est nécessaire que l'éclairage de la classe soit ménagé de telle façon que l'enfant ne fasse pas d'efforts pour *accommoder* son œil à la vision des objets rapprochés. Il ne faut pas non plus qu'une lumière trop vive fatigue la vue. Il est certain que la myopie naît et se développe en raison des efforts que l'on fait *quand on regarde de trop près*. Il est donc indispensable qu'un bon éclairage empêche l'enfant de se courber pour voir ce qu'il y a sur son livre ou son cahier : un bon mobilier scolaire est celui qui ne force pas l'enfant à des incurvations pour lire et écrire.

Comme éclairage, il faut, incontestablement, recommander l'éclairage unilatéral gauche : personne ne soutient plus le bilatéral. On a objecté que cet éclairage ne donnait pas assez de lumière dans la classe: mais mieux vaut un peu moins de luminosité qu'une luminosité diffuse. En résumé, ce qu'il faut chercher, c'est une lumière suffisante et pas trop vive. Pour cela, les fenêtres seront aussi larges et aussi hautes que possible, car c'est du haut des fenêtres que vient le plus de soleil, et c'est de cette manière que sont éclairés les enfants les plus éloignés de la source lumineuse. En hygiène, plus qu'en littérature et en politique,

C'est du nord aujourd'hui que nous vient la lumière.

Nous voulons dire que la clarté qui vient du nord repose la vue mieux que toute autre ; celle qui vient du sud est trop intense ; celle venant du levant ou du couchant présente trop de variations, qui nuisent à sa fixité. Dans l'éclairage unilatéral, c'est du nord que doit toujours venir la clarté.

La *myopie* consiste à ne voir les objets que de près. C'est ce qu'on nomme, très justement, la vue courte : elle est due à un allongement de l'axe antéro-postérieur du globe oculaire. Dans cette infirmité, la rétine, qui est l'écran recevant les images, se trouve trop reculée, ce qui force le sujet à se rapprocher de l'objet qu'il veut voir.

Quelles sont les causes de la myopie et quels sont les moyens de la conjurer?

D'après tous les spécialistes, la myopie augmente sans cesse de fréquence, et il faut s'efforcer d'en arrêter les causes. La myopie est rarement naturelle : c'est un résultat de la civilisation et de l'éducation. Les enfants ne deviendraient pas myopes, s'ils n'étaient forcés à regarder de trop près. Chez les sauvages et les paysans, habitués aux horizons étendus et qui ne font pas d'efforts *d'accommodation*, la myopie est, sinon inconnue, du moins très rare. Les Allemands, dont l'instruction obligatoire est répandue depuis de si nombreuses années, sont, de tous les peuples, celui qui est le plus atteint par la myopie. Ils sont même très fiers de cette fréquence des myopes, qui est, pour eux, une preuve de civilisation et de suprématie intellectuelle. « L'école est une fabrique de myopes, » disent les hygiénistes d'outre-Rhin.

Aussi, ont-ils fait à ce sujet de nombreux travaux statistiques. C'est ainsi qu'ils ont prouvé que la myopie augmente de classe en classe. De la sixième à la rhétorique, elle s'élève d'un vingtième à un quatorzième. Un nombre de 10,060 enfants ont été examinés, à cet égard, par le Dr Cohn (de Breslau). Pour les écoles de villages, il a trouvé 1,4 pour 100 de myopes ; pour les écoles élémentaires, 6,7 pour 100 ; pour les écoles supérieures de filles, 7,7 pour 100 ; pour les écoles moyennes, 10,3 pour 100 ; pour les écoles industrielles, 19,7 pour 100 ; pour les lycées, 26,2 pour 100; pour l'Université, 59 pour 100.

Il a examiné 1,600 soldats et les a partagés en cinq classes, d'après les efforts de la vue qu'exige leur profession. La première comprend les recrues de la campagne, la deuxième les ouvriers des villes, la troisième les artisans, la quatrième les négociants, les écrivains, les typographes, la cinquième les volontaires d'un an et les étudiants. Dans ces cinq classes, on trouve les nombres suivants : la première = 2 pour 100, la deuxième = 4 pour 100, la troisième = 9 pour 100, la quatrième = 44 pour 100, la cinquième = 58 pour 100.

La myopie augmente donc avec le degré d'instruction.

Autrefois, les femmes, moins instruites et par suite faisant moins d'efforts d'accommodation, présentaient beaucoup moins de cas de myopie que les hommes. Maintenant la proportion a augmenté, et voici les statistiques qui ont été dressées :

	Garçons	Filles
Écoles de village	4 0/0	8 0/0
— de ville	10 0/0	13 0 0
— inférieures	5 0/0	8 0/0
-- primaires	8 0/0	7 0/0
— israélites	15 0/0	10 0 0
Lycées	37 0/0	25 0 0

D'après ce tableau, les paysans sont beaucoup moins atteints, et les écoles supérieures présentent également le plus grand nombre de cas.

A Saint-Ouen (Seine), l'un de nous a trouvé, pour 400 garçons, 12 cas de myopie, soit 3 pour 100 ; pour

741 filles, 29 cas, soit 3,91 pour 100. Il est à remarquer qu'à Saint-Ouen, comme ailleurs, la proportion augmente avec l'âge des enfants.

L'externat prédispose à la myopie moins que l'internat. Au lycée de Lyon, les internes donnent 43 pour 100, et les externes 18 pour 100 (Fabre). Jusqu'à présent, les Allemands, les Hollandais, les Israélites de toutes nationalités sont plus atteints que nous. Dans quelques cas, la myopie peut causer la cécité par décollement de la rétine, et trop souvent elle est assez accentuée pour diminuer la vision au point d'empêcher le sujet de travailler et de gagner sa vie.

Quels sont les remèdes à apporter à ce mal croissant? Le Dr Fuchs, avec tous les oculistes, est d'avis qu'on peut diminuer de beaucoup l'extension de cette infirmité en prenant certaines mesures applicables à toutes les écoles et à tous les degrés d'instruction.

La principale des conditions est que la salle soit bien éclairée. On a constaté dans vingt écoles élémentaires une différence de myopes variant de 1,8 pour 100 à 15 pour 100 selon l'éclairage.

La deuxième condition, c'est que le mobilier scolaire soit approprié à la taille des élèves et que, par la hauteur des bancs et l'inclinaison des tables, les objets à fixer soient à une distance déterminée réglementaire. La question de l'écriture et celle des caractères d'imprimerie pour les livres classiques sont aussi d'une haute importance.

La méthode d'écriture a une réelle influence, non seulement sur les yeux, mais aussi sur la colonne vertébrale. Il faut revenir à l'*écriture droite* de nos aïeux ; elle fatigue moins l'œil et ne force pas l'enfant à se contorsionner pour suivre sa plume, comme dans la méthode d'écriture dite *à l'anglaise*.

Le livre classique est ordinairement mauvais par sa couleur et les caractères d'imprimerie. Les caractères noirs se détachant sur le fond blanc du papier fatiguent la vue ; on a justement préconisé l'emploi du papier gris, qui repose mieux les yeux. Quant aux caractères d'imprimerie, ils doivent être d'une dimension raisonnable et bien détachés, bien interlignés, non exigus et serrés, dispositions trop souvent nocives pour la vision.

La durée des heures de classes présente aussi une valeur hygiénique indiscutable. En Angleterre, où la myopie est la moins fréquente, l'écolier de dix à dix-neuf ans consacre, en moyenne, 16,400 heures à l'étude et 4,500 à la gymnastique ; en France, 19,000 heures à l'étude, et 1,300 à la gymnastique ; en Allemagne, 20,000 à l'étude, et 650 seulement à la gymnastique.

Mobilier scolaire. — C'est pendant le jeune âge que le corps peut contracter, le plus facilement, des déformations persistantes, résultant de positions et attitudes vicieuses. De là, la nécessité d'un mobilier scolaire s'adaptant aux différentes tailles, et variable suivant l'âge des enfants : loin de nous, ces mobiliers archaïques, dignes du légendaire Procuste !

Des règles indispensables sont ici à observer : le banc doit être assez large pour que l'enfant y soit bien assis ; pas trop large, de peur que le creux du jarret ne vienne frotter sur le bord antérieur. Le banc sera assez élevé pour que la jambe fasse avec la cuisse un angle droit ; il sera pourvu d'un dossier pour prévenir la fatigue et les incurvations de la colonne vertébrale. La table ou *pupitre* doit avoir une largeur suffisante pour que le cahier et le livre y soient maintenus sans fatigue ; une longueur suffisante pour que les deux avant-bras puissent s'appuyer sans que l'enfant prenne une attitude vicieuse. La table ou pupitre devra aussi avoir une inclinaison telle que l'action d'écrire ou de lire puisse s'exécuter sans trop courber la tête. Mais, comme le fait remarquer, à bon droit, Layet, ce qui intéresse le plus l'hygiène du developpement physique, *c'est la différence entre la hauteur de la table et la hauteur du banc, la distance entre le rebord antérieur du banc et le bord de la table.* Quand une distance trop grande existe entre le banc et la table, l'enfant se courbe en avant, pour écrire ou lire. Il appuie sa poitrine sur le rebord de la table et courbe la tête : d'où résulte une attitude vicieuse, gênant la circulation du sang dans l'abdomen, la poitrine et la tête. La poitrine subit aussi une compression dangereuse, et l'enfant, ayant la tête très rapprochée de son livre ou cahier, est dans la position qui facilite le plus la myopie. Par cette gêne circulatoire résultant d'un mobilier défectueux, les enfants peuvent être atteints de maux de tête, de palpitations.

Quand la différence entre la hauteur du banc et celle de la table est trop grande et cesse d'être en rapport avec la taille de l'écolier, ce dernier est assis sur le rebord du banc, appuie la poitrine sur le bord de la table, relève très fortement l'épaule droite, tandis qu'il abaisse l'épaule gauche; ou bien l'enfant appuie le bras gauche tout entier sur la table, et y pose la tête.

En résumé, on ne doit pas permettre la station *unifessière* gauche; car cette position défectueuse entraîne des déformations scolaires. Mais pour pouvoir prononcer cette interdiction, il faut que le mobilier scolaire permette une station franchement *bifessière*. Les méthodes d'écriture inclinée, qui font prendre aux enfants la station unifessière, devraient, par conséquent, être abandonnées sans retour.

Les attitudes qu'on doit faire adopter sont les suivantes (*Instructions dans les écoles de Rouen et du Havre*) :

A. — Pendant la lecture :

1° Livre bien à la portée du regard, à une distance d'environ 30 centimètres. Il faut que le livre vienne au-devant des yeux, et non les yeux au-devant du livre;

2° Coudes toujours en dehors de la table;

3° Epaules bien effacées, et poitrine ne touchant pas la table ou pupitre ;

4° Station franchement bifessière, tête droite ;

5° Jambes jamais croisées ;

6° Voix nette, claire, normale, sans intonations autres que celles naturelles à la voix ordinaire de l'enfant.

B. — Pendant l'écriture :

1° Pas de coudes sur la table ;

2° Station bifessière, les jambes perpendiculaires au plancher ;

3° Torse bien droit ;

4° Poitrine non appuyée sur table ou pupitre.

C. — Pendant les leçons orales :

1° Station bifessière ;

2° Bras croisés sur la poitrine, ou mains sur table ou pupitre ;

3° Jambes jamais croisées ;

4° Tête droite regardant bien le maître ou le tableau.

Telles sont les différentes positions auxquelles, avec un peu de persévérance, il serait très facile d'habituer les enfants. Bien des déformations persistantes sont acquises par suite d'un mobilier défectueux ou par l'inattention des instituteurs, qui n'obligent pas les enfants à prendre ces rationnelles attitudes.

En faisant appel à la bonne volonté et au dévouement de notre corps enseignant, on arrivera certainement, avec un bon mobilier, à éviter les déformations, maladies et malaises, si fréquents dans la population des écoles.

Le tableau suivant, dressé par le professeur Layet,

AGE DES ENFANTS TAILLE EXPRIMÉE EN CENTIMÈTRES	4 à 6 de 100 à 110	6 à 8 de 111 à 120	8 à 10 de 121 à 130	10 à 12 de 131 à 140	12 à 14 de 141 à 150	15 de 151 à 160
Table						
Inclinaison du pupitre, 14° à 16°. (Différence entre les deux arêtes)	8	8,7	9	9,5	10	10
Largeur du pupitre d'arrière en avant	34	36	38	40	42	45
Hauteur du bord antérieur du pupitre au-dessus du siège	18	20	21	22	23	24
Hauteur au-dessus de l'appui-pieds, du bord postérieur du pupitre	52	58,7	61	68.5	73	77
Largeur de la place d'un enfant	60	60	60	65	65	65
Distance horizontale entre le bord antérieur du pupitre et l'arête antérieure du siège	»	»	»	»	»	»
Distance entre le bord antérieur du pupitre et le dossier	19	20	21	21	25	26
Banc						
Hauteur du siège au-dessus de l'appui-pieds	26	30	34	37	40	43
Largeur du siège d'avant en arrière	22	23,5	25	26,5	28	30
Hauteur de l'arête supérieure du dossier au-dessus du siège	19	21	25	24	26	27
Largeur du dossier	10	10	10	13	13	13

résume pour les différents âges et tailles les dimensions nécessaires du mobilier scolaire.

Urinoirs, fosses et cabinets. — Ces locaux scolaires sont fréquemment la partie la plus défectueuse de nos écoles. Si les cabinets d'aisances constituent l'un des grands dangers des maisons particulières, on conçoit que ce danger sera bien plus grand dans les écoles, agglomération importante, essentiellement apte, par son âge, à contracter les maladies, et d'où une épidémie peut rayonner sur un quartier et une ville entière.

Si la chose est faisable, l'on enverra immédiatement les matières à l'égout. Les municipalités ne doivent pas hésiter à s'imposer des sacrifices pour atteindre ce but. La population tout entière y gagnerait, par la diminution des maladies contagieuses, dont les germes sont, sans cesse, entraînés hors des fosses. La fosse permanente, si étanche qu'elle soit, est une cause continuelle d'infection. Que de fois, par les temps lourds, n'observe-t-on pas l'odeur fécale planant sur tout un groupe scolaire !

La fosse mobile ou *tinette* (qu'on peut enlever avant que les matières entrent en décomposition) sera le meilleur système à adopter, lorsqu'on ne pourra pas envoyer à l'égout les matières. Dans tous les cas, une désinfection journalière sera nécessaire pour la bonne hygiène de l'école.

Toute fosse doit être ventilée de telle façon que les germes soient évacués dans l'atmosphère et jamais ne retombent sur les groupes scolaires. Mais cette évacuation dans l'atmosphère n'est pas, elle-même, exempte de dangers ; il serait bon de faire passer les gaz de la fosse à travers un appareil capable d'arrêter et de détruire les germes infectieux : un simple réceptacle garni de coke, arrosé d'un mélange désinfectant énergique, serait interposé entre la fosse et le tuyau d'évent, dont on assurerait la ventilation par un bec de gaz faisant aspiration dans le tuyau d'évent (Layet). Dans la plupart des écoles nouvellement construites, les tuyaux d'évent n'ont ni une dimension ni une hauteur suffisantes. Quant aux cabinets, ils devraient être toujours garnis de couvercles automoteurs. Or, le plus souvent il n'y a même pas de simples couvercles ! Des lavages à grande eau seront faits chaque jour. Le nombre des latrines doit être de trois au moins pour cent élèves (Layet).

Les urinoirs sont, presque partout, mal établis. Ils manquent d'un jaillissement d'eau continu, seul capable d'entraîner l'urine, et d'empêcher sa décomposition. Dans nombre d'écoles, cabinets et urinoirs exhalent des odeurs insupportables, en été surtout.

Gymnastique scolaire. — Le jeu est la gymnastique naturelle de l'enfant : il en a besoin, comme il a soif d'air et de soleil. Toute gymnastique doit se proposer de mettre les exercices graduellement en rapport avec l'âge et la force, pour que, plus tard, l'enfant puisse passer, sans encombre, à des exercices plus violents. La gymnastique scolaire doit être une gymnastique de *direction*, et non d'*endurcissement*. A l'école, il faut diriger ou discipliner les mouvements et les forces, pour que le jeune homme, arrivant au régiment, supporte plus facilement la gymnastique d'endurcissement, qui est celle du soldat.

C'est surtout en Suède que l'on a constaté les bienfaisants effets de la gymnastique rationnelle enseignée de bonne heure : on ne rencontre dans ce pays qu'un nombre très minime de boiteux, de bancals et de bossus, en un mot de *malformés*.

Surmenage intellectuel. — Tous les instructeurs de la jeunesse devraient savoir que le problème de l'éducation n'est que la balance exacte des forces physiques et des facultés intellectuelles (M. Lévy). C'est ce que Montaigne, dans son langage imagé, a très exactement exprimé en disant : qu'il ne faut pas dresser l'esprit sans le corps, *mais le mener de front comme un couple de bœufs attelés au même timon.* Pour arriver à cette balance, il faut que les exercices gymnastiques soient obligatoires, variés, appropriés très judicieusement aux forces et aux âges ; qu'ils divisent à intervalles égaux les heures consacrées à l'étude, et qu'à la fin de l'année des concours soient institués, où seront récompensés et honorés les enfants qui s'y seront distingués (M. Lévy).

Dans son mémoire *Sur le surmenage intellectuel et*

les conditions sédentaires de la vie dans les écoles, M. Lagneau a parfaitement établi l'influence néfaste des études poussées trop loin, au détriment des forces physiques. Une tension d'esprit continuelle (surmenage intellectuel) détermine des maux de tête, des saignements de nez, en congestionnant le cerveau. L'un de nous a soigné trois cas de méningite et deux cas d'épilepsie, dont le facteur principal était certainement le surmenage intellectuel. Par l'excès du labeur mental, le caractère s'altère, devient irritable, mélancolique. Il se produit, à la longue, une fatigue nerveuse, une sorte d'épuisement, qui rend l'intelligence lourde, paresseuse, et atrophie l'énergie et la volonté, ces grandes prérogatives des esprits vigoureux. Les heures d'étude et les heures exigées pour les devoirs à domicile, bien que réduites, sont encore trop nombreuses : l'enfant est trop immobilisé (neuf à dix heures par jour). En Angleterre et en Allemagne, où il n'y a guère que des externes, les devoirs à domicile ne demandent que peu de temps. Or, les hygiénistes de ces pays en demandent encore la réduction. En France, cette réduction est indispensable, mais elle entraîne forcément la réduction des programmes. C'est, en effet, l'extension encyclopédique des examens qui force les jeunes gens à un labeur excessif, et peu profitable, parce qu'il devient impossible de caser dans son cerveau et de lui faire assimiler tant de multiples acquisitions. Les connaissances ne font alors qu'effleurer l'esprit : l'examen passé, on se hâte de les oublier.

Le Dr Lagneau, pour suppléer aux examens et programmes trop chargés, propose le pointage journalier des leçons et des devoirs, capable, selon lui, de donner une preuve et une garantie bien plus certaines de la valeur intellectuelle et des connaissances de l'écolier. Les heures soustraites aux études seraient consacrées aux travaux physiques, depuis le jeu jusqu'aux exercices militaires. Ce serait là une amélioration des plus nécessaires, qui combattrait le surmenage intellectuel et ferait respirer de l'air pur à de jeunes poumons que l'inactivité scolaire et l'air confiné prédisposent trop souvent à la phtisie.

Avec le régime scolaire actuel, les fatigues militaires succèdent, sans transition, aux excès de l'intelligence et à la vie sédentaire des écoles. C'est en adoptant de pareilles mesures qu'on rendrait les plus grands services à la France et à toute la jeunesse. On peut prouver, statistiques en main, qu'en Suède, en Allemagne, en France, sur 100 jeunes gens, 25 à 56 sont atteints de myopie, de maux de tête, de saignements de nez, d'anémie, de scrofule, de déviations de la colonne vertébrale. Les volontaires sont ajournés ou exemptés en proportion double des autres conscrits, pour infériorité physique, manque d'ampleur thoracique, insuffisance de taille. Les habitants des grandes villes ne se perpétuent pas au-delà de quelques générations, s'ils ne s'unissent à des étrangers ou des ruraux. La tuberculose les enlève en proportion effrayante (1/5 de la mortalité parisienne). La sédentarité, le confinement de l'air des écoles y contribuent puissamment. Les affections nerveuses, les maladies cérébrales, l'affaiblissement intellectuel et la folie deviennent de plus en plus communs. Une renaissance hygiénique a été reconnue comme urgente par tous ceux auxquels incombe la surveillance de l'avenir.

Les heureux résultats obtenus déjà par l'École Monge et par la Ligue de l'éducation physique ont opéré, dans ces derniers temps, une saine réaction contre les traditions compressives des éducateurs de la jeunesse. Les jeux scolaires et les récréations viriles constituent de puissants remèdes aux abus du cerveau et à l'incarcération scolaire [1].

La renaissance physique est au moins aussi nécessaire dans les écoles de filles. Notre maître, le Dr Dujardin-Beaumetz, a fourni, à cet égard, d'intéressants renseignements à l'Académie de médecine. Le département de la Seine possède une école normale d'institutrices où, pour être admises, les jeunes filles ont à suivre un programme des plus difficiles : au concours (auquel se présentent 4 ou 500 candidates) 25 seulement sont admises chaque année. Les récréations se limitent à une heure et demie par jour ; au défaut d'air et d'alimentation vient se joindre le surcroît de travail intellectuel, qui prive la jeune fille d'une partie de ses nuits. Chez un grand nombre d'entre elles, on observe de l'anémie, de la

[1] Voir Dr E. Monin, *La santé par l'exercice.*

chlorose, des troubles nerveux, des déformations scolaires et la myopie. M. Dujardin-Beaumetz est d'avis
qu'il faut réduire les programmes et augmenter le
nombre des récréations, car, à la longue, le manque
d'air et l'excès de travail entraînent forcément les plus
sérieux inconvénients. Laissons donc plus de liberté aux
enfants, dans les exercices du corps comme dans les
exercices intellectuels ; élaguons ces programmes d'une
exigence insensée ; abandonnons une routine dangereuse, sur laquelle est basé, hélas ! tout notre système
d'éducation. Pitié et amnistie pour l'enfance ! Il y va
de notre santé nationale !

Il est de toute nécessité que les pouvoirs publics
prennent en sérieuse considération les avis qui ne leur
manquent pas de la part des savants et des hygiénistes.
Ils feront bien de méditer cette pensée de Fonssagrives :
*L'humanité s'en va par le cerveau ; elle peut être sauvée
par les muscles, mais il n'y a pas de temps à perdre.*
Songez aussi, comme le dit Michelet, que l'enfant est
un être fatalement mobile, à qui la nature inflige un
changement continuel, et l'école un enfer d'immobilité.
Si, selon Renaut, c'est le mouvement musculaire qui
fait marcher la lymphe, l'inertie doit fatalement engendrer l'engorgement conjonctif, père lui-même du lymphatisme et de la scrofule.

Maladies des écoliers. — A part la myopie et les
déformations scolaires, on ne peut dire qu'il y ait des

maladies vraiment scolaires. Mais il est très important que les maladies contagieuses déclarées parmi les écoliers soient reconnues à temps, pour que les nombreux enfants qui fréquentent les écoles ne portent pas la contagion dans toute la ville. C'est à ce titre que l'inspection médicale des écoles peut rendre de grands services non seulement aux écoliers, mais à toute la population.

Avant d'aborder les maladies contagieuses, il est bon, peut-être, de consacrer quelques lignes aux affections qui peuvent être modifiées, à l'école, par une surveillance attentive.

Affections des yeux. — Parmi les affections des yeux, il en est de très contagieuses (conjonctivites granuleuses, blépharites parasitaires). Il faut empêcher les enfants d'échanger ou de prêter leurs mouchoirs. Il faut aussi leur interdire de manier leurs plumes d'acier en dehors du temps de l'écriture.

L'habitude de fumer, d'autant plus nuisible qu'on la contracte plus jeune, a une action marquée d'affaiblissement sur la vue et sur le cerveau (mémoire) : une sérieuse surveillance doit être exercée, à cet égard, par les parents et les instituteurs, sur les écoliers fumeurs.

Les taies de la cornée sont très fréquentes chez les enfants des villes, dont le lymphatisme est le tempérament habituel. L'enfant atteint de taie, mettant son œil à même de recevoir le plus de lumière possible pour lire et écrire, contracte des déformations par attitudes vicieuses de la tête, du cou et du corps entier (Jacquemet). Les instituteurs devront placer les enfants ainsi atteints dans les meilleures conditions d'éclairage.

Le *daltonisme* (du nom de Dalton, célèbre physicien anglais, qui en était affecté) consiste en un état morbide particulier de la rétine, qui ne distingue ordinairement d'une façon nette que le bleu et le rouge. D'autres daltoniens ne voient ni le rouge intense (qui leur paraît vert sale) ni le jaune (qui leur semble vert), ou encore ne distinguent pas le bleu du violet. On est aussi aveugle pour certaines couleurs, d'où le nom de *cécité des couleurs*. Des accidents de chemins de fer et de navires peuvent se produire, parce que les mécaniciens et les marins sont atteints de cette cécité partielle et ne distinguent pas la couleur des signaux. Si le daltonisme est parfois un vice de naissance incurable, il est aussi, très fréquemment, le résultat d'un défaut d'éducation de l'œil, qui n'a pas appris à distinguer les nuances. On doit dresser l'œil de l'écolier à bien connaître les couleurs, et c'est une éducation d'autant plus nécessaire que le daltonisme est très fréquent : si vous voulez que l'homme sache lire, vous apprenez l'alphabet à l'enfant.

Le Dr Fabre, qui le premier a fait des observations à ce sujet, a trouvé que, sur 10,000 employés des chemins de fer, 500 à 900 avaient l'œil anormal. « La sécurité dans la marche des trains étant basée en partie sur la perception exacte des signaux de couleur, il est nécessaire, a dit le Dr Worms, d'écarter les agents incapables de reconnaître les signaux. Je crois qu'il serait bon de faire faire dans les écoles une certaine gymnastique des couleurs, pour diminuer la proportion du daltonisme. »

Le moyen le plus simple pour développer le *sens chromique* chez les enfants consiste à placer, les uns à côté des autres, des écheveaux de laine de la même couleur, mais de nuances différentes (Holmgren). Avec ces exercices, les enfants finissent par bien distinguer les couleurs fondamentales et les nuances qui en dérivent. L'un de nous s'est livré à quelques recherches sur ce sujet, et a constaté que les filles distinguent généralement mieux les couleurs que les garçons. Le daltonisme est, d'ailleurs, reconnu comme très rare dans le sexe féminin.

Affections de l'ouïe. — Le Dr Gellé a trouvé que l'ouïe était assez défectueuse pour nuire à l'instruction chez 20 0/0 des enfants examinés. Avant donc de réprimander et de punir les enfants qui semblent distraits, les instituteurs feront bien de s'assurer de l'état de cet appareil. M. Gellé a remarqué aussi que, subitement, de douze ans et demi à treize ans et demi, chez les filles, il se présente un plus grand nombre de cas de surdité. Comme médecins des écoles, nous avons constaté bien souvent que, parmi le grand nombre d'enfants lymphatiques et scrofuleux, à grosses amygdales, sujets aux angines, et atteints de catarrhe naso-pharyngien, un très grand nombre présentaient un affaiblissement intermittent plus ou moins marqué de l'ouïe.

Le maître devra parler haut et distinctement dans une salle pas trop étendue, et les enfants qui n'entendent pas à 3 ou 4 mètres seront placés près de la chaire et du tableau. Quant au médecin-inspecteur, il devra rechercher, avec soin, les *cancres d'origine auditive ou nasale*, pour les faire soigner sans retard.

Surveillance de la bouche des écoliers. — La première digestion se fait dans la bouche ; une bonne mastication est la condition essentielle d'une bonne digestion. Tous les médecins des écoles savent combien sont fréquents les vices de la dentition chez les enfants. La lésion la plus fréquente est la carie ; souvent en relation directe avec la constitution lymphatique, la carie est évidemment entretenue par la malpropreté et le défaut de soins de la bouche. Les arrêts de développement, les vices de conformation, les directions dentaires vicieuses, si faciles à corriger dans le jeune âge, deviennent incurables vers treize à quatorze ans. Tout se tient dans l'économie ; la bouche est bien souvent le fidèle miroir de la santé générale. L'enfant qui mâche mal se nourrit mal et présente un terrain favorable à toutes les maladies. Il est vrai que les parents avertis ne font rien pour obvier à ces défauts, ne comprenant pas (comme le dit Galippe) que la dentition (surtout dans les premières années de la vie) joue un rôle aussi important. Devant cette négligence, il est nécessaire d'apprendre aux écoliers les préceptes pratiques d'hygiène dentaire. On peut estimer à 75 pour 100 le nombre d'enfants qui ont de mauvaises dents.

Il faut recommander aux écoliers un nettoyage journalier de la bouche avec une brosse et une poudre alcaline (craie préparée des pharmaciens, chlorate de potasse porphyrisé). La brosse enlève les résidus, et la poudre diminue et neutralise l'acidité des produits buccaux. Le surmenage intellectuel peut créer des troubles dentaires. On a même remarqué que les écoliers les plus travailleurs sont aussi les plus sujets aux troubles de nutrition du côté des dents ; ils éprouvent surtout de très violentes douleurs à l'époque des examens et des concours.

Appareil génito-urinaire. — Les troubles de cet appareil sont très fréquents parmi les écoliers. Il faut savoir que la station assise, la non-satisfaction des besoins naturels, la constipation provoquent et entretiennent ces troubles, sur la nature desquels nous n'insisterons pas plus longuement, parce qu'ils sont surtout du ressort de la médecine proprement dite.

Danse de Saint-Guy, épilepsie, attaque de nerfs. — Il existe une contagion nerveuse ou par imitation : les sujets prédisposés (surtout les femmes) peuvent être atteints d'attaques d'épilepsie, de crises nerveuses, au simple spectacle d'attaques de ce genre (voir *Maladies contagieuses*).

L'enfant est essentiellement imitateur, vibrant à tout,

véritable joujou des nerfs (Michelet) : il faut donc écarter de ses yeux impressionnables tout ce qui peut frapper son esprit ou l'effrayer. L'épilepsie, les convulsions, les attaques de nerfs, la danse de Saint-Guy ou chorée, peuvent se développer épidémiquement par le seul fait qu'un enfant en aurait été frappé subitement, en présence de ses petits camarades. La danse de Saint-Guy nous a semblé assez commune, surtout dans les écoles de filles. Il faut éviter à tout prix cette contagion nerveuse, et isoler les enfants atteints de ces différentes maladies. Il faut également éviter à l'enfance la vue des accidents graves et des cadavres; l'épilepsie a parfois succédé à de semblables spectacles.

Affections parasitaires. — Ce sont les différentes teignes, la gale, les poux. Le meilleur moyen prophylactique est de recommander aux instituteurs de signaler aux médecins tous les enfants atteints de poux, de *gourmes* et de *dartres* (ces deux derniers noms étant les dénominations vulgaires de diverses affections). Après examen, les enfants seront exclus : ils ne rentreront à l'école qu'à leur complète guérison, signifiée par certificat médical.

Maladies transmissibles dans les écoles. — Règles à suivre. — Ce sont : la rougeole, la scarlatine, la variole, la varicelle, les oreillons, la diphtérie, la fièvre typhoïde, la phtisie.

Il y a très grand intérêt à arrêter leur propagation dans l'école et dans la ville. Quand une maladie épidémique nécessite le licenciement de l'école, on se basera, pour la réouverture :

1° Sur la *durée de l'incubation* de la maladie, temps qui s'écoule entre le moment où l'organisme a été frappé et le moment où la maladie éclate ;

2° Sur la durée du temps pendant lequel le malade peut transmettre la maladie, ou *durée de la transmission*.

Le licenciement effectué, salles, cabinets, tuyaux de décharge, préaux, seront l'objet d'une désinfection rigoureuse et répétée.

Après un temps, variable pour chaque maladie, on ordonnera la réouverture de l'école ; mais les écoliers se divisent en deux catégories :

1° Ceux qui n'ont pas été atteints ; 2° ceux qui ont été atteints (Layet).

Les premiers seront réadmis après une période de temps qui sera celle de l'incubation :

Pour la rougeole, deux semaines.

Pour la scarlatine, douze jours.

Pour la coqueluche, douze à quinze.

Pour les oreillons, vingt à vingt-cinq jours.

Pour la diphtérie, douze à quatorze jours.

Pour la variole, trois semaines.

Pour la fièvre typhoïde, deux semaines.

Les enfants de la deuxième catégorie ne seront réadmis qu'après un temps où tout danger de transmission aura disparu :

Pour la rougeole, six semaines.

Pour la scarlatine, sept semaines.

Pour la coqueluche, quinze jours au moins après la disparition de la toux, c'est-à-dire huit semaines au moins après le début.

Pour les oreillons, huit jours après résolution complète ; en moyenne quatre semaines après le début du mal.

Pour la diphtérie, six semaines après le début.

Pour la varicelle, quatre semaines après le début.

Pour la variole, six à sept semaines après le début.

Les enfants atteints de fièvres éruptives devront prendre un bain avant leur rentrée à l'école : il serait même très utile de pouvoir faire passer leurs vêtements à l'étuve. Parmi les vœux souvent formulés au point de vue de la santé publique, figure l'établissement, dans tous les grands centres ouvriers, d'un bain et d'une étuve publics. Les parents ne pourraient plus alléguer, alors, qu'ils n'ont pas d'argent pour donner à leurs enfants les soins de propreté les plus élémentaires, et les enfants dont les vêtements auraient été passés à l'étuve seraient bien moins dangereux pour leurs camarades. Une mesure aussi qui serait excellente serait une désinfection mensuelle générale de toutes les écoles, quand même il n'y aurait aucune épidémie régnante.

Inspection médicale des écoles. — L'inspection médicale des écoles ne peut être profitable aux écoliers et à toute la population qu'à la seule condition que les mesures demandées par le médecin soient promptement et ponctuellement exécutées. Malheureusement, les municipalités ne se rendent pas assez compte de tous les effets d'une rigoureuse prophylaxie : les conseils du médecin sont discutés, et les mesures prescrites par lui ne sont pas prises à temps, quand, toutefois, on veut bien en tenir compte. Les parents viennent se plaindre, en cas de licenciement, que leurs enfants leur causent de graves embarras, et l'opinion publique, ne sachant pas apprécier toute la valeur des précautions préventives, a plus d'action sur les municipalités, par ses plaintes, que n'en ont les conseils du médecin. L'inspection médicale des écoles se trouve ainsi paralysée. Elle ne sera vraiment efficace que lorsqu'elle sera autonome, c'est-à-dire soustraite aux tiraillements administratifs.

A l'appui de nos idées, nous signalerons un fait qui s'est passé il y a quelques années : de très nombreux cas d'oreillons se déclarent dans un asile dépendant d'un groupe scolaire ; de l'asile, l'épidémie gagne les écoles de filles et de garçons. Le médecin demande d'abord le licenciement immédiat de l'asile pour une période de douze jours ; mais le licenciement est retardé, et l'épidémie gagne tout le groupe. Deux jours de vacances seulement furent accordés à l'école de garçons, la moins atteinte. Qu'arriva-t-il ? C'est que, deux mois après, il y avait encore des cas d'oreillons : plusieurs parents furent eux-mêmes contagionnés. L'épidémie a été bénigne, c'est vrai : mais ce qui s'est passé pour les oreillons aurait pu aussi bien avoir lieu pour une épidémie plus grave, et la lenteur administrative aurait eu alors les conséquences les plus déplorables.

Il est évident que l'on peut arriver, par une application libérale et large des règlements, à concilier les données de la science avec les nécessités scolaires et administratives. D'ailleurs, la discipline doit passer après la santé. Il n'est point de groupe social plus digne de soins hygiéniques et de sollicitude sanitaire que les enfants de nos écoles, sur la tête desquels repose, en définitive, tout l'avenir social et matériel de la nation française. Faisons de la bonne hygiène scolaire, si nous voulons faire de la bonne hygiène publique : l'École est l'embryon de la Cité.

CHAPITRE V

VÊTEMENTS

Un des premiers besoins de l'homme a été de se couvrir afin de résister aux climats et aux intempéries saisonnières. Comme le raconte la Bible (Genèse), l'homme dut se vêtir primitivement de larges feuilles et de peaux d'animaux ; il se bornait à utiliser alors ce qu'il avait directement sous la main. Plus tard, lorsqu'il eut appris à faire du feu, et par cela même à fabriquer de nombreux outils, il put tisser les végétaux et façonner les peaux. Mais des milliers de siècles se sont écoulés entre ces différentes phases, et l'industrie du vêtement a suivi les progrès de l'habitation et de la civilisation générale.

Comme le logement, le vêtement varie suivant les climats : véritable habitation intime, il constitue le plus sûr moyen de nous préserver contre les milieux extérieurs. Le vêtement représente donc, dans nos climats, une question d'hygiène des plus importantes ; car, moins heureux que les habitants des pays tropicaux, être vêtus constitue notre principale nécessité, après celle de naître sous un abri. Les peuples des pays chauds ont des vêtements larges, souples, généralement en laine blanche, en coton ou en fil ; ceux des pays froids font usage de fourrures, ou (comme les Lapons) se couvrent de vêtements superposés. Dans nos climats, il importe de mettre le vêtement en harmonie avec le changement des saisons.

Les professions sont également intéressantes à étudier au point de vue du vêtement, suivant les milieux et les conditions dans lesquels elles sont exercées. Les sujets qui travaillent à une température élevée peuvent se découvrir pendant le travail ; mais ils ne doivent que plus chaudement se couvrir lorsqu'ils sortent à l'air extérieur ; ceux qui travaillent à une température basse ou à l'humidité (comme les marins et les soldats en certaines occasions) doivent porter des vêtements chauds de laine, mauvais conducteurs de l'humidité et bons conservateurs du calorique, parce qu'ils ne laissent pas pénétrer le froid. Pendant l'enfance et la vieillesse, alors que la température du corps diminue très facilement au contact de l'air extérieur, les vêtements de laine sont aussi indiqués ; on doit les éviter, au contraire, dans les maladies cutanées, à cause de l'irritation qu'ils occasionnent, à moins d'interposer, entre eux et la peau, un tissu non irritant. Les animaux eux-mêmes sont mieux habillés par la nature sous les climats froids et dans les saisons froides. Dans les pays polaires, on les voit couverts d'épaisses fourrures, qui s'opposent au refroidissement ; en France même, les chasseurs savent très bien qu'en plein hiver il faut augmenter la charge de poudre et de plomb pour mieux pénétrer à travers le poil ou la plume du gibier.

Becquerel définit ainsi le vêtement : *toutes les diverses substances dont l'homme se couvre dans le but de modifier l'influence de la température ambiante.*

Ces substances sont tirées du règne végétal ou animal. Les substances animales sont : la laine, la soie, les fourrures, la peau des animaux. Les matières végétales sont : le chanvre, le coton, le lin, la paille et toutes les matières textiles végétales. Dans certains tissus, il y a mélange des deux règnes.

Vêtements bons et mauvais conducteurs de la chaleur. Couleur et forme des vêtements. — Tous les vêtements ne nous garantissent pas également. Les uns sont bons conducteurs de la chaleur, les autres mauvais conducteurs. Un corps bon conducteur est celui qui reçoit facilement la chaleur, mais la cède avec facilité ; au contraire, un corps mauvais conducteur reçoit difficilement la chaleur, mais la cède aussi difficilement. En d'autres termes, les premiers reçoivent la chaleur rapidement et la perdent rapidement ; les autres se laissent pénétrer lentement par le calorique, mais ne le perdent que lentement. D'après cette explication, il est facile de comprendre que le vêtement qui laisse passer la chaleur difficilement et lentement, et la cède avec mêmes difficulté et lenteur, est le vêtement *chaud*. Avec ce vêtement mauvais conducteur, la chaleur qui se dégage du corps forme une sorte de nappe aérienne entre la peau et la surface interne du vêtement. Cette chaleur emprisonnée ne filtrera que lentement et s'opposera au refroidissement de notre corps. Les vêtements de laine et de flanelle sont des corps mauvais conducteurs ou *chauds*.

Pour la même raison, quand la température ambiante est plus élevée que celle du corps, ces mêmes vêtements sont ceux qui nous préservent le mieux de la chaleur ; car, s'ils ne laissent pas passer la chaleur du corps, ils ne laissent pas davantage pénétrer celle du soleil. Les vêtements frais sont fournis, au contraire, par les corps mauvais conducteurs ; ce sont ceux qui nous préservent le moins du calorique extérieur, en laissant pénétrer la chaleur ambiante. Cependant, dans nos climats, où la température du corps est presque continuellement plus élevée que celle du milieu extérieur, il y a avantage, l'été, à se servir de vêtements frais ou bons conducteurs, comme le chanvre et les tissus végétaux en général.

Les divers vêtements sont donc plus ou moins conducteurs ; l'ordre de conductibilité (pour les substances le plus généralement employées) est le suivant : 1° le lin, le chanvre ; 2° le coton ; 3° la soie ; 4° la laine, le duvet, la plume, les fourrures. Un vêtement de laine, une couverture de duvet, un édredon, des fourrures tiendront plus chaud que des tissus de lin, de chanvre, de coton ou de soie. Mais il faut savoir que, malgré une certaine contradiction apparente, les vêtements de laine à mailles lâches sont plus chauds que les vêtements de même substance très épais et à mailles très serrées. C'est qu'entre les mailles de l'étoffe, la chaleur du corps est conservée, sa surface et sa quantité sont augmentées : le calorique y est *emmagasiné*, pour ainsi dire. Les vêtements de lin, de chanvre, à mailles serrées, sont très frais pour les mêmes raisons.

La couleur du vêtement influe également sur ses propriétés calorifiques. La couleur blanche réfléchit ou renvoie les rayons calorifiques et lumineux, comme ceux du soleil, tandis que la couleur noire les absorbe. C'est pour cette raison que les Africains, vivant sous un soleil de feu, se couvrent, en été, de burnous de laine blanche, et qu'en hiver ils gardent les mêmes vêtements. En été, la laine blanche réfléchit les rayons solaires ; en hiver (ainsi que dans les nuits froides des pays chauds) elle est très bonne également, parce qu'elle empêche la chaleur du corps de s'échapper. Les Hébreux, qui habitaient un climat brûlant, étaient vêtus de blanc et avaient le même costume que les Arabes actuels. C'est pour cela aussi que l'on voit des Espagnols, en plein soleil, se draper dans leur *capa*, sorte de *manteau* de laine.

La forme du vêtement a aussi différentes influences. Pendant l'été et dans les pays chauds, les vêtements très larges, qui permettent à l'air de se renouveler, sont plus hygiéniques que les vêtements serrés, étroits, emprisonnant un air chaud qui ne peut se renouveler. Les Turcs, les Persans, les Arabes, les Indiens portent ainsi des vêtements fort bien appropriés au climat.

Trop serrés, les habits agissent par compression et gênent la circulation (comme le font les cols, cravates, jarretières et corsets). Ils peuvent occasionner des apoplexies, des varices, des engorgements ganglionnaires, des troubles respiratoires ou abdominaux.

Vêtements imperméables. — On a préconisé certains vêtements imperméables ; tous sont dangereux, parce qu'ils s'opposent à l'évaporation cutanée. Ils peuvent être causes de sérieux accidents, par l'accumulation, entre eux et la peau, d'une épaisse couche d'acide carbonique et de vapeur d'eau.

Nous étudierons les différentes parties du vêtement suivant leur importance respective.

Lit. — Le lit est le vêtement du malade et de l'homme endormi. Les premiers lits de l'humanité naissante ont été faits de feuilles sèches et d'herbages ; mais l'inclémence des saisons et des climats ne tarda pas à apprendre à l'homme à se garantir du refroidissement nocturne, à l'aide des peaux, des fourrures et des tissus.

Dans les villes, on doit préférer les lits de fer garnis de sommiers, plus hygiéniques que les lits de bois avec paillasses garnies de paille ou de spathes de maïs, qui retiennent les poussières et demandent beaucoup plus de soins. Le lit sera garni d'un ou deux matelas de crin. Les couvertures seront légères et suffisantes, mais jamais trop chaudes, afin de ne point provoquer de sueurs nocturnes. Une très mauvaise habitude, trop répandue, est de mettre un matelas de plume en contact avec la peau. Trop chaud et trop mou, il maintient le corps dans un état de transpiration qui l'affaiblit. Il peut être cause d'*anémie*, de chlorose et de débilités graves. Il nous est arrivé, bien souvent, en soignant des malades originaires des pays du Nord, de voir tous les inconvénients d'un semblable mode de couchage ; mais il n'est pas facile de faire comprendre aux gens du monde les dangers auxquels ils s'exposent en se couvrant d'une sorte de de couverture piquée garnie d'ouate, directement en contact avec leur corps, malgré l'intermédiaire même d'un drap. Outre les inconvénients au point de vue de la propreté, sous ces couvertures, les corps sont littéralement baignés de sueur, cause d'affaiblissement.

Par un préjugé déplorable, on surcharge également les enfants de couvertures, sans réfléchir que la transpiration les épuise. Il faut donc s'abstenir de les couvrir d'édredons comme on le fait généralement.

Le lit doit être placé dans un endroit où l'air et la lumière circulent librement autour de lui. Les alcôves garnies de rideaux empêchent le renouvellement de l'air. L'hygiène ne saurait tolérer les rideaux que comme garantie contre le froid et contre une trop vive clarté ; mais jamais ils ne devront être fermés. De très grands soins de propreté et d'aération sont, d'ailleurs, indispensables aux diverses pièces du coucher.

Nous passons au lit, il faut le remarquer, environ le tiers de notre existence ; le lit n'est donc que trop disposé à retenir tous les germes et miasmes qui se dégagent de notre corps. Il importe de le préserver, pour ces raisons, de toute cause d'insalubrité.

Chaque matin, dès le lever, le lit doit être défait, la literie mise à l'air : les matelas seront refaits au moins une fois par an. Le lit et la literie ayant servi à un contagieux doivent toujours être rigoureusement désinfectés. Pendant le jour, les vapeurs et gaz de nos corps passent à travers nos vêtements, et se perdent dans l'air ambiant ; mais pendant la nuit, dans des chambres généralement trop closes, la literie s'imprègne de la transpiration et peut jouer un très grand rôle dans la transmission des maladies. Dans les centres ouvriers, il existe des chambrées où dorment, dans un espace resserré et un air miasmatique, un grand nombre d'êtres humains ; ces locaux deviennent très communément de véritables foyers épidémiques. L'un de nous a vu, dans une de ces chambrées étroites et sans air, garnie de quatre lits, dont la literie n'était jamais nettoyée ni refaite, la fièvre typhoïde éclater, aux mêmes époques, pendant trois années de suite.

Coiffures. — Depuis notre mère commune, qui n'avait pour tout vêtement que sa chevelure, qu'Ève laissait tomber en toison d'or sur ses épaules (Milton), combien de changements a subis la coiffure! En Grèce et à Rome, elle fut l'objet d'une véritable étude, ainsi qu'en témoignent les nombreuses statues de femmes qui nous sont parvenues. La façon de se coiffer était alors extrêmement variée. Les hommes, toujours plus simples dans leurs goûts, portaient la tête nue, et ne se couvraient qu'en hiver. Les Gaulois laissaient croître leurs longues chevelures et ne portaient aucune coiffure. Au moyen âge, la coiffure revêt des formes et des aspects bizarres; le XVIIIe siècle, le Directoire. et même notre époque, ont vu aussi paraître et disparaître de nombreuses variétés de coiffures.

Au point de vue hygiénique, la meilleure coiffure serait de ne pas en avoir, comme nos aïeux les Gaulois. Hérodote rapporte que, bien longtemps après une bataille entre Perses et Egyptiens, on reconnaissait les crânes des deux peuples à leur différence de dureté. D'après lui, les Perses, qui se couvraient la tête, avaient le crâne plus mou, moins résistant que les Egyptiens, qui ne se couvraient jamais la tête. Le récit d'Hérodote n'a rien de fondé au point de vue scientifique. Mais il est démontré qu'une coiffure pesante et ne permettant pas le renouvellement de l'air est des plus nuisibles à la chevelure et au cuir chevelu [1].

Les jeunes enfants, qui se refroidissent facilement, doivent avoir la tête fort peu couverte ; il faut bien se garder de les affubler de lourdes coiffures, gênantes et dangereuses. On a la mauvaise habitude de leur emprisonner la tête dans une série de bonnets, qui leur compriment le crâne, et peuvent causer la congestion cérébrale. De plus, chez l'enfant en bas âge, la tête est molle et subit facilement les déformations ; les afflux de sang au cerveau sont alors très faciles et surviennent parfois sous les plus futiles prétextes.

D'une façon générale, la coiffure la meilleure est la moins lourde et la moins gênante (képi de nos troupes). L'enfant et le vieillard les plus délicats peuvent s'abstenir des coiffures de nuit. Quant à la perruque, portée surtout sous Louis XIV, elle peut être conseillée avantageusement aux chauves, non seulement au point de vue esthétique, mais comme préservatrice des rhumatismes et des névralgies du cuir chevelu.

Les femmes ont besoin de moins se garantir la tête que les hommes, à cause de leur abondante chevelure ; mais elles ont le tort de serrer leurs cheveux, de les étouffer et d'en arrêter ainsi la sève. La coiffure la plus hygiénique, pour elles, serait de faire des nattes peu

---

[1] Voir Dr E. Monin, l'*Hygiène de la beauté*.

serrées ou d'emprisonner lâchement leurs cheveux dans des filets. La nuisible habitude de friser les cheveux au fer chaud arrête leur circulation, les dessèche et constitue la cause la plus habituelle de leur mort prématurée. Les femmes devraient penser que, pour se rendre plus belles, elles s'exposent à perdre un de leurs charmes les plus attrayants ; elles feraient bien de méditer ce sage conseil d'Ovide : « Je t'avais bien dit qu'à force de droguer tes cheveux, il ne t'en resterait plus à teindre. Maintenant les esclaves de la Germanie[1] t'enverront leurs cheveux : une nation soumise se chargera de les remplacer. »

Mais, comme l'a dit La Bruyère : « Ce n'est pas sans peine que les femmes plaisent moins[2]. »

Gants. — Les gants restreignent, en hiver, l'influence du froid, cause d'engelures et de crevasses. Mais leur plus grande utilité consiste, dans certaines industries, à garantir les mains du contact de substances dangereuses et corrosives.

Cols et cravates. — Les Grecs et les Romains ne portaient ni cols ni cravates. Les Orientaux, les Ecossais ne se couvrent pas le cou, et chez eux les maux de gorge sont bien moins fréquents que chez nous. Dans les écoles, il faut insister particulièrement pour que les enfants retirent cravates chaudes et cache-nez en entrant.

---

[1] Nous dirions aujourd'hui : les magots de la Chine...

[2] Pour détails sur ces questions, voyez l'*Hygiène de la beauté*, par le Dr Monin.

Graves, l'illustre professeur de Dublin, renvoyait ainsi impitoyablement de son service tout élève en médecine porteur d'un cache-nez : il disait que c'était là la négation de la plus élémentaire hygiène, l'abonnement obligatoire à la bronchite et aux catarrhes.

En France, on a encore la très mauvaise habitude de trop garnir le cou des enfants : aussi, sont-ils impressionnés par toute cause de refroidissements. Les paysans, les ouvriers qui gardent le cou nu sont bien moins sujets aux maux de gorge que les habitants des villes.

C'est un régiment de Croates (1660) (par corruption, *cravate*) qui introduisit cette absurde coutume en France. Les tours de cou, les cravates épaisses, les cache-nez, les boas, peuvent être utiles dans certaines conditions spéciales : mais il faut en éviter l'usage habituel autant que possible. Un cou emprisonné, serré, est sujet à des adénites ou engorgements des glandes, peut-être même prédisposé au goitre (l'ancien col militaire a été fréquemment incriminé à cet égard). La circulation du sang en est gênée : des congestions à la tête, des angines résultent du défaut d'assuétude à supporter les écarts soudains de la température, et du brusque refroidissement de la peau en moiteur.

Chemises et flanelle. — Les anciens ne connaissaient pas l'usage du linge de corps, et revêtaient directement des tuniques et toges, d'ordinaire en laine ; ce n'est qu'à la fin de l'empire romain que se répandit l'usage de la chemise de toile. Pendant longtemps, elle fut un objet de luxe, un genre de précieux cadeau : pour ne pas l'user, on la quittait toujours au moment de se mettre au lit.

La chemise de toile est très bonne conductrice de la chaleur : pour cette raison, elle expose à des refroidissements rapides quand elle est imprégnée de sueur. Le col et le poignet ne doivent point être serrés. Il est nécessaire de changer de chemise deux ou trois fois par semaine. L'ouvrier, le paysan, portent, pendant toute une semaine, la même chemise imbibée de sueur, imprégnée de poussières et souvent de particules toxiques. La misère n'est pas toujours la cause de ce manque de propreté : le plus souvent, il y a défaut de soins et ignorante incurie. Il en résulte diverses conséquences graves, des refroidissements et toutes leurs suites ; les rhumes, qui négligés, dégénèrent en bronchites chroniques ; les rhumatismes et les maladies du cœur, les affections de la peau et enfin les intoxications diverses (plomb, arsenic, mercure, etc.).

La flanelle est parfois une nécessité dont on ne saurait se priver. Par sa rudesse, elle excite la peau et force le sang à y circuler plus activement (c'est là un effet purement mécanique) ; elle a aussi le grand avantage d'absorber, de pomper la sueur, et par suite de préserver des brusques refroidissements. Elle est utile aux enfants lymphatiques, débiles, prédisposés aux rhumatismes et aux affections catarrhales ; elle convient aussi aux adultes goutteux et névralgiques. Elle est indispensable aux marins et aux voyageurs, qui vivent dans les pays chauds où les nuits sont froides ; aux ouvriers, qui travaillent exposés à de brusques et fréquentes variations de température. La seule condition indispensable de son emploi est qu'il faut en changer souvent, une fois par semaine au moins ; car elle s'imprègne très facilement des produits de sécrétion, et peut devenir ainsi la cause de maladies de peau. L'habitude de la flanelle une fois adoptée, il faut assurément certaines précautions pour la quitter sans danger : avant donc de s'y habituer, il faut y réfléchir sérieusement.

Les gilets de flanelle pour femmes sont trop échancrés ; ils ne protègent pas assez la gorge et les sommets des poumons.

Les ceintures de flanelle abritent le ventre contre les changements brusques de la température ; elles sont fort utiles aux soldats en campagne et aux habitants des pays chauds, et leur évitent les entérites rhumatismales *a frigore*.

Corset. — L'usage du corset remonte à la plus haute antiquité, où on le retrouve sous différentes formes. Junon, pour séduire Jupiter, emprisonne sa taille dans une ceinture qui la dessine (Homère). A Athènes et à Rome, on emploie des ceintures destinées à soutenir les seins et à effacer les épaules. Messaline se faisait cercler la taille d'une sorte de chemise qui soutenait sa gorge ;

Catulle et Ovide nous parlent de bandelettes et de réseaux qui ne servaient qu'à cet usage. Au moyen âge, la *cotte-hardie* était un vêtement qui moulait le thorax. A la Renaissance, on emploie un justaucorps appelé *corsetus*; Catherine de Médicis introduit en France le corset à busc. Ambroise Paré, Riolan, Montaigne en signalent bientôt les dangers; mais c'est un anatomiste allemand, Sœmmering (1788), qui décrivit tous les inconvénients de ce vêtement, dans un mémoire célèbre, *sur les effets pernicieux du corset*. Napoléon, s'adressant à Corvisart, disait : « Ce vêtement, d'une coquetterie de mauvais goût, qui meurtrit les femmes et maltraite leur progéniture, m'annonce des goûts frivoles et me fait pressentir une décadence prochaine. » Napoléon était aussi pessimiste que Bouvier et que Delpech, qui s'écriaient : « Que de maux dans un corset, que de morts dont il est cause ! »

Le corset a pourtant survécu à toutes les attaques. Force nous est d'accepter cet indispensable engin du costume féminin. Mais l'hygiène a le devoir de fournir quelques conseils sur son emploi. Lorsqu'il est trop serré, comme cela arrive presque toujours, le corset a de très graves inconvénients. En comprimant la poitrine et l'abdomen, il gêne la respiration et la circulation. En refoulant les viscères du ventre et du bas-ventre, il entrave les fonctions digestives : bien des troubles de de ce genre, chez les jeunes filles, n'ont pas d'autre origine. De là, aussi, des hernies, des maladies du cœur et du foie, des palpitations ; enfin, des excoriations, des froissements et l'aplatissement des seins résultent de corsets mal compris. Pour être inoffensif, le corset doit exactement s'adapter à la forme des parties, qu'il doit soutenir sans comprimer. Il doit être doux et élastique, pour que les organes qu'il embrasse conservent leur libre exercice, et que des constrictions dangereuses ne viennent pas en entraver le libre fonctionnement.

Bretelles, pantalons et caleçons. — Les bretelles ne datent que du jour où le pantalon devint d'un usage général. Elles sont plus hygiéniques que les ceintures ou cordons serrés autour de la taille ; mais elles ont aussi des inconvénients qu'il importe de signaler. Les sujets atteints de maladies du cœur, les asthmatiques, certains nerveux ne peuvent parfois les supporter : il vaut peut-être mieux ne pas les conseiller aux très jeunes gens, pour que la poitrine conserve libres tous ses mouvements d'expansion. Dans le jeune âge, il est préférable d'attacher le pantalon au gilet.

La culotte, qui a précédé le pantalon, n'était pas connue des premiers Romains, qui en prirent l'usage aux Daces (bas-reliefs de la colonne Trajane), aux Espagnols et aux Gaulois ; c'est à la forme de la culotte que l'on reconnaissait le pays que venait de soumettre une légion romaine lorsque ses prisonniers rentraient dans Rome ; ainsi, de nos jours, nous reconnaissons nos soldats d'Afrique à leurs larges pantalons.

Le pantalon, successeur de la culotte (qui s'arrêtait au genou) est un excellent moyen de protection, à la condition de n'être ni trop large ni trop étroit, et de ne pas revêtir (suivant une mode absurde) toutes les formes que nous lui voyons prendre, plus ou moins périodiquement. Un pantalon trop large laisse pénétrer l'air très facilement (d'où l'usage des larges pantalons en Afrique et en Orient) ; il ne protège ni du froid ni de l'humidité. Trop étroit, il gêne les mouvements articulaires des hanches et des genoux. C'est entre ces extrêmes (et suivant les conditions de climat et de saisons) qu'il faut se tenir, en dépit des fluctuations de la mode. Il est toujours bon d'interposer entre la peau et le pantalon (fait souvent de tissu de laine irritant et qu'on ne peut laver facilement) un caleçon de toile, renouvelé périodiquement, qui empêche l'irritation de la peau, et s'oppose à ce que le pantalon se charge de de toutes les sécrétions du tégument. Les caleçons de laine douce et de flanelle seront réservés aux rhumatisants, aux goutteux, à ceux qui ne peuvent supporter le moindre refroidissement.

Vêtements divers. — Les Gaulois portaient le *gilet* sous la *saie* (qui n'était autre que la blouse ou le sarrau de nos ouvriers et paysans). Plus tard, on désigna sous le nom de *pourpoint* le gilet que les hommes d'armes mettaient sous la cuirasse : d'où cette ancienne expression : « Coup d'arquebusade qui a troué cuirasse et pourpoint. » Sous Louis XIV, les *gilets* reçurent une variété infinie d'ornements. Au xviiie siècle, les élégants les comptaient par douzaines. On y brodait des personnages, des scènes champêtres et pastorales, ou bien encore les fables de La Fontaine. Depuis son origine, ce vêtement a passé par bien des phases ridicules et anti-hygiéniques. C'est cependant un bon vêtement, à la condition qu'il protège la poitrine et le dos. Les gilets largement échancrés sur la poitrine laissent pénétrer l'air extérieur, et ne sont d'aucune utilité. Les gilets, comme les corsets, ne doivent exercer, non plus, aucune compression gênante.

Sous Louis XIV, on portait une sorte de vêtement dont on relevait les pans pour en montrer les riches doublures : c'est ainsi que prit naissance l'*habit à la française*. Cet habit laisse à découvert la partie antérieure de la poitrine, l'abdomen et les cuisses. Il ne manque pas d'élégance, mais il n'est pas hygiénique et ne présente guère qu'un avantage : il ne gêne pas les mouvements, et s'adapte essentiellement à la danse.

Vers la fin du xviiie siècle, les Anglais, trouvant que leurs vêtements, *coats*, étaient très gênants pour monter à cheval, y firent pratiquer des fentes par derrière : ce nouveau vêtement reçut le nom de *riding-coat*, ou habit de cheval. On l'adopta en France vers 1725, sous le nom de *redingote*. C'est un vêtement convenable et assez commode, à la condition de ne pas descendre plus bas que les genoux ; il protège bien la poitrine, l'abdomen et les cuisses. C'est sur son modèle, d'ailleurs, qu'on a taillé la tunique des troupes modernes. La *veste*, de *vestis* (vêtement), très anciennement connue, a les mêmes inconvénients et les mêmes avantages que l'habit.

La *blouse* est l'ancienne *saie* ou *sarrau* des Gaulois. Elle réunit les trois conditions de commodité, de salubrité et d'économie. En été, on la porte seule par-dessus la chemise, en hiver par-dessus d'autres vêtements qu'elle empêche de salir. On la nettoie facilement, et elle préserve assez bien du froid et de la chaleur.

Tous les peuples ont fait usage du *manteau*. Hérodote nous dit que les Babyloniens en portaient. La Bible (*Nombres*, ch. xv) en fait également mention. Chez les Grecs, Alcibiade portait un manteau de pourpre. Les Romains avaient le *pallium* et le *peplum* (qui s'attachait sur l'épaule avec une agrafe). Au moyen âge il devient la chape, la cape, le hoqueton, le paletot, le surcot, la robe d'arme, le soc. Il protège bien contre les intempéries ; mais il a le défaut ordinaire d'emprisonner le corps et de ne pas permettre les mouvements étendus des bras.

Les *paletots* et *pardessus* ont le grand avantage d'avoir des manches, et de laisser libre l'exercice des membres supérieurs.

Avant de terminer l'étude des vêtements chargés de nous garantir du froid, il est bon de recommander de ne pas se dévêtir lorsque la température chaude n'est pas encore bien établie. Au commencement du printemps, on constate de nombreux cas de pneumonies graves, dus à des imprudences de ce genre. Notre vieux dicton : *En avril, n'ôte pas un fil ; en mai, tout ce qu'il te plaît*, a bien sa raison d'être.

La *robe* a été connue de toute antiquité. Les Perses portaient une robe indistincte pour les deux sexes. A Rome. la robe *prétexte* était interdite aux esclaves ; à dix-sept ans, on prenait la robe virile ; la robe consulaire était une robe bordée dans le bas d'une large bande de pourpre. La robe a subi tous les caprices de la Mode, qui fraternise (on le sait) rarement avec l'Hygiène ; d'une façon générale, c'est un bon vêtement, rendu très chaud par la quantité d'air qu'il emprisonne. Toutefois, son tissu devra varier avec les saisons, bien entendu.

Bas et jarretières. — Les peuples anciens n'ont pas connu les bas. Les Grecs et les Romains entouraient leurs jambes de bandelettes, fort gracieuses en peinture et en sculpture, mais d'un usage assez incompatible avec les climats tant soit peu rigoureux. Ce n'est que vers la fin du XVIᵉ siècle que les bas furent définitivement adoptés. Avant cette époque, les femmes portaient des sortes de caleçons ou de chausses, qui se rattachaient aux *bas-de-chausses*, dont nous avons fait *bas* par abréviation.

Les jarretières ne sont venues que plus tard retenir les bas, lorsqu'ils ont été séparés des chausses, abandonnées elles-mêmes. Le bas serait un excellent vêtement, sans son moyen d'attache, qui oppose obstacle au retour du sang : d'où, varices et ulcères, d'autant plus rebelles que le plus souvent on ne veut pas s'astreindre au repos au lit, seul traitement efficace de ces affections. On devra porter la jarretière au-dessus du genou, où elle exerce une constriction moins nuisible : la jarretière sera large, quoique élastique. Aux dames, nous recommanderons d'attacher simplement le bas au corset, à l'aide d'une lanière élastique et d'un double bouton.

Autrefois, la jarretière n'était pas un objet intime de toilette : les dames montaient à cheval avec des bas richement travaillés, retenus au-dessous du genou par des jarretières, véritables bijoux où l'on faisait broder des armoiries.

Le bas doit se mouler sur la jambe sans la comprimer ; il ne devra pas être fait de tissus irritants pour la peau. Bouchardat donne de bons conseils, au sujet des bas, aux ouvriers que la station verticale prédispose aux varices et à l'engorgement des veines : le pied doit être recouvert d'une chaussette, et à la naissance de la jambe on applique un bas coupé et serré, emboîtant bien la jambe, le genou et la cuisse, bas que l'on fixe, non avec une jarretière, mais avec un cordon attaché au gilet ou au bouton de la bretelle. Le bas coupé et fixé ainsi se maintient très bien, au contraire du bas entier.

Chaussures. — La forme des pieds a peu varié depuis

Adam : que n'a cet avantage la forme des chaussures, que la mode fait périodiquement virer du tout au tout ?

Dans le principe, les hommes portèrent des semelles de bois ou de peau, puis des sandales rattachées à la jambe par des liens. Les Romains eurent une assez grande variété de chaussures : leur *calceus* était un soulier très analogue au nôtre ; les auteurs mentionnent aussi des *sandalium, solea, crepida, carbatina;* l'*ocrea*, qui était une sorte de botte répondant à la *cnémide* des Grecs. Le *cothurne* grec était une chaussure à haute semelle, indistincte pour les deux pieds et que Sophocle introduisit dans la tragédie pour faire paraître les acteurs plus grands. Au moyen âge, la chaussure revêt des formes aussi étranges que la coiffure (*souliers à la poulaine*).

La chaussure, destinée à protéger le pied contre les violences extérieures, les chocs, l'humidité, le froid, doit être, avant tout, solide et souple. Bien des maladies du pied viennent de chaussures défectueuses qui les déforment et causent souvent des infirmités fort pénibles. Les déformations des orteils, les érosions, les écorchures, les cors, les durillons, l'ongle incarné sont peu connus chez les va-nu-pieds, et proviennent de chaussures mal conditionnées (étymologie fantaisiste de *cordonnier* : donneur de cors). Les chaussures trop minces exposent aux bronchites, aux laryngites, aux angines, aux congestions cérébrales, en faisant pénétrer l'humidité et le froid. Les talons très hauts des bottines de femmes exposent aux entorses : les femmes enceintes ne devraient jamais en porter. Les bottes, excellentes chez les cavaliers, sont mauvaises pour la marche, à cause de leur extrême rigidité.

Terminons cette courte esquisse de l'hygiène vestimentaire par cette pensée de Montaigne : *Qui voudra ramener les vestements à leur vraie fin, qui est le service et commodités du corps ?* et par cette réflexion de Ramazzini : « On ne saurait croire quel bien résulte, pour les esprits animaux, de la propreté des habits. »

CHAPITRE VI

LA PEAU ET SON HYGIÈNE

Soins de propreté. — Bains et cosmétiques.

Tout notre corps est recouvert par un tégument ou *peau*, dont les fonctions sont multiples et variées. Au niveau des orifices, la peau se continue avec un revêtement, plus délicat et plus mince, qu'on appelle *muqueuses*. La couleur de la peau varie suivant les individus, les races et les climats. L'étendue de la peau est très grande, car à certains endroits elle forme des replis, s'adosse à elle-même et augmente ainsi sa surface. D'après l'anatomiste Sappey, cette surface est de 12 pieds carrés sur un homme adulte, et de 8 pieds sur une femme de taille et d'embonpoint ordinaires. Pour conserver l'intégrité de ses fonctions, cette grande étendue de la peau réclame des soins de propreté journaliers.

La peau est composée de deux couches: l'*épiderme* à l'extérieur, et le *derme* plus profondément. La première couche est constituée par de petites cellules, qui s'exfolient et se desquament très vite, sous forme de légères écailles, cellules mortes et desséchées. C'est dans la deuxième couche, ou derme, que se passent tous les échanges qui se font à la surface du tégument. Deux sortes de glandes contenues dans le derme sécrètent, les unes, *glandes sudoripares*, un liquide légèrement salé ou sueur, contenant beaucoup d'eau, des sels et des matières grasses ; les autres, les *glandes sébacées*, le *sebum*, matière grasse chargée de lubrifier l'épiderme et qui donne à la peau l'aspect brillant et même huileux que présentent certaines personnes. Le sebum empêche l'épiderme de s'exfolier trop vite. D'autres organes de la peau forment les cheveux, les poils et les ongles, qui ne sont que des productions de l'épiderme.

Ce qu'il faut bien savoir, c'est que la peau respire comme les poumons, qu'elle absorbe l'oxygène de l'air, et exhale de l'acide carbonique : si l'on recouvre la peau d'un cheval avec un vernis imperméable, l'animal meurt bientôt intoxiqué et asphyxié. Il est certain aussi que la peau absorbe. De ces données, il ressort qu'il faut maintenir le tégument dans un état de propreté absolue, pour que ses fonctions demeurent entières en présence de toutes les influences nocives qui peuvent diminuer ou supprimer des attributions aussi complexes. Outre les maladies générales graves qu'entraîne le mauvais fonctionnement de la peau par malpropreté, il en résulte aussi des lésions cutanées fort pénibles et rebelles.

La propreté consiste à débarrasser l'épiderme de tous

les produits naturellement sécrétés et des poussières
extérieures qui peuvent s'y accumuler, retenues qu'elles
sont par les matières grasses de la sécrétion cutanée.

A côté des précautions de propreté générale, il y en a
d'autres qui concernent divers organes spéciaux. La
chevelure et la barbe doivent être lavées, brossées et
peignées pour les débarrasser de toutes les productions
qui peuvent s'y implanter, comme divers champignons
ou germes infiniment petits qui jouent un si grand
rôle dans la production des maladies contagieuses.
L'oreille, à cause du *cérumen*, matière grasse qu'elle
sécrète, sera journellement nettoyée, de peur que l'accumulation de cette sécrétion ne vienne à former une sorte
de bouchon, cause fréquente de surdité. Les angles de
l'œil et les paupières seront aussi fréquemment nettoyés,
pour que les conduits de l'œil restent bien perméables
et que l'œil ne soit pas atteint de ces ophtalmies, si
fréquentes chez les gens malpropres. La bouche réclame
enfin des soins spéciaux, le manque de propreté laissant
accumuler le tartre, qui déchausse les dents et les fait
tomber.

Il ne suffit pas d'un simple nettoyage matinal, pour
les gens qui travaillent au contact de poussières et surtout de poussières toxiques. Le soir, avant le coucher,
le lavage doit être surtout minutieux, pour que les
matières toxiques ne demeurent pas en libre contact
avec la peau et ne soient pas absorbées pendant la nuit.

Si l'on songe que la peau élimine de l'organisme un kilogramme environ de matériaux en vingt-quatre heures, il est facile de se rendre compte de toute l'importance des soins de propreté. Des préjugés dangereux à cet égard existent dans le peuple : c'est ainsi qu'il considère comme funeste de faire passer les croûtes qui se forment sur la tête des enfants. Or, ces produits de sécrétion sont au contraire très nuisibles : en retenant toutes les poussières, ils provoquent des ulcérations et des engorgements des glandes, qui détériorent la frêle organisation infantile.

Bains. — On a défini le bain *le séjour plus ou moins prolongé du corps dans l'eau.*

Les bains entretiennent la propreté du corps, délassent l'organisme et l'aident à mieux supporter les grandes chaleurs. De tout temps, l'homme a su apprécier les avantages de la balnéation. D'après les poètes, la belle Hélène se baignait dans l'Eurotas ; c'est en se baignant dans le Nil que la fille de Pharaon trouva Moïse. Les Perses et les Égyptiens semblent être les premiers qui aient élevé des établissements balnéaires publics et privés. Alexandre s'écrie en entrant dans la salle de bains de Darius : « Est-ce au sein d'une telle mollesse qu'on peut commander à des hommes? » Les Grecs ont considéré la balnéation comme l'une des bases de l'hygiène domestique : chez eux, le bain était une obligation de l'hospitalité. Moïse éleva les bains et les ablutions à la hauteur d'une prescription religieuse. Dans le principe, les Romains se contentèrent de se baigner dans le Tibre ; des bains publics, où l'on payait une très faible rétribution, étaient déjà connus sous la République romaine ; mais ce fut seulement sous les empereurs que s'élevèrent ces magnifiques Thermes, dont les ruines nous montrent encore les splendeurs. En Orient, les bains ont été et sont encore d'un usage général. Au moyen âge, dans beaucoup de couvents et de cloîtres, il y avait des baignoires pour les pauvres : Grégoire de Tours nous rapporte que des religieuses voulurent quitter leur couvent parce que l'abbesse avait permis à des étrangers de se baigner dans leurs bains. En 1248, les Juifs avaient à Paris une maison d'étuves : les anciennes dénominations de rues des Étuves, des Vieilles-Étuves, des Nouvelles-Étuves prouvent qu'il y en avait bien d'autres à Paris.

Les propriétaires des étuves ou *Estuviers* étaient astreints : 1° à ne tenir aucune réunion de messieurs et de demoiselles ; 2° à fermer leurs établissements les dimanches et jours fériés. Des crieurs publics parcouraient les rues en criant : « Seignors, allez baigner et estuver sans délais ; li baing sont chaut, c'est sans mentir. » Plus tard, cet usage si hygiénique tombe en désuétude. Montaigne déplore, de son temps, l'abandon de ces pratiques excellentes : *En général, j'estime le baigner salubre, et crois que nous encourons non légières incommodités en nostre santé pour avoir perdu celle coustume.*

Le bain est absolument nécessaire aux fonctions de

la peau ; il est pour la peau exactement ce qu'est l'air pour les poumons. En France, il faut bien dire que l'on suit beaucoup moins cette importante pratique d'hygiène que dans d'autres pays.

Occupons-nous seulement des bains ayant trait à l'hygiène, laissant de côté ceux qui appartiennent à la médecine.

On divise les bains *en naturels et artificiels.*

On les distingue : 1° en bains *liquides* (eau simple, eau de mer, lait) ; 2° en *mixtes* (sels dissous dans l'eau) ; 3° en *vaporeux et gazeux* (bains de vapeur, d'air chaud, d'air comprimé, d'oxygène, vapeurs et principes médicamenteux dans les étuves) ; 4° en *solides* (bains de sablé, de boues minérales) ; 5° en *locaux* (bains de pieds, de mains, ablutions, douches).

Au point de vue de la température, Rostan donne la classification suivante :

Bains très froids, de 0 degré à 10 degrés ;
— froids de 10 degrés à 15 degrés ;
— frais de 15 degrés à 20 degrés ;
— tempérés de 20 degrés à 25 degrés ;
— chauds de 25 degrés à 35 degrés ;
— très chauds de 35 degrés, 38 degrés, 39 degrés.

Les bains *naturels* sont froids, très froids ou frais. Les bains froids et frais sont les bains de rivières en été. Ils sont indiqués, dans la saison chaude, pour diminuer la transpiration, fortifier la peau, décongestionner les centres nerveux. Ils sont bons pour les lymphatiques, les jeunes filles aux pâles couleurs. Il y a contre-indication pour l'enfant en bas âge et le vieillard, qui se refroidissent facilement ; pour les rhumatisants, les goutteux, les sujets atteints de maladies du cœur et de la poitrine.

Comme règle générale, il faut n'entrer au bain que quatre heures environ après le repas. Les bains du matin sont les meilleurs. Avant d'entrer dans le bain froid, il est prudent de se mouiller un peu la tête et la figure pour éviter les congestions. Pendant le séjour dans l'eau, il faut nager et faire beaucoup de mouvements. Le durée du bain ne doit qas excéder de vingt à trente minutes.

Les bains de mer, qui agissent sur l'organisme par leur température et les sels contenus dans l'eau, sont essentiellement fortifiants et constituent un puissant moyen thérapeutique pour les lymphatiques, les scrofuleux, les rachitiques, les cachectiques. Ils sont indiqués toutes les fois qu'il y a faiblesse, atonie, manque de vitalité : ce qui a fait dire à Celse : *Cachecticos natatio maritima juvat. Les bains de mer pris en nageant conviennent aux cachectiques.* Aux enfants et personnes nerveuses, ces bains conviennent peu : ils sont trop stimulants pour leurs tempéraments.

Les bains *tièdes*, au lieu d'être excitants comme les bains froids et frais, sont au contraire sédatifs. Ils conviennent donc aux enfants et aux vieillards. Ils calment l'excitabilité et apaisent les nerfs. Ils peuvent être plus prolongés que les bains frais ; trop longs, ils deviennent débilitants. Les bains tièdes sont les seuls qu'on doive donner aux petits enfants, sans les y laisser *macérer* (J. Simon) comme on le fait trop souvent. Dix minutes à un quart d'heure constituent la durée du bain nécessaire pour un enfant.

Les bains *chauds* sont stimulants, excitants ; ils deviennent débilitants, s'ils sont trop prolongés, en vertu des sueurs abondantes qu'ils occasionnent. Leurs applications sont rares : ils ne sont guère bons que pour les épuisés, et à la condition d'être courts. Ils ne conviennent ni aux nerveux, ni aux enfants, ni aux vieillards[1]. Ils ont le grand avantage de bien nettoyer la peau.

Les bains *locaux* (pédiluves, maniluves) sont très utiles pour entretenir la propreté des mains et des pieds, exposés à se salir facilement. On obtient d'excellents résultats par les bains locaux, répétés et prolongés, dans les cas de panaris et de blessures aux mains ; par les bains de main dans de l'eau très chaude, les panaris et certaines blessures guérissent rapidement.

Le poète Lucilius (150 ans avant Jésus-Christ) nous parle, dans l'une de ses satires, d'un pauvre homme qui souffrait de la faim, du froid, de la malpropreté, du manque de bains, du manque de tous les soins hygiéniques. Il faut avoir vécu avec la population pauvre

---

[1] Il est bien entendu que nous ne parlons pas des sources thermales *naturelles*.

et être médecin du bureau de bienfaisance, pour comprendre ce que cette situation a de poignant :

« Hic cruciatur fame,
« Frigore, illuvie, imbalnitie, imperfundie, incuria. »

Que de fois on réclame du médecin des choses qu'il ne peut donner ! et comme il serait utile, dans tous les centres ouvriers, d'avoir des bains publics, où les médecins de l'Assistance puissent envoyer, gratis, tous les malheureux !

Les artisans qui travaillent dans les poussières et manipulent des substances dangereuses, devraient prendre un bain au moins une fois par semaine, indépendamment des ablutions et des lavages journaliers. Les convalescents de fièvres éruptives ne devraient revenir à l'école qu'après avoir pris un bain. Les bains de propreté se donnent, d'habitude, à la température de 25 à 30 degrés.

Cosmétiques. —Ce mot vient du grec *kosmeó, je pare*. Les cosmétiques ont été connus dès la plus haute antiquité. Hérodote nous apprend que les femmes scythes se servaient d'une pâte composée d'encens, de cèdre, de cyprès et d'huile. En Grèce (excepté à Sparte), l'art des cosmétiques fut poussé très loin. Pline dit que l'Orient fut le berceau des parfums et des fards. Moïse en défendit l'usage. Mais c'est à Rome que l'art de la parfumerie fut surtout répandu : Ovide, dans son poème *des cosmétiques*, nous a transmis un certain nombre de recettes. A Rome, hommes et femmes se fardaient, si nous en croyons les poètes du temps. Plaute, dans l'une de ses comédies, nous fait assister à la toilette de Philématic et nous la montre se posant du blanc, du rouge, du noir, etc. ; il termine par cette réflexion, que feraient bien de méditer nos élégantes : *Une femme qui ne sent rien sent toujours bon*. Le poète Martial dit à Gallia : *Partout où tu vas, on dirait que la boutique de Cosmus t'accompagne ; mais tu sais que mon chien pourrait embaumer comme toi.* Il reproche à un homme d'exhaler des parfums qui prennent à la gorge. Les Romains employaient l'*helenium* (pommade à la germandrée), le *lomentum* (savon à la farine de fève), l'*œsipe*, qui devait son onctuosité au suint des brebis, et que les Allemands ont ressuscité aujourd'hui sous l'appellation de *lanoline*. Au moyen âge, les parfums et les cosmétiques commencèrent à servir de véhicules à des poisons dangereux. Grégoire de Tours nous parle des cosmétiques qu'employaient Clotilde et Brunehaut. La reine Élisabeth d'Angleterre est célèbre par ses abus du maquillage ; sous Henri III, des bruits d'empoisonnement par des bouquets et gants parfumés restreignirent singulièrement l'usage des cosmétiques, qui fut repris sous Louis XIV, la Régence et le Directoire surtout.

Les cosmétiques peuvent être dangereux par les substances toxiques qu'ils renferment et que risque d'absorber la peau. De plus, ils ont tous l'inconvénient de boucher les pores et d'en amoindrir le fonctionnement sécrétoire. Les cosmétiques bravent d'ailleurs la loi qui défend, même aux pharmaciens, de vendre des produits dangereux sans ordonnance du médecin : à une certaine époque, l'Académie de médecine, émue de plusieurs cas d'empoisonnement, conseilla même des visites de contrôle chez les parfumeurs. Mlle Mars avait l'habitude de se teindre les cheveux et mourut, dit-on, empoisonnée [1].

Les parfums et cosmétiques faits avec des amandes amères peuvent être dangereux par l'acide cyanhydrique (prussique) qu'ils contiennent ; certains fards rouges, par le minium et les sels de mercure ; certains fards blancs, par la céruse. D'autres produits contiennent de l'acide acétique, du nitrate d'argent, des huiles et graisses qui rancissent et irritent la peau. Les pâtes épilatoires renferment du sulfure d'arsenic et de la chaux vive, etc...

L'emploi habituel des cosmétiques ne permet pas de conserver longtemps le teint frais. La peau est irritée ; il s'y forme des rides précoces : on finit par avoir, en peu de temps, la figure parcheminée comme celle des vieilles actrices. Il faut proscrire toutes les substances dont la composition n'est pas exactement connue et se défier du savon même, lorsqu'il est trop fortement coloré et qu'il n'est point rigoureusement neutre.

---

[1] Voir Dr E. Monin, l'*Hygiène de la beauté*.

CHAPITRE VII

ALIMENTATION

Faim et soif. — Aliments, définition et classification, aliments composés et complets. — Classification des aliments d'après leur origine animale, végétale et minérale : 1° viandes et substances animales. — Ténia et trichine. — Altérations et falsifications des substances alimentaires. — Lait, ses falsifications, allaitement maternel, nourrices, allaitement artificiel, sevrage, protection du jeune âge. — Préparation des aliments, ustensiles de cuisine. — Poissons. — Mollusques. — Ptomaïnes et leucomaïnes. — Crustacés. — 2° Céréales et féculents. — 3° Aliments herbacés. — 4° Fruits. — 5° Matières grasses végétales. — 6° Condiments. — 7° Boissons, alcools divers, alcoolisme. — Falsifications et moyens de les reconnaître. — Empoisonnements accidentels. — Nécessité d'une alimentation mixte ; régime et ration alimentaires. — Tabac.

La vie est un phénomène qui commence et se termine avec la même régularité et la même simplicité chez tous les êtres, le rôle de toute organisation se résumant à ces trois phases: *naître, se développer et mourir*. Le grand mystère de la vie, selon l'expression de Pline, est caché dans la majesté de la nature, *latet in majestate naturæ*. Il ne faut pas employer son intelligence à vouloir sonder cette inconnue : travail ingrat qui a usé de grands esprits, comme Pascal. Ce que nous savons, c'est que la vie existe et qu'elle a une valeur : nous devons donc nous efforcer de la conserver et de l'améliorer.

L'évolution des êtres vivants dépend, en majeure partie, de l'alimentation. S'il est nécessaire à l'être organisé de réunir les conditions d'air et d'habitation indispensables à la conservation de la santé et de la vie, c'est par l'aliment surtout que notre organisme se développe. Déjà, en 1840, le Dr Villermé, dans un remarquable rapport *sur la mortalité en France*, avait comparé les diverses classes de la société suivant leur aisance, les départements suivant leur fertilité, les divers arrondissements de Paris suivant leur salubrité et les classes qui les habitent. Partout, il a trouvé que la mortalité diminuait avec la bonne nourriture. Les deux extrêmes donnaient à cette époque, pour les classes les plus favorisées, en un an, une mortalité de 1 sur 50, et pour les moins favorisées 1 sur 4. Une bonne nourriture entretient les forces, organise l'efficace résistance aux maladies. Toutes les fois que la guerre, l'irrégularité des saisons, les mauvaises récoltes ont fait augmenter le prix des vivres, il y a eu un surcroît de maladies et de mortalité. On peut vérifier l'exactitude de cette loi, en consultant les statistiques parisiennes pendant le siège de Paris.

On a bien souvent assimilé, depuis Lavoisier, le corps humain à une machine à vapeur qui produit de la chaleur, du mouvement et de la force, en échange du charbon qu'elle brûle. La comparaison est juste : à notre corps, il faut l'aliment qui est son combustible, comme il faut du charbon à la machine. Jusqu'au plus profond de nos tissus, l'oxygène de l'air brûle les matériaux nutritifs, comme il consume le charbon dans les fourneaux. Par cette combustion, le corps produit de la *chaleur*, du *mouvement* et de la *force* ou travail. Comme la machine, le corps rend à l'air de la vapeur d'eau et de l'acide carbonique; à la terre, les excréments ou résidus de la digestion, qui sont au corps organisé ce que sont les cendres aux fourneaux. L'aliment seul peut entretenir cette combustion continuelle qui est l'existence, comme l'huile entretient la flamme des lampes (Lavoisier). L'air et les aliments sont donc les agents essentiels de la vie qui, sans eux, s'éteindrait. La digestion prépare en nous les phénomènes chimiques très complexes qui rendent les aliments assimilables.

Faim et soif. — En état de santé, notre organisme vient nous avertir, deux ou trois fois par jour, que nous avons besoin de renouveler notre provision de combustible : c'est la faim ; et plus fréquemment encore qu'il faut renouveler notre provision d'eau : c'est la soif. La sensation de la faim n'est pas désagréable au commencement, mais devient bientôt douloureuse lorsqu'on ne la satisfait pas. Nous ne rappellerons pas ici les souffrances des naufragés de la *Méduse*, des faméliques de l'Inde et des populations du moyen âge, si souvent éprouvées par les disettes et les famines. En 845, 861 et 868, les privations furent telles qu'on mangea des cadavres ; en 1437 et 1438, la famine fut horriblement meurtrière : les loups venaient chercher les cadavres abandonnés, jusque dans l'enceinte de Paris, où les enfants, surtout, moururent en très grand nombre en criant : J'ai faim !

Le besoin de nourriture se fait sentir d'autant plus fréquemment et d'une façon plus impérieuse, qu'on travaille et qu'on dépense plus. L'ouvrier des champs et des villes a meilleur appétit que le citadin ou l'employé de bureau. L'enfant, qui a besoin de beaucoup de matériaux pour se développer et faire les frais de sa croissance, demande à manger à toutes les heures du jour. Quand on se porte bien, le besoin de manger se fait sentir périodiquement : dans certaines maladies, cette sensation de la faim est considérablement accrue, diminuée ou pervertie.

En état de santé, la soif n'est ressentie qu'au moment des repas : les gens sobres ne boivent guère entre les repas, sauf l'été. Pendant les grandes chaleurs, la transpiration faisant perdre au corps une grande quantité d'eau, on éprouve plus souvent le besoin de boire. Dans certaines maladies, il y a exagération de la soif, rarement diminution. Mais trop souvent le besoin de boire dégénère en habitude. On sait les terribles conséquences qui résultent, à notre époque, de l'alcoolisme, dont les funestes effets ne se bornent point aux individus, mais s'étendent à la race entière.

La soif non satisfaite devient un supplice atroce : on y résiste moins qu'à la faim. On cite des cas de mort très rapide par privation de boisson pendant vingt-quatre heures. Au contraire, il est loisible de prolonger notablement l'existence par l'usage seul des boissons aqueuses sans aliments.

Quelques règles hygiéniques sont à observer. à propos de la faim et de la soif. La régularité des repas est nécessaire, même aux petits enfants : on ne leur donnera le sein que toutes les deux ou trois heures le jour et une ou deux fois la nuit (habitude bien difficile, hélas ! à faire admettre par les familles). Les enfants plus âgés auront des repas très réglés, au nombre de quatre ; le matin, à midi, à quatre heures et le soir. Pour les adultes habitant les villes, trois repas suffisent. Il est très hygiénique de ne pas sortir le matin à jeun : mais il faut bien se garder, sous le fallacieux prétexte de se soutenir ou de *tuer le ver*, selon l'expression populaire, de boire à jeun de l'alcool ou du vin blanc. Que de gens deviennent ainsi alcooliques ou dyspeptiques ! Pendant les grandes chaleurs, il faut éviter de boire trop froid, et d'abuser de l'eau, si souvent mauvaise dans les villes. Se rincer la bouche avec de l'eau fraiche aromatisée d'un peu de café, avalée à petites gorgées, désaltère autant et mieux que de boire à grands traits.

Aliments. Définition et classification. — On entend par aliment *tout solide ou tout liquide qui, introduit dans le tube digestif, est destiné à réparer les pertes, à entretenir la chaleur animale et à pourvoir à l'accroissement du corps.* Dujardin-Beaumetz donne une définition plus simple encore : *On appelle aliment toute substance, de*

*quelque origine que ce soit, qui, introduite dans l'orga-
nisme vivant, peut servir à la nutrition ; et l'alimentation est l'association méthodique et raisonnée des divers
aliments.*

Les aliments sont composés de principes immédiats,
qu'on peut diviser en trois grands groupes, absolument
distincts par leur composition et leur rôle dans la digestion :

1° Substances azotées ;

2° Substances non azotées ;

3° Substances minérales ;

1° Les *principes immédiats azotés*, appelés encore aliments *quaternaires*, parce qu'ils contiennent essentiellement du carbone, de l'hydrogène, de l'oxygène et de
l'azote ; aliments *albuminoïdes* (pareils à l'albumine), *pro-
téiques* (à cause de leurs variétés) réparateurs, *plastiques*
(du mot grec *plazzò*, je forme, parce qu'ils servent à
réparer nos pertes et à entretenir les formes de notre
corps, sont tirés du règne animal et du règne végétal :

$$
\text{Règne animal}
\left\{
\begin{array}{l}
\text{albumine,} \\
\text{fibrine,} \\
\text{caséine,} \\
\text{gélatine,} \\
\text{chondrine.}
\end{array}
\right.
$$

L'*albumine* est le principe du blanc d'œuf. On le
trouve aussi dans le sérum ou partie liquide du sang.

La *fibrine* constitue la chair musculaire, la viande
rouge et la partie coagulable du sang.

La *caséine* est la matière azotée du lait ; le fromage blanc n'est que de la caséine coagulée.

La *gélatine* se produit par l'ébullition des tendons, de la peau, des os, des nerfs, des aponévroses et des ligaments.

La *chondrine* est la matière azotée qui résulte de l'ébullition des cartilages.

Règne végétal
- fibrine végétale (*gluten*),
- albumine végétale,
- caséine végétale (*légumine*).

La *fibrine végétale* ou *gluten* est la matière azotée des céréales, du pain.

L'*albumine végétale* se trouve dans l'émulsion des graines et des racines (tisanes).

La *caséine végétale* ou *légumine* se trouve dans les fèves, pois, lentilles, haricots, et particulièrement dans les deux familles qu'on nomme en botanique *légumineuses* et *crucifères*. Les Chinois font du fromage avec certaines légumineuses (soya).

2° Les *substances non azotées*, appelées encore *ternaires* parce qu'elles sont constituées par du carbone, de l'oxygène et de l'hydrogène ; ou *hydrocarbonées*, *respiratoires* parcequ'elles entretiennent la combustion respiratoire et la chaleur animale, sont également tirées du règne animal et du règne végétal.

Règne animal
- graisses,
- huiles,
- beurre,
- sucre,
- miel.

Les *graisses et huiles* se trouvent dans le tissu cellulaire ou graisse des animaux.

Le *beurre* est la matière grasse du lait.

Le *sucre animal* ou *lactose* (de lait) se trouve dans le lait, le foie et le sang.

Le *miel* est fourni par les abeilles et varie de composition et de saveur, suivant les pays et les fleurs qui ont servi à son élaboration.

Règne végétal : amidon et dextrine, sucres de canne, de raisin, gommes, pectine, huiles végétales.

L'*amidon* ou *fécule* est fourni par les céréales, les légumes, les pommes de terre.

La *dextrine* n'est qu'une transformation de l'amidon, qu'on obtient en faisant agir sur lui des acides, de la diastase, etc.

Le *sucre de canne* ou *glycose* est fourni par la canne à sucre, les raisins, les fruits.

La *gomme* est produite par certains arbres de la famille des papilionacées, des rosacées, etc.

La *pectine* est la gélatine des fruits et de certaines racines.

Les *huiles* sont fournies par un très grand nombre de graines.

3° Les *substances minérales* sont le chlorure de sodium, le carbonate et le phosphate de chaux et de potasse, la magnésie, le fer, le manganèse, le soufre, le phosphore, l'iode, etc.

Dans l'eau, nous trouvons le chlorure de sodium et les sels de chaux. Les substances azotées nous fournissent du soufre (*œufs*) et du phosphore (*cerveau et moelle*). Le fer, le manganèse sont contenus dans la viande et dans certains légumes : pois, lentilles, haricots, fèves. Les salades et les herbes sont parfois riches en phosphates.

Aliments composés et complets. — On nomme *aliments composés* les substances où entrent, en diverses proportions, les principes que nous venons d'étudier : comme par exemple, la chair des animaux, qui contient à la fois de la fibrine et de la graisse, etc. Mais l'*aliment complet* doit recéler, à la fois, des éléments azotés, non azotés et des principes minéralisateurs, combinés en proportions telles qu'il puisse, à lui seul, entretenir la vie. Le *lait* et l'*œuf* sont les seuls aliments qu'on puisse réellement considérer comme complets. Le lait peut entretenir la vie pendant longtemps ; en certains cas, il constitue le régime des malades, qui, parfois, en font leur unique nourriture, pendant des mois, sans maigrir et sans en être incommodés.

Classification des aliments d'après leur origine animale, végétale et minérale. — Dans ce livre, qui doit être surtout pratique, nous diviserons les aliments d'après leur origine, classification qui en facilite l'étude :

nous signalerons les altérations, falsifications, les moyens les plus faciles d'y remédier et de les reconnaître [1].

Tous les aliments sont tirés des règnes animal, végétal et minéral.

Nous étudierons donc successivement :

1° Les viandes et substances animales, comprenant : les viandes de boucherie, la volaille, le gibier, les graisses, le lait, l'œuf, les fromages, les poissons, les crustacés et les mollusques ;

2° Les féculents ou farineux, comprenant : les céréales, le pain, les pommes de terre, les légumes ;

3° Les aliments herbacés (végétaux, salades, primeurs) ;

4° Les fruits ;

5° Les matières grasses végétales ;

6° Les condiments, sel, épices, vinaigre, moutarde, champignons, truffes, sucre ;

7° Les boissons.

1° Viandes et susbtances animales. — Les viandes se divisent, suivant leur aspect, en viandes rouges, blanches et noires.

Les viandes *rouges* sont plus nourrissantes que les viandes blanches. Elles sont fournies par le bœuf, le mouton, le cheval, le porc, l'âne. Elles conviennent aux anémiques, aux épuisés, aux jeunes gens et à tous ceux

---

[1] Pour détails plus complets sur les aliments, consulter l'*Hygiène de l'estomac*, par le Dr E. Monin (4e édition, Doin, éditeur).

qui dépensent beaucoup par un travail pénible. Les poudres de viandes, en vogue aujourd'hui, et les conserves australiennes et américaines proviennent des viandes rouges.

Les viandes blanches sont fournies par le veau, l'agneau, les jeunes mammifères, le poulet, le dindon. Elles sont ordinairement plus faciles à digérer que les viandes rouges. Elles conviennent aux convalescents, aux malades, à certains estomacs. Cependant les viandes blanches trop grasses (porc, oie, etc.) sont parfois indigestes.

Les viandes noires nous sont fournies par le lièvre, le chevreuil, le cheval, le sanglier, le canard sauvage, la bécasse. Elles sont très nourrissantes, excitantes et conviennent peu, en général, aux délicats tempéraments.

Comment apprécier la qualité des viandes ?

La bonne viande doit être recouverte d'une couche plus ou moins épaisse de graisse. Elle doit être ferme, se couper facilement, et la surface coupée doit présenter un semis de grains fins et serrés. Il faut qu'il s'en écoule du jus rouge quand on la presse. L'odeur en doit être fraîche et douce. Le *marbré* ou *persillé* est une sorte d'arborisation blanche, tranchant sur le fond rouge, et formée par la graisse. Le persillé ne se voit que chez les animaux bien en graisse ou *à point* (Boulay et Nocard).

L'*altération* des viandes est produite par la putréfaction, les parasites végétaux et animaux, le surmenage et les maladies des animaux mis en vente.

Il ne faut jamais manger de viande exhalant une odeur de putréfaction, et il faut faire cuire toutes les viandes, parce que la cuisson détruit la plupart des germes y contenus. Depuis qu'on a prescrit, à tort et à travers, l'usage de la viande crue, on a vu le ténia augmenter considérablement en fréquence.

La viande de porc, convenablement salée et bien cuite, est des plus saines : mais à l'état de saucisses et de jambons crus elle peut exposer à la trichine et au ver solitaire.

Le *ténia solium* ou *ver solitaire* a pour origine indubitable la viande de porc. Il y a quelques années, un savant vétérinaire, M. Mégnin, a vu, dans la garnison de Vincennes, des cas de ténia succéder à l'ingestion de viandes *ladriques*. Des deux régiments d'artillerie qui sont à Vincennes, l'un fut fourni de viandes ladriques : dans ce régiment seul, il y eut plusieurs hommes atteints du ténia. Les caractères des viandes ladriques (contenant des *cysticerques* ou germes de ténias) ne sont pas très faciles à reconnaître, surtout pour les viandes salées. Cependant, avec beaucoup d'attention et une bonne loupe, on pourra dévisager le cysticerque dans les interstices musculaires. Sur la viande fraîche, il se présente sous la forme de petits kystes, demi-transparents, portant une tache plus opaque sur un côté. Quand la viande est salée, l'eau du kyste a disparu et le kyste desséché, gros comme un grain de millet, est facilement confondu avec un granule graisseux.

La *trichinose* est une maladie déterminée par la présence, dans l'épaisseur des muscles, d'une infinité de trichines (*vers nématoïdes* ou *comme un fil*), enroulées en spirales à l'intérieur d'un kyste dont la grosseur varie de 0,2 à 0,3 de millimètre ; l'ingestion de viandes trichinées peut déterminer la mort. Très rare en France, la trichinose sévit assez souvent en Allemagne sous forme épidémique. Il y a quelques années, MM. Brouardel et Grancher furent envoyés en mission pour étudier une de ces épidémies ; ils firent à leur retour un intéressant rapport. Les Allemands mangent la viande de porc crue ou à peine cuite, ce qui explique la fréquence de la trichinose chez eux, tandis que nous avons, en France, la bonne habitude de soumettre à la cuisson la viande de porc, ce qui nous préserve de cette dangereuse maladie. Le meilleur moyen prophylactique de la trichinose est de cuire la viande suffisamment pour que la chaleur pénètre jusqu'au centre du morceau.

La *viande de cheval* est une nourriture saine. Depuis Hippocrate, qui en a parlé, jusqu'aux sièges de Paris et de Metz, elle a rendu de très grands services. Elle est nourrissante, mais elle est dure et présente parfois une odeur forte.

Une rigoureuse surveillance doit être exercée pour qu'on ne mette pas en vente des animaux affectés de maladies ou surmenés. L'inspection des viandes devrait exister partout.

Autrefois, on ne considérait pas comme dangereuse

la viande provenant de bêtes atteintes de *pommelière* (tuberculose pulmonaire) ; mais actuellement, des expériences ont prouvé qu'elle peut être nuisible : il faut donc éviter à tout prix d'en faire usage.

La *volaille* donne une bonne nourriture, qui convient aux convalescents et aux estomacs affaiblis, mais elle est coûteuse. L'oie et le canard sont assez lourds : leurs foies gras, si appréciés dans les pâtés de Périgueux et de Strasbourg, sont difficilement digérés pour peu qu'on en fasse abus.

Le *gibier* est riche en principes nutritifs, mais indigeste si l'on n'en use sobrement. Il cause parfois de la diarrhée ou de la constipation et des chaleurs à la peau. Les sauces qu'on emploie pour le préparer sont, d'ailleurs, souvent incendiaires et occasionnent des maux d'estomac, des aigreurs, de mauvaises digestions.

Les *graisses animales* sont indigestes. En France, elles ne servent guère qu'à la cuisine : on n'en mange pas isolément, comme en Allemagne, en Russie et dans les régions polaires où il s'en fait une énorme consommation, fort compréhensible du reste, puisque la graisse est un aliment de calorification. Dans les pays polaires, on la retire des baleines et des cétacés. L'usage de l'huile de foie de morue a été empruntée également aux peuples du Nord.

Il y a plusieurs procédés *pour conserver la viande*. Les boîtes qui nous arrivent d'Amérique (où la viande est à très bon marché) sont obtenues par la suppression du contact de l'air. En effet, trois circonstances favorisent la décomposition :

1° L'humidité ;

2° Le contact de l'air atmosphérique ;

3° Une température variant de 8 degrés à 75 degrés.

Supprimez ces conditions, et vous conservez la viande. De là, trois procédés principaux : 1° la dessiccation ; 2° la suppression du contact de l'air ; 3° la frigorification.

A une température de 0 degré et audessous, on peut conserver des viandes indéfiniment : le *Frigorifique* (de l'Exposition de 1878) avait été construit dans ce but. Le procédé Appert est l'un des plus utiles ; il consiste à enfermer la viande dans des boîtes de fer-blanc, soudées et chauffées au bain-marie à 100 degrés.

On conserve aussi la viande en la soumettant à la fumée pendant longtemps ou en la plongeant dans des bains antiseptiques. L'usage habituel des viandes fumées n'est pas hygiénique ; il en est de même des viandes conservées avec l'acide salicylique : indépendamment du principe toxique qu'elles contiennent, les solutions antiseptiques ne pénètrent jamais jusqu'au centre de la viande et laissent subsister les germes nocifs.

Altérations et falsifications. — Avant de continuer l'étude des aliments, il est nécessaire de savoir ce qu'on entend par altérations et sophistications des substances alimentaires.

Les altérations naturelles sont causées par des fermentations, par des décompositions, par des parasites végétaux ou animaux.

Les *sophistications* ou *falsifications* sont artificielles et causées ordinairement par la cupidité des marchands. On peut en considérer trois classes, d'après Duchesne et Michel :

1° Mélange de l'aliment avec un corps immédiatement dangereux ;

2° Mélange avec une minime quantité de poison, qui devient dangereux à la longue ;

3° Mélange n'ayant aucune action sur l'organisme, mais employé pour augmenter le poids de la marchandise.

A la première classe appartient le mélange de litharge au vin pour le clarifier et lui enlever son acidité.

A la deuxième classe, bien plus fréquente, appartiennent les mélanges d'alun au pain, pour rendre la pâte plus blanche, de plâtre au vin, d'alcools inférieurs aux vins et boissons. Pour cette deuxième classe de sophistications, on fait des mélanges afin de rendre utilisables des aliments ou boissons de qualité inférieure, ou pour leur donner une couleur, une odeur, une saveur particulières.

A la troisième classe, se rattachent les mélanges de chicorée au café, d'eau au vin, etc...

**Lait. — Falsifications. — Allaitement maternel, nourrice, allaitement artificiel, sevrage. — Protection du

jeune âge. — Le lait a une telle importance en hygiène qu'il est utile d'en faire une étude spéciale.

Le lait est l'aliment complet par excellence. Pendant la première année, il doit former l'alimentation à peu près exclusive de l'enfant. En médecine, on se sert du lait pour traiter un grand nombre de maladies. A cause de ces importantes applications, il faudrait que le lait mis en vente fût rigoureusement pur et exempt des nombreuses falsifications dont il est couramment l'objet. Nous trouvons, dans la composition du lait, tous les éléments indispensables à notre organisme. L'aliment non azoté, respiratoire ou gras, est le beurre ; l'aliment azoté ou plastique y est représenté par la caséine et l'albumine ; l'aliment minéralisateur, par le phosphate de chaux et les différents sels (chlorures particulièrement).

Le tableau suivant donne une analyse comparée des différents laits (Bouchardat) :

		Femme	Anesse	Vache
1° Aliments de calorifica-	beurre	20,70	13,72	38,59
tion............ ...	lactine	73,60	66,56	50,00
2° Aliments plastiques....	caséine albumine	14,00	21,00	37,72
3° Aliments inorganiques	sels	1,80	5,00	7,00
	eau	88,984	893,62	866,69
Parties solides.......................		110,16	106,38	133,31
Densités		1,031,04	1,034,09	1,033,88

Le lait de femme est très riche en sucre ou *lactose*. Celui qui s'en rapproche le plus est le lait d'ânesse ;

c'est donc lui qui conviendrait le mieux aux petits enfants auxquels on ne peut donner ni le lait de la mère ni le sein d'une nourrice. Le lait d'ânesse est clair et léger ; celui de vache est sans grande odeur ; le lait de chèvre est odorant et tonique.

Au point de vue de l'allaitement artificiel, le lait de vache a l'inconvénient de contenir trop de caséine, qui se coagule au contact du suc acide de l'estomac, et crée ainsi ces vomissements et ces diarrhées, qui tuent tant de nourrissons. Les animaux vivant à l'étable donnent un mauvais lait : les laits renommés empruntent toujours leurs qualités à celles des prairies où les vaches vivent en liberté.

Bien des circonstances font varier les qualités du lait, par exemple le séjour dans les mamelles. Au commencement de la traite, le lait est liquide, aqueux : à la fin, il est crémeux et épais. Dans les pays où les animaux pâturent, alternativement, dans les prairies basses et humides et sur les montagnes, le lait devient blanc et sans consistance, puis crémeux et jaune. Les betteraves donnent un lait très riche en matières solides ; les carottes, au contraire, un lait très léger. L'arome varié provient des différentes plantes odoriférantes qui servent à la nourriture des animaux. La garance colore le lait en rouge. Certains poisons peuvent passer dans le lait : d'où ce principe qu'il ne faut pas donner de médicaments dangereux (comme l'arsenic, en particulier) aux femmes qui nourrissent. Le lait des animaux phtisiques doit être rejeté de l'alimentation parce qu'il peut recéler des germes tuberculeux, que l'on retrouve aussi dans le petit lait et les fromages. Il est prudent de faire bouillir tout lait dont la provenance est inconnue ou douteuse.

Les *falsifications* les plus communes du lait sont : l'addition d'eau, de fécule, d'amidon. On décèle facilement la fécule et l'amidon, en ajoutant quelques gouttes de teinture d'iode qui bleuissent le lait. On s'est servi aussi, dit-on, de cervelle de veau délayée : le microscope fera reconnaître les cellules et fibres nerveuses. On a employé enfin le riz, l'orge, la gomme adragante, le blanc d'œuf, le caramel, la gélatine, l'ichthyocolle, les amandes douces, le jus de carottes, le suif et la craie. Comme le lait est un aliment de première nécessité, on ne saurait être trop sévère contre ses falsifications.

Pour reconnaître la fraude, on a imaginé un grand nombre de procédés et d'instruments destinés à déterminer la qualité du lait en dehors d'une analyse complète, longue et difficile, qui seule peut faire reconnaître la constitution intime du liquide. Parmi les procédés et instruments, il faut mentionner le procédé de Boussingault, le lactomètre ou crémomètre de Donné, le galactomètre centésimal de Chevallier, le lactodensimètre de Quévenne, le lactobutyromètre de Marchand. Quand il s'agit de l'allaitement, il faut toujours avoir présent à l'esprit ce principe que *le meilleur réactif du lait est l'état du petit enfant*.

Pendant les grandes chaleurs, on peut conserver le

lait à une température de 0 degré ou en le faisant cuire au bain-marie dans des vases de verre ou de faïence. On peut y ajouter aussi de faibles doses de bicarbonate de soude ou mieux de l'eau de chaux.

Le *Koumys* est du petit-lait faiblement alcoolique (1 à 3 0/0) obtenu par la fermentation du lait. Il est originaire de Tartarie, où l'on s'en servait déjà au XIIIᵉ siècle et où on le prépare en faisant fermenter le lait de jument. Il contient de l'acide carbonique, de l'acide lactique (7,02 à 8,87) et très peu de caséine, qui a été éliminée. C'est un liquide apéritif, rafraîchissant. En Russie, on va faire une saison de Koumys comme on va à Vichy chez nous. Le *Kéfyr* est une sorte de champagne lacté, également obtenu dans le Caucase (à l'aide d'un ferment particulier de la famille des champignons). Il jouit de propriétés toniques et reconstituantes plus marquées encore que celles du Koumys.

L'allaitement maternel, d'une façon générale, est utile à la mère et à l'enfant. Quand rien ne s'y oppose, le devoir de la mère est, d'ailleurs, de nourrir son petit. Mais, malgré les éloquentes prosopopées des moralistes et des philosophes, il existe parfois à la lactation des empêchements physiologiques invincibles, comme le lymphatisme, la scrofule, la tuberculose, les maladies nerveuses, la débilité. Que de fois cependant l'allaitement est salutaire à des femmes qu'on aurait pu croire incapables de nourrir ! L'état de l'enfant constitue, dans ce cas, le plus important critérium. Une nouvelle grossesse modifie le lait dans sa quantité et sa qualité, et devient un obstacle à l'allaitement.

Comme le dit fort bien M. Lévy, *mieux vaut à l'enfant le sein d'une mère de force moyenne que celui d'une mercenaire robuste : il faut donc être très exigeant dans le choix d'une nourrice.* La nourrice sera soigneusement examinée, des pieds à la tête, par le médecin ; d'horribles maladies ont pénétré dans les familles, faute d'un examen approfondi. Il faut prendre des nourrices ayant un lait de deux à six mois. Vers dix mois, le lait peut tarir ou n'être plus approprié aux besoins du nouveau-né.

En fait d'allaitement, on doit sans cesse consulter l'état du nourrisson et s'assurer, par des pesées au moins hebdomadaires, que le nouveau-né progresse en poids. A partir du cinquième jour, l'enfant doit acquérir 25 à 30 grammes par jour, ce qui fait 250 à 300 grammes en dix jours, et en un mois 750 à 900 grammes. Si le poids reste sensiblement le même et ne dépasse pas 10 grammes par jour, on doit rechercher et combattre les causes de cet arrêt de développement.

Le microscope seul peut indiquer la richesse du lait. Un lait pauvre ou trop fort, disproportionné avec l'âge de l'enfant, crée des troubles gastro-intestinaux. Malgré un préjugé courant, la nourriture qui convient le mieux aux nourrices est celle qu'elles ont coutume de prendre. Il ne faut pas les gorger, comme le croient certaines personnes, de mets excitants, viandes fortes, charcuterie, vin pur, liqueurs, thé et café. Une bière légère, peu alcoolique, constitue pour elles la meilleure boisson. Il leur faut aussi un exercice modéré ; la vie en plein air ; mères et nourrices éviteront à tout prix les émotions morales. Les émotions modifient le lait d'une manière frappante. Une dame très impressionnable et sujette à des attaques de nerfs s'obstine à nourrir ses enfants et les perd tous de convulsions. Une mère très irascible perd dix enfants ; le onzième, confié à une nourrice, s'élève bien. Pendant le siège de Paris, les émotions vives et journalières, chez les femmes enceintes et les nourrices, jointes à une alimentation défectueuse et insuffisante, ont eu pour conséquences une foule d'enfants malingres, sans force de résistance, dont un grand nombre ont été atteints, plus tard, d'affections nerveuses. Nous avons remarqué que les jeunes gens et jeunes filles d'aujourd'hui, nés à cette époque, sont plus ou moins entachés de débilité générale et de troubles nerveux.

L'allaitement artificiel est désastreux. On constate, chaque jour, l'excessive mortalité des enfants élevés au biberon, surtout dans les villes, où ils sont emportés par la diarrhée, les troubles gastro-intestinaux et l'athrepsie. Les bulletins de statistique ne sont que trop édifiants à ce sujet : la courbe de mortalité s'élève, graduellement, avec la température, pour atteindre son maximum en été, où elle est trois ou quatre fois supérieure à celle de l'hiver. L'allaitement artificiel ne serait convenable, à la rigueur, qu'à la campagne, avec un bon air, un lait pur, de bonnes conditions hygiéniques et une sollicitude de tous les instants. On doit toujours. d'ailleurs (quand cela se peut), faire alterner l'allaitement artificiel avec un allaitement au sein, même précaire (*allaitement mixte*). Le lait doit être donné tiède, bouilli en été, et réchauffé au bain-marie dans des vases de verre ou de faïence. On peut y ajouter une légère décoction, *faite au fur et à mesure*, d'orge, de gruau, d'avoine. L'eau pure délaye bien le lait trop gras ; mais il faut être sûr de sa pureté absolue. Il ne faut sucrer le lait que très légèrement, et préférer le verre ou le *petit-pot* au biberon, qui subit trop facilement des fermentations dangereuses et réclame, pour cette raison, des nettoyages continuels.

On ne donnera à téter que toutes les deux heures le jour et une ou deux fois la nuit; jusqu'à six mois, le lait sera la nourriture exclusive. L'alimentation prématurée occasionne la diarrhée, les indigestions, le rachitisme. A six mois, on commencera à donner, avec prudence, des bouillies claires au lait (faites avec de la farine d'avoine, de froment, d'arow-root), des croûtes de pain, des panades légères, des œufs à la coque.

Plus tard on fera prendre du bouillon bien dégraissé : ce n'est que lorsque l'enfant sera pourvu de dix à douze dents qu'on lui donnera à manger de la viande hachée bien cuite.

On doit sevrer ordinairement les enfants entre douze et quinze mois. Trop longtemps prolongé, l'allaitement affaiblit l'enfant, l'amollit. On le sèvrera par gradation insensible, en supprimant d'abord l'allaitement de nuit. On attendra que l'enfant ait des dents pour lui permettre une nourriture qu'il est obligé de mâcher. Il ne faut pas (suivant un préjugé dangereux trop répandu) donner à l'enfant de tout ce que mangent les parents. (On voit des parents considérer toute nourriture comme bonne, depuis la charcuterie jusqu'au vin pur.) A un an, on pourra faire boire à l'enfant un peu d'eau rougie (Hippocrate).

Pour faire passer le lait des nourrices, il suffit de diminuer l'alimentation ; d'ordonner quelques purgatifs, une légère sudation.

La mortalité des enfants en bas âge est effrayante : il serait urgent d'appliquer dans toute sa rigueur la loi Roussel, qui surveille et protège l'enfant. Grâce à cette loi et à une administration intelligente et énergique, la mortalité qui était, autrefois, dans le Calvados, de 30 pour 100, pour les enfants d'un jour à deux ans, est tombée à 6 pour 100. Le résultat est vraiment trop beau pour ne pas en tirer un enseignement salutaire. On devrait, par tous les moyens possibles, par des récompenses, des primes, des citations honorifiques, encourager mères et nourrices. Il y va de l'avenir de la patrie : conserver les jeunes enfants, pour augmenter les forces de la France, cela vaut bien toutes les peines qu'on se donnera. On a calculé que notre pays subissait un décroissement tel que notre race pourrait être éteinte en huit cents ans. L'hygiène n'a pas une grande action sur la natalité elle-même ; mais elle en a une incontestable sur la mortalité, en surveillant les enfants, en empêchant les nourrices et les gardeuses de se procurer trop facilement des nourrissons, en forçant enfin ces mercenaires à observer strictement les règlements sanitaires. En Seine-et-Marne, la mortalité des enfants surveillés est tombée de 21,64 pour 100 à 11,70 pour 100. Il y a donc déjà une grande amélioration : on peut encore mieux faire. Malheureusement, certains Conseils généraux, mal informés, hésitent encore à voter des fonds pour l'application de la loi Roussel, qui devrait fonctionner pourtant dans tous nos départements.

N'oublions jamais cet axiome du regretté Bouchut : *La médecine des enfants repose presque tout entière sur leur hygiène.*

L'œuf. — Comme le lait, l'*œuf* est un aliment complet où sont réunis tous les matériaux nécessaires à la vie. Le petit poulet y trouve, jusqu'à sa sortie de la coquille, tout ce qu'il lui faut pour se nourrir. L'œuf contient de l'eau, du chlorure de sodium, de la chaux, du fer ; le phosphore s'y trouve à l'état de combinaison, *la lécithine.* Le blanc ou *albumine* est l'aliment azoté, les aliments gras ou respiratoires y sont à l'état d'oléine, de margarine et de stéarine, dans le jaune.

On emploie surtout les œufs de poule. Les œufs de cane sont également appréciés. On fait usage, dans les pays chauds, des œufs de tortue, en Russie et dans les pays du Nord des œufs d'esturgeons (*caviar*). Les œufs de vanneau et de mouette sont fort estimés des gourmets : les œufs de paon, malgré leur saveur médiocre, étaient très recherchés des Romains.

Les œufs se préparent de mille manières. Durs ou en omelettes, ils sont plus difficiles à digérer ; très frais, crus ou mollets ils sont très nutritifs et très digestibles. Les convalescents et les malades en font (comme on sait) leur principale nourriture.

La coquille de l'œuf est poreuse et permet à l'eau qui y est contenue de s'évaporer, ce qui diminue ainsi le poids de l'œuf. Cette disparition de l'eau permet de reconnaître si l'œuf est frais ou non. L'œuf frais tombe au fond d'une solution contenant 10 pour 100 de sel marin : suivant son degré de fraîcheur, il reste en suspension ou surnage dans ce liquide.

Les œufs altérés dégagent une odeur particulière (d'œufs pourris ou *hydrosulfurée*) ; car il se développe des gaz sous la coquille des œufs altérés. Si, en mirant un œuf, on y voit des clairs, on peut affirmer que l'œuf n'est pas frais.

Les œufs se conservent indéfiniment par le froid. Dans le commerce, on se sert d'un vernis au collodion qui empêche les effets de la porosité ; on les plonge dans de l'eau saturée de chaux, dans du plâtre, de la sciure de bois, des cendres. Bouchardat raconte que, pendant le siège de Paris, on a essayé de restaurer des œufs gâtés avec de l'hydrate de peroxyde de fer ou du sous-nitrate de bismuth.

Beurre. — Le *beurre* s'obtient par le battage de la crème du lait dans les barattes, battage qui détermine l'agglutination de la matière grasse du lait. Le beurre est un mélange de matière grasse, d'une petite quantité de caséine et de petit-lait : c'est la caséine qui agit comme ferment et en détermine l'altération ou putréfaction. Il rancit, en effet, facilement. On peut conserver le beurre par le froid. On retarde son altération en le mettant dans un endroit très frais, après l'avoir lavé pour enlever la caséine, ou mieux en le faisant fondre au bain-marie et en le salant. Mais ces différents procédés lui enlèvent sa délicate saveur. Plus le beurre est frais, mieux il est digéré. C'est un excellent aliment respiratoire pour les personnes et enfants lymphatiques, scrofuleux, débiles, phtisiques.

Comme toutes les matières grasses, il ne peut être supporté en grande quantité ; en France, on l'emploie surtout dans la cuisine. Depuis plusieurs années, on a essayé de le remplacer par de la margarine, extraite des graisses animales. Cette substitution est surtout mauvaise parce que la margarine est elle-même aisément falsifiée, par des graisses inférieures et par des huiles végétales. On décèlera cette dernière fraude en faisant bouillir le beurre à une température convenable, qui sépare les huiles. On falsifie encore cette denrée alimentaire en mettant à l'extérieur de la motte de beurre une couche de bonne qualité ; en le colorant avec du safran, du jus de carottes ; en y ajoutant des pommes de terre broyées, de la fécule, du suif, de la craie, etc. etc.

Fromages. — Les *fromages* sont généralement très digestibles, sauf les fromages frais à la crème, que les matières grasses et l'insipidité rendent lourds à l'estomac.

Les fromages fermentés sont excitants ; il faut les exclure du régime de l'enfance. Mélanges de caséine, de beurre ou de crème, les fromages sont faits par la coagulation du lait, provoquée ordinairement au moyen de la présure du veau. La saveur et l'odeur des différents fromages sont dues aux divers acides qu'ils contiennent (acides butyrique, valérianique, etc.) et aux éthers de la série grasse qui y prennent naissance.

Proust distingue :

1° Les fromages cuits, *à réaction acide* (Gruyère, Hollande, Chester) ;

2° Les fromages non cuits, *à réaction alcaline*, qui se divisent en frais et fermentés. Première division : fromages blancs, Suisse, Neufchâtel ; deuxième division : Brie, Marolles, Roquefort.

Les fromages fermentés sont excitants, ils stimulent la digestion : c'est pour cela qu'on les prend à la fin du repas. Brillat-Savarin affirme, sans crainte d'être contredit, « qu'un dessert sans fromage est une belle à qui il manque un œil. »

Préparation des aliments. — Bouillon. — Rôtis. — Ustensiles culinaires. — Larrey aimait à dire que le phénomène de la digestion commence dans la cuisine : car l'art culinaire est indispensable pour rendre les aliments convenables et savoureux. L'eau et la cuisson ramollissent et désagrègent des substances que notre estomac ne pourrait supporter. C'est ainsi que la chaleur et l'eau nous permettent de nous nourrir de graines comme les haricots, les lentilles, les fèves, etc., que les sucs salivaire, gastrique et intestinal ne pourraient attaquer sans une préparation préalable.

On a beaucoup discuté sur la *valeur nutritive du bouillon*, qui est loin d'être aussi forte qu'on le pense ordinairement. Le bouillon n'en est pas moins un aliment fort agréable et même nutritif quand on y ajoute du pain ou des pâtes alimentaires : il est excellent pour les malades et les convalescents. Le bouillon de poulet et celui de veau sont bons pour les jeunes enfants et les estomacs affaiblis, pour les convalescents qui ne peuvent encore supporter des aliments nutritifs. Le *thé de bœuf*, qu'on emploie beaucoup aujourd'hui, est surtout un aliment fort convenable pour les malades et les convalescents ; on le prépare avec un morceau de bœuf complètement maigre, qu'on débarrasse des tendons, des aponévroses, de tout ce qui n'est pas viande maigre, et qu'on hache après cette opération comme de la chair à saucisse ; puis, on y joint son poids d'eau froide que l'on porte rapidement à l'ébullition. Quand le tout a bouilli pendant deux minutes au plus, on le passe en pressant fortement dans une serviette. Le liquide obtenu est un aliment de grande valeur nutritive. C'est l'osmazôme (*principes odorants des substances albuminoïdes*) qui donne au bouillon son odeur agréable ; il constitue aussi le rissolé des rôtis et le fumet des venaisons. Ce principe, abondant dans les chairs rouges et noires, l'est bien moins dans la volaille et les viandes blanches. Pour avoir du bon bouillon, il faut laisser la viande séjourner trois ou quatre heures dans l'eau froide. Il se fait ainsi un commencement d'imbibition ; l'eau se charge des principes solubles ; puis, une chaleur lente empêche l'albumine de se coaguler dans l'intérieur de la viande avant d'en être sortie.

Le *rôtissage* est l'un des meilleurs modes de cuisson des viandes. Pour que le rôti soit bon, il faut un feu vif et soutenu, afin que l'albumine se coagule à la surface du morceau et forme ainsi une enveloppe protectrice s'opposant à la déperdition de l'osmazôme. Les viandes rôties sont digestibles ; mais, en principe, il faut que toute viande soit soumise jusqu'à son centre à une chaleur d'au moins 100 degrés, nécessaire pour détruire les germes.

Pour la préparation de tous les aliments, on rejettera absolument les ustensiles en plomb. Les vases de cuivre bien étamés (*avec de l'étain sans plomb*), et dûment nettoyés, sont d'un usage dénué d'inconvénients. Le zinc est facilement attaqué par les acides ; le fer-blanc et le fer battu communiquent aux aliments une saveur astringente désagréable, quoique sans danger. Dans ces derniers temps, on a préconisé les casseroles en nickel et les casseroles bimétalliques en cuivre doublé d'argent. Les vases en terre ont été employés de tout temps. Les Grecs, les Romains, les Celtes, les Gaulois s'en servaient, ainsi qu'en témoignent les fouilles. Ils seraient excellents, s'ils n'étaient poreux et si on ne les recouvrait pas d'un vernis où il entre trop souvent du plomb. Le verre et la porcelaine, exempts de tout danger, sont par trop fragiles pour résister au feu.

Poissons. — La pêche a été une nécessité pour les premiers hommes : l'énorme quantité d'animaux que contiennent les eaux constituait une nourriture toute trouvée. Les Grecs et les Romains firent très grand cas de l'ichtyophagie : on raconte que les Romains poussaient la délicatesse jusqu'à pouvoir reconnaître au goût dans quelles eaux le poisson avait été pêché. Ils avaient d'immenses viviers, où ils conservaient le poisson, et, d'après les historiens, Vadius Pollion nourrissait ses murènes (poissons de mer ressemblant à l'anguille) avec les corps de ses esclaves vivants.

Le poisson est moins nourrissant que la chair des mammifères et des oiseaux ; il convient en général aux tempéraments nerveux et aux convalescents. C'est un bon aliment, à la condition d'être très frais ou convenablement salé. Les poissons de rivière sont moins nutritifs que ceux de mer, mais aussi plus facilement digérés.

On divise les poissons en :

1° Poissons à chair blanche (*truite, turbot, sole, morue, éperlan, merlan, perche, limande*). Ils sont digestibles et peu nutritifs ;

2° Poissons à chair rouge (*esturgeon, saumon, alose, brochet*). Ils sont nourrissants, mais lourds ;

3° Poissons à chair grasse (anguille, lamproie). Ils sont très nourrissants, mais fort peu digestibles.

De nombreux poissons des mers tropicales, des Antilles et des mers du Japon deviennent dangereux pendant quelques mois chaque année ; dans nos climats, au printemps, les œufs de turbot, de brochet, de lotte, ont causé des accidents. M. le Dr Gaucher a donné l'observation d'un homme empoisonné par trois harengs œuvés. Dans la classe pauvre, en Russie, les accidents dus au caviar seraient fréquents et quelquefois mortels. M. Gaucher raconte qu'un de ses clients, intoxiqué il y a trente ans par des œufs de barbeau, avait, depuis lors, fait jeter les œufs de tous les poissons servis sur sa table. C'est bien là la seule déduction pratique à tirer de ces curieuses intoxications.

Galien avait déjà soutenu que les poissons devenaient mauvais à l'embouchure des égouts. Il avait observé le fait dans le Tibre. L'un de nous a soigné, en 1885, deux jeunes gens qui furent très malades après l'ingestion de friture pêchée en aval du grand égout d'Asnières. A Saint-Ouen-sur-Seine, l'eau de la Seine est à un degré tel de corruption que les pêcheurs ne peuvent conserver le poisson dans leurs viviers pendant l'été : les accidents que présentèrent nos deux malades consistèrent en vomissements et en diarrhée avec dysurie extrème. Ils ont eu le faciès cholérique, et tout leur corps fut couvert d'une éruption scarlatiniforme, accompagnée de démangeaisons très pénibles ; plusieurs jours après, leur peau se détachait par larges lambeaux, comme dans certaines scarlatines.

Sur nos côtes, il y a parfois des poissons toxiques : on a même proposé divers moyens pour reconnaître leur toxicité : — un morceau de foie porté sur les lèvres y détermine une cuisson pénible ; une cuillère d'argent noircit au contact de leur chair ; mais le meilleur moyen, croyons-nous, est encore de faire des essais sur des chiens, des chats, des poules.

Les religions imposent des carêmes, des jeûnes, pendant lesquels il est permis de manger du poisson. Les législateurs anciens avaient bien compris qu'il est bon de faire succéder à la nourriture forte et échauffante de l'hiver une alimentation plus légère, dont le poisson et les légumes forment la base.

Il faut s'abstenir rigoureusement de tout poisson décomposé : on a vu des cas de mort par ingestion de poissons avariés. Les sujets atteints de maladies de peau devront cesser toute alimentation ichtyophagique, capable d'exaspérer les éruptions, probablement parce que la chair des poissons contient notablement plus de phosphore que la chair des autres animaux.

Mollusques. Ptomaïnes et leucomaïnes. — Parmi les

mollusques, on fait surtout usage de l'huître, de la moule, de la seiche, du calmar, du peigne. Nous étudierons spécialement les huîtres et les moules.

Il se fait, de nos jours, une énorme consommation d'*huîtres*, dont les plus estimées sont celles d'Ostende, de Marennes, de Cancale. On les élève dans des parcs, et cet art était déjà connu des Romains. Apicius savait les engraisser : il en envoya à Trajan guerroyant contre les Parthes. Un proverbe affirme qu'on ne doit pas manger d'huîtres pendant les mois où il n'y a pas d'R (mai, juin, juillet, août), et cependant c'est au mois de septembre qu'on a noté le plus d'empoisonnements. C'est en septembre 1603 qu'Henri IV, dans un voyage à Rouen, fut si malade après un repas où il avait mangé beaucoup d'huîtres, que son médecin lui assura qu'il n'avait pas plus de trois jours à vivre. Très probablement, les huîtres, les moules et certains poissons deviennent toxiques sous l'influence de la reproduction.

Le bassin de la Corne-d'or, à Constantinople, fournit des huîtres toxiques : dans nos ports, on signale assez souvent des cas d'empoisonnement dus à ces mollusques.

L'huître est, toutefois, un aliment de digestion facile. Elle contient de l'iode et du chlorure de sodium, favorables aux scrofuleux, aux tuberculeux, aux convalescents. On doit préférer les huîtres moyennes, à chair blanche, ferme et fraîche, remplies d'eau limpide exhalant une odeur saline agréable. Il faut se méfier dès huîtres sèches et même de celles ou il y a de l'eau, les marchands les arrosant souvent avec de l'eau salée. Le procédé le meilleur pour reconnaître si l'huître est fraîche est de la piquer : si elle est vivante, elle réagit contre la douleur par des mouvements de retrait.

La *moule* n'est pas un aliment à proscrire ; mais elle cause, dans certaines conditions, indéterminées jusqu'à présent, des accidents très graves et parfois mortels [1]. L'intoxication par les moules se manifeste par des nausées, des vomissements, de la diarrhée ; la respiration est difficile, il y a quelquefois de la suffocation, des sueurs froides. L'éruption appelée *urticaire* en est le symptôme le plus constant : cette éruption est accompagnée de démangeaisons fort pénibles. Dans les cas mortels (rares, il est vrai), les malades succombent dans un état qui ressemble assez au choléra. Il faut administrer un vomitif dès le début des accidents.

On a attribué l'intoxication par les moules à l'altération de ces mollusques, au frai des astéries dont elles se nourrissent, à la présence d'un petit crabe parasite de la moule, à leur adhérence aux coques de cuivre des navires ; mais toutes ces opinions sont très contestables, et il faut en chercher la cause ailleurs. Peut-être expliquera-t-on ces intoxications par la production d'un poison particulier sécrété par les moules, les huîtres, les poissons toxiques, poison qui serait analogue à ces

---

[1] Voir Dubousquet-Laborderie, *Paris médical*, 1886.

nouveaux alcaloïdes animaux récemment décrits sous le nom de *leucomaïnes* et *ptomaïnes* ?

En 1822, Gaspard et Hœts constataient que les cadavres d'animaux contenaient une sorte de venin très toxique. En 1856, Panum trouva dans les substances en putréfaction un poison alcaloïdique (neutralisant les acides comme les alcalins), et en fit l'origine de l'infection putride. En 1868, Bergmann isola des substances putréfiées un alcaloïde nommé *sepsine*, dont on fit l'origine de la septicémie (*empoisonnement dû à la pénétration dans le sang des matières putrescibles*). En 1870, Selmi retira des viscères de plusieurs cadavres de sujets non empoisonnés un alcaloïde très dangereux. A la même époque, M. A. Gautier, étudiant les albumines putréfiées de l'œuf, trouvait ces mêmes substances toxiques qui sont les *ptomaïnes*. En 1880, MM. Brouardel et Boutmy font une étude raisonnée des ptomaïnes. Il y a déjà plusieurs années que MM. A. Guérin et Tillaux, dans différentes expériences, empoisonnaient des animaux en suturant un morceau de cadavre dans une plaie : mais c'est avec Selmi et A. Gautier que l'étude des ptomaïnes est entrée dans le domaine de la chimie. La puissance toxique de ces alcaloïdes est comparable au venin du *cobra-capello*, serpent de l'Inde des plus venimeux. Les *leucomaïnes* sont des alcaloïdes produits par les animaux même vivants (Bouchard et Pouchet). Ces alcaloïdes ont une odeur urineuse, cadavérique, vireuse, ou bien ils sentent la fleur d'oranger, l'aubépine, le seringa, la rose, le musc. Il est probable, dit à ce propos M. A. Gautier, que les parfums des fleurs sont aussi constitués par des alcaloïdes très vénéneux.

Un fait récent est venu, d'ailleurs, inspirer de nouvelles recherches sur ces poisons organiques. Dans la séance du 11 novembre 1885 de la Société de médecine de Berlin, le célèbre Virchow rendit compte de plusieurs cas d'empoisonnement par les moules. Deux vaisseaux étaient entrés dans les bassins de radoub de Wilhemshaven (mer du Nord) avec leurs coques couvertes de moules. Les ouvriers en firent provision et en mangèrent après les avoir soumises à la cuisson ; dix-neuf furent très malades et quatre moururent, le premier trois quarts d'heure après l'ingestion, les trois autres quelques heures après. Des chats, des poules, un chien, qui avaient mangé les restes, moururent. Les deux vaisseaux n'étaient pas doublés de cuivre. Des recherches ont été faites, et on a trouvé que la plupart des composés extraits des moules toxiques paraissaient entrer dans la classe de ces ptomaïnes et leucomaïnes.

Le principe toxique des moules disparaît par distillation avec le carbonate de soude (Salkowski) : il peut donc être bon de neutraliser les moules suspectes en les faisant cuire avec 3 à 4 grammes de carbonate de soude par litre d'eau.

Les *escargots* étaient très appréciés déjà dans l'antiquité. Il faut toujours les faire *dégorger;* car ils se nourrissent de plantes vénéneuses. On a signalé des accidents causés par des escargots qui avaient mangé du redoul (*rutacée* d'Europe). Les plus estimés sont les escargots de Bourgogne, l'hélice vigneronne; c'est une nourriture assez lourde. On fait des sirops et des pâtes pectorales avec les limaçons. Dans l'antiquité et au moyen âge, les escargots étaient très vantés comme médicaments (Pline l'Ancien, Galien). Encore aujourd'hui, dans le Midi, un usage populaire en fait manger aux poitrinaires. On en a trouvé des amas de coquilles dans le cimetière de Pompéï; ces gastéropodes figuraient, dit-on, aux festins que l'on faisait sur les tombes des parents.

Crustacés. — Les plus comestibles sont les crabes, langoustes, crevettes, écrevisses. L'écrevisse est bonne en mars et avril : à ces époques, les œufs en sont fort délicats. On a également signalé des accidents survenus après l'ingestion de crustacés. La chair pilée de l'écrevisse sert à préparer le célèbre potage *bisque*. La fadeur de la chair des crustacés nécessite des condiments énergiques, qui fatiguent l'estomac et causent des troubles gastro-intestinaux. Les personnes atteintes de maladies de peau devront s'abstenir de crustacés, comme de poissons et de mollusques, aliments qui *poussent à la peau*.

2° Céréales. — **Pains et féculents.** — Les céréales et les féculents constituent la base de la nourriture humaine. Les graines des céréales contiennent, en plus ou moins grande quantité, des substances albumineuses (*gluten*), sucrées et féculentes (*amidon*), des matières grasses et des sels (phosphates, carbonates, chlorures). Le froment, le seigle et l'orge renferment beaucoup de gluten et peu d'amidon. Le riz et le maïs renferment beaucoup d'amidon et peu de gluten.

Les céréales (*graminées*) jouent un rôle capital dans l'alimentation de l'homme. Les plus importantes sont : le froment, le seigle, l'orge, l'avoine, le maïs, le riz, le sarrasin ou blé noir. Chez les peuples civilisés, on fait, avec le blé, des bouillies, du pain ou des gâteaux analogues au pain. Le professeur Duchartre dit, avec vraisemblance, qu'il faut attribuer la civilisation à la culture des céréales. Aussi est-ce dans la Babylonie, où le blé croissait spontanément (Hérodote, Diodore de Sicile), qu'il faut placer le berceau de toutes civilisations.

Le blé et le froment contiennent 12 à 16 pour 100 d'eau et beaucoup de gluten. Très anciennement connu (puisqu'on a trouvé des grains de blé et de froment dans les sépultures égyptiennes), le blé servait aux peuples primitifs pour confectionner des bouillies ; ce n'est que plus tard qu'on fabriqua le pain, auquel les livres sanscrits assignent, toutefois, une très haute antiquité. On a retrouvé des fragments de pain dans les tombeaux égyptiens et assyriens. La Bible en fait souvent mention, et les Béotiens connaissaient cet aliment dès les temps les plus reculés. A Rome, on mangeait du pain avant l'invasion Gauloise (365 de sa fondation) ; à Herculanum et à Pompéi, on a mis à découvert des pains entiers fort bien conservés.

Le pain blanc est fait avec de la farine de froment et le pain bis avec du seigle. Le pain bis, et surtout le pain de son, ont été conseillés par Trousseau dans les cas de constipation rebelle. La croûte du pain est plus digestible que la mie. Le pain doit être bien levé et bien cuit, léger, percé de nombreux orifices. Un bon pain doit présenter une croûte ferme, cassante, jaune dorée ou brunâtre, formant à peu près le tiers du poids; la mie en doit être blanche, poreuse, élastique, criblée d'yeux et présenter une odeur et une saveur agréables. L'eau qu'on emploie pour la fabrication du pain sera pure, exempte de toute souillure et de tout organisme. Pour conserver le pain, il faut le placer dans un endroit ni trop sec ni trop humide. Le pain chaud est très indigeste.

Le pain s'altère spontanément, par la production de végétaux microscopiques ou moisissures.

Artificiellement, on sophistique le pain par l'addition d'alun et de sulfate de cuivre, employés pour lui donner de la blancheur et de la porosité. On reconnaît le sulfate de cuivre à l'aide d'une dissolution de cyano-ferrure de potassium. On ajoute aussi à la pâte des carbonates de soude, de potasse ou d'ammoniaque, pour en retarder la dessiccation. On falsifie la farine par l'addition de fécules et farines de légumineuses (fèves, féverolles, haricots, marrons d'Inde, pommes de terre). Pour augmenter le poids, on ajoute à la pâte un excès d'eau, qui est retenue dans la mie par une cuisson incomplète. On a noté, enfin, des accidents saturnins, produits par des meules de moulin dont les trous avaient été comblés avec du plomb fondu ; par des bois de construction, peints à la céruse, dont on s'était servi pour chauffer les fours.

Les *pâtes alimentaires*, confectionnées, d'ordinaire, avec la farine de blé, sont aussi très souvent falsifiées. Lépine (de Lyon) a signalé récemment une falsification consistant dans l'emploi du binitro-naphtol ou jaune d'or, pour colorer les pâtes. Ce produit est éminemment toxique, car il suffit d'en injecter à un chien une dose très faible, 3 centigrammes par kilogramme du poids de l'animal, pour le tuer en vingt minutes.

La moitié de la population du globe fait usage du *riz*, qui constitue la principale nourriture en Afrique et en Orient. Le riz contient beaucoup de fécule et peu de gluten. C'est un aliment médiocre, dont on absorbe par compensation, d'énormes quantités. Il pousse dans les plaines basses et marécageuses, et la culture en est dangereuse. Les rizières de la Lombardie, du Tonkin, sont très insalubres, par les fièvres palustres qui y règnent.

L'*avoine* est riche en matières grasses et en sels. La farine en est excellente pour les enfants en bas âge : car elle se rapproche étrangement du lait maternel par sa composition.

Le *maïs* est très employé dans l'Est de la France, en Italie et en Espagne. C'est avec le maïs que les Italiens

font leur *polenta* où il entre aussi des chataignes réduites
en bouillie. Les *gaudes* franc-comtoises sont un potage
fait avec du beurre et de la farine de maïs. C'est à l'abus
du maïs que se rattache cette grave maladie épidémique
nommée *pellagre*.

La Pellagre est caractérisée par des éruptions des mains
et des pieds, suivies bientôt de diarrhée, de vertiges et
de troubles cérébraux (folie). On l'observe encore dans le
Nord de l'Italie, dans les Pyrénées et en Espagne. Cette
maladie parait être due à un infiniment petit, à une bac-
térie, qu'on a retrouvée dans les fèces des malades et qui
survit même dans la polenta, bouillie faite avec du maïs
altéré (Cuboni et Zamboni. — *Journal d'hygiène*, 1886).
Pour d'autres observateurs, la pellagre n'est autre chose
qu'une maladie de misère causée par un régime alimentaire insuffisant.

Le *blé noir* ou *sarrasin* est la nourriture des paysans
de la Bretagne et du Limousin : pauvre en amidon, il
peut être recommandé dans le régime des diabétiques.

Les *altérations spontanées* des céréales se produisent
par le mélange de plantes nuisibles récoltées en même
temps qu'elles, et qui peuvent occasionner des accidents
(*folle avoine*, *mélampyre* des scofulariées, *ravinelle* des
crucifères, ivraie). Galien avait observé déjà que le pain
mélangé d'ivraie occasionnait des maux de tête et une
ivresse spéciale. L'*ergot* se développe, dans les années
chaudes et pluvieuses, sur le seigle, l'orge, l'avoine, le
maïs. L'ingestion de ce champignon produit une grave

intoxication qu'on nomme *ergotisme* : le Mal des Ardents, si terrible au moyen âge, était causé, très probablement, par des farines avariées et atteintes d'ergot. L'ergotisme consiste en convulsions et en gangrène des pieds et des mains. Le *charbon* attaque le froment, l'orge, le maïs. La *rouille* (uredo linearis) est aussi une maladie de l'épi. La teigne des blés, les insectes (charançons) détruisent enfin de grandes quantités de grains, mais sans leur apporter, toutefois, d'éléments toxiques.

Les *altérations artificielles* sont encore plus nombreuses. Les plus fréquentes sont : l'altération par une mouture défectueuse, qui laisse passer le son et rend le pain plus pesant, mais beaucoup moins nutritif; par l'addition de farines étrangères, de gypse, etc. Le microscope et l'analyse chimique feront reconnaître les diverses falsifications.

La *pomme de terre*, fournie par une solanée (solanum tuberosum), fut vulgarisée par Parmentier (1737-1813) : les paysans l'appellent encore la Parmentière. Son introduction dans l'alimentation a eu l'immense résultat de rendre les famines impossibles. Elle contient de la fécule, de la potasse, de la chaux, de la magnésie, de la soude, du fer et du manganèse. Dans le traitement du diabète, on proscrivait autrefois sévèrement la pomme de terre ; or, de tous les féculents, c'est un de ceux qui contiennent le moins de fécule et le plus de sels de potasse, si utiles dans cette maladie : c'est pourquoi nous dirons qu'aux diabétiques on peut permettre, en certains cas, des pommes de terre cuites au four ou à l'étouffée, à la condition qu'ils n'en fassent pas abus [1].

Les *châtaignes* et *marrons* contiennent de l'amidon, du sucre, des corps gras et un peu d'azote, du tannin, des phosphates. C'est la nourriture des paysans de l'Auvergne, du Limousin, de la Savoie.

Les *pois*, *haricots*, *lentilles* contiennent deux fois plus de fer et d'azote (légumine) qu'un même poids de viande : ils sont très nourrissants.

3° Aliments herbacés. — A. Gautier les divise : 1° en légumes riches d'albumine végétale (choux, cresson, radis, asperges). Ils contiennent du soufre et sont nutritifs ; 2° en légumes mucilagineux et salins (laitue, chicorée), contenant des malates et des oxalates de chaux et de potasse ; 3° en légumes riches de principes acides (oseille, tomate, asperge), qui les rendent mauvais pour les goutteux.

La nature, en mettant les aliments herbacés, ou primeurs, à notre disposition au printemps et en été, nous permet de remédier ainsi aux exagérations du régime carné, si nuisible pendant les chaleurs : les aliments herbacés reposent, en effet, l'estomac et dépurent tout l'organisme encombré par la nourriture échauffante de l'hiver.

---

[1] Voir Dr E. Monin, *Le traitement du diabète. — L'hygiène des riches.*

4° Fruits. — On les divise en cinq classes :

1° Fruits acidulés (citron, orange, groseille, cerise, framboise, grenade, pêche, pomme). Ces fruits contiennent des acides citrique, tartrique et malique ;

2° Fruits sucrés (poire, prune, raisin, figue, datte). Ils contiennent du sucre en grande quantité ;

3° Fruits huileux (amandes, noix, noisettes, olives). Ils sont difficiles à digérer, comme tous les corps gras. On sait que les marchands font subir aux noix un mouillage prolongé, pour leur conserver longtemps l'aspect de noix fraîches. Le Conseil d'Hygiène et de Salubrité de la Seine a estimé qu'il y avait lieu de s'opposer à la vente de ces noix. Le mouillage des noix amène, en effet, le développement de moisissures, causes de la putréfaction de l'amande. Parmi ces moisissures se trouve le champignon dit *rhizopus nigricans*, espèce vénéneuse pouvant occasionner des accidents ;

4° Fruits astringents (coings, nèfles, arbouses). On ne doit les manger que cuits ou très mûrs.

5° Fruits féculents (marrons, châtaignes), étudiés plus haut.

On a accusé les fruits de bien des méfaits ; de donner la dysenterie, des vers, d'appauvrir le sang. Mangés à maturité, et sans excès, ils ne peuvent, au contraire, faire que du bien. Les fruits qu'on mange à Paris, mis en caisse avant d'être mûrs, et meurtris par le voyage, sont parfois échauffés et fermentés. Il est nécessaire de laver les fruits et tous les aliments crus, en général, avant de les manger, surtout en temps d'épidémie, comme le choléra : ils peuvent, en effet, être les véhicules de germes, dont le lavage les débarrassera. Les fruits conviennent aux gens atteints de constipation, particulièrement le raisin. La cure de raisin consiste à arriver, progressivement, à manger par jour trois à quatre kilogrammes de ce fruit : on la pratique durant trois à six semaines dans des stations spéciales. Les estomacs délicats doivent s'abstenir de fruits crus et ne les manger qu'en compotes.

5° **Matières grasses végétales.** — Les matières grasses végétales ne servent guère qu'aux préparations culinaires et comme assaisonnements.

L'huile d'olive est, presque toujours, mélangée d'huile de qualité inférieure (huile d'œillette), quelquefois de miel, d'huile de noix, de matières grasses liquides.

Le *chocolat* s'obtient en broyant du sucre avec la graine de *théobroma-cacao* (nourriture des dieux). Le *théobroma* est un arbre de la famille des malvacées, originaire du Mexique, atteignant 10 mètres de hauteur. Il fut importé dans nos colonies vers le XVII° siècle. Le chocolat est un aliment des plus usités, surtout en Espagne, en Portugal et au Mexique. Il contient des matières azotées, un alcaloïde, la théobromine, des matières grasses en grande quantité ou beurre de cacao, de l'amidon, des phosphates. Il peut être considéré comme un aliment à peu près complet : mais certaines personnes ne peuvent le digérer à cause de la grande proportion de matières grasses (beurre de cacao) qu'il contient, et qui s'élèvent à 52 pour 100. Il convient, toutefois, aux valétudinaires, aux vieillards, aux femmes délicates, aux épuisés. On falsifie le chocolat, en augmentant la dose de sucre, ce qui en facilite, du reste, la conservation. On remplace le beurre de cacao par des amandes douces, des huiles, des graisses, de la farine et des fécules. Les grains de fécule ne sont pas de même dimension que ceux de cacao : le microscope fera reconnaître la fraude. Les chocolats qui contiennent des graisses et des huiles rancissent, d'ailleurs, facilement.

6° Condiments. — Sel, champignons, truffes. — On comprend, sous le nom de *condiments*, toutes les substances qui, ajoutées à nos aliments, les rendent plus agréables et plus digestibles.

On les divise en condiments salins, acides, sucrés, gras, âcres et aromatiques. On peut ranger parmi les condiments les truffes et les champignons. Sous l'influence des condiments, toutes les sécrétions gastro-intestinales sont sollicitées et, comme le dit Brillat-Savarin, *les puissances digestives se mettent sous les armes.*

Le plus indispensable de tous les condiments est *le sel,* le *chlorure de sodium,* qu'on extrait des eaux de la mer ou des mines de sel gemme. C'est plutôt un aliment qu'un condiment ; car il est, à vrai dire, impossible de s'en priver. Les ordres monastiques les plus sévères n'ont pu l'exclure de leur alimentation : la privation de sel fut une des plus grandes souffrances de nos soldats à Metz. Notre sang contient du chlorure de sodium en grande quantité : ce condiment excite les glandes buccales, provoque l'appétit et la formation du suc gastrique. Son action n'avait pas échappé à l'observation presciente des anciens. Virgile recommande aux bergers de son temps d'ajouter du sel à l'herbe des bestiaux : *Ipse manu salsasque ferat præsepibus herbas.* Chez les animaux, il augmente l'appétit : on peut faire accépter des fourrages inférieurs en y mélangeant du sel. Les animaux qu'on nomme prés-salés, nourris dans les prairies aux bords de la mer, fournissent, comme on sait, la viande de boucherie la plus estimée.

La privation de sel entraine la perte de l'appétit, l'anémie et l'affaiblissement général. La falsification la plus commune est l'addition d'une petite quantité d'eau : la fraude est facile à reconnaître (*sel humide*). Le sel contient quelquefois de l'iode : pour reconnaître l'iode, il suffit de verser de l'acide sulfurique sur le sel suspect et d'exposer aux vapeurs un papier amidonné qui blouit en leur présence. On y mélange aussi de la craie, du plâtre, du grès. (Il suffit de traiter par l'eau, qui dissout le sel et laisse la matière mélangée.) Il faut à un adulte environ 10 grammes de sel par jour ; le corps humain contient 200 grammes de sel.

Le *vinaigre* pur, ou trop concentré, irrite la muqueuse

gastro-intestinale, affaiblit les fonctions digestives, cause des gastralgies et des dyspepsies. Les jeunes filles qui boivent du vinaigre, sous prétexte de combattre leur embonpoint, s'exposent à des accidents graves et même mortels. Le meilleur vinaigre est fait avec le vin rouge ou blanc. On le falsifie avec des vinaigres de qualité inférieure (de lie de vin, de glucose, de mélasse, de cidre, de poiré, de bois). On y ajoute des sels de plomb, de zinc, de cuivre ; de l'acide sulfurique, nitrique, chlorhydrique, et on éteint par de l'eau la trop grande acidité...

On trouve le *sucre* dans la canne à sucre, la betterave, le raisin, la mélasse, le miel, etc. Le sucre est un aliment respiratoire agréable. Pris en petite quantité, il active la digestion : mais son abus fatigue l'estomac, enlève l'appétit et donne des accidents digestifs, qu'on observe souvent chez les enfants qui mangent des sucreries (*Christmas fever* des Anglais). La *mélasse* est laxative et digestive. Le *miel* est davantage assimilable.

Le sucre et la cassonade sont falsifiés avec du plâtre, de la craie, de la farine, de la fécule, de la glycose ou sucre de fécule. On mélange au miel de l'amidon, de la farine de châtaignes et de marrons, du sirop, de la gélatine. On vend comme miel du Midi, le plus estimé, du miel du Nord ou de l'Ouest qu'on a fait couler sur du romarin.

Le *poivre*, le *girofle*, la *muscade*, le *piment*, le *gingembre*, l'*ail*, la *moutarde*, les *câpres*, excitent les fonctions digestives, les stimulent; mais, pris en excès, ils occasionnent des douleurs gastralgiques, arrètent la digestion et conduisent à des maladies d'estomac rebelles. On falsifie le poivre avec de la terre, des poussières de fèves, de haricots, de graines oléagineuses, et même de drap. On falsifie la moutarde avec de la farine de maïs, d'orge, de semences de colza, de navette et de senevé.

Les *truffes* proviennent des terrains pierreux (grande oolithe) où pousse le petit chêne (chêne truffier). On a, à peu près vainement jusqu'ici, essayé de les cultiver. Les plus estimées sont celles du Périgord. Les Romains en faisaient grand cas : le poète Catulle écrit qu'après les champignons les truffes sont les premiers fruits de la terre. On les a accusées d'être indigestes et excitantes : mais il faut remarquer qu'on n'en mange que dans les grands dîners, où l'on fait usage de nombreux plats et où l'on boit des vins variés. C'est, à coup sûr, un mets des plus agréables. Rossini répondait à quelqu'un qui les dénigrait : « Laissez donc, ce sont des bruits que les dindons font courir. » Brillat-Savarin appelle la truffe *le diamant de la cuisine* et dit qu'elle rend les femmes plus tendres et les hommes plus aimables. On a cherché à falsifier les truffes avec des étoffes noires, des pommes de terre ou des panais moisis, etc.

Les *champignons* constituent un manger agréable et très nourrissant. Même comestibles, ils sont dangereux s'ils sont avariés. A tout instant, on relate des empoisonnements par des champignons avariés ou vénéneux. Le principe toxique habituel est la *muscarine*. L'empoisonnement se manifeste par des vomissements, de la diarrhée, des coliques, des vertiges, de l'anurie, une soif vive, le ralentissement de la circulation : il faut donner, alors, le plus tôt possible, un vomitif, du café, de la solution d'iodure de potassium iodurée et pratiquer des injections sous-cutanées d'éther, pour relever la circulation.

F. Girard a proposé le moyen suivant (auquel il ne faut pas trop se fier) pour détruire l'agent toxique : les champignons prêts à la cuisine, coupés en petits morceaux, sont mis à macérer pendant deux ou trois heures dans la valeur d'un litre d'eau additionnée de trois cuillerées à soupe de vinaigre et de sel gris, puis lavés à grande eau à différentes reprises.

Boissons. — *L'eau* joue un rôle des plus considérables dans l'alimentation et l'hygiène de l'homme. Elle constitue 70 pour 100 de l'économie humaine ; elle est absolument indispensable à la ration alimentaire à la dose de 2 à 3 000 grammes par jour. De toutes les boissons, l'eau est la plus hygiénique quand elle est pure. Elle doit contenir de l'air et des sels. L'air, disonsnous, est indispensable pour rendre l'eau potable. Boussingault veut que toute eau contienne 25 à 50 centimètres cubes de gaz par litre ; ces gaz doivent être composés de 8 à 10 pour 100 d'acide carbonique et d'un mélange d'oxygène et de 63 à 70 pour 100 d'azote.

Lorsque l'eau est dépourvue de ces gaz, elle devient lourde et indigeste : c'est ce qui arrive pour l'eau bouillie et celle des glaciers. Pour la première, on est forcé de l'aérer par des battages artificiels, et pour la seconde la nature remplit ce rôle en faisant parcourir à l'eau des cascades plus ou moins nombreuses (Dujardin-Beaumetz).

Une bonne eau doit être limpide, fraîche, légère, sans odeur ni saveur spéciales ; elle doit bien cuire les légumes et dissoudre le savon. Les sels (chlorure de sodium, carbonate de chaux) sont aussi indispensables que l'air pour rendre l'eau potable. D'après Chatin, l'iode et le brome sont également nécessaires ; le goitre, ainsi que le crétinisme, ne s'observent que dans les contrées où l'air et l'eau ne contiennent que peu ou pas d'iode (Suisse, Auvergne, Limousin). Les eaux chargées de sulfate de chaux sont dites *séléniteuses* (puits de Paris); elles ne cuisent pas les légumes, ne dissolvent pas le savon, sont dures et crues et d'une assimilation pénible. Il ne faut pas que l'eau contienne plus de 50 centigrammes de substances minérales par litre, et 2 centigrammes de matières organiques. L'eau qui, après évaporation, donne plus de 50 centigrammes de résidus est mauvaise.

L'eau renferme un très grand nombre de microorganismes (Marié-Davy, Miquel) dont certains ne sont autres que ceux de maladies infectieuses, parmi lesquels nous citerons les microbes de la fièvre typhoïde et du choléra. Enfin, l'eau peut recéler les œufs de différents entozoaires. C'est l'eau contaminée par les déjections de chiens atteints de ténia echinocoque, qui détermine chez l'homme les *kystes hydatiques*.

Les anciens attachaient une grande importance à l'eau d'alimentation. Non seulement ils savaient fort bien choisir l'emplacement de leurs habitations, mais leur principale préoccupation était de les placer à proximité de sources irréprochables. Varron, Columelle, Pline, Palladius insistent pour que les maisons soient construites près de sources d'eau très pure et jamais aux bords des marais. Varron dit qu'il s'échappe des marais des insectes nuisibles, qui entrent dans le corps par la bouche et les narines, et causent des maladies. Columelle a observé que les eaux stagnantes occasionnent surtout, par leurs effluves, des maladies dont les médecins ne peuvent découvrir la cause. Ne trouve-t-on pas, dans ces observations des anciens, les idées microbiennes actuelles ?

Le meilleur réactif de l'eau, c'est l'être vivant (Girardin), de même que l'enfant est le meilleur réactif du lait. L'eau est bonne quand elle est légère et ne fait éprouver aucune sensation pénible à l'estomac. Elle est saine, lorsque les animaux et les végétaux doués d'une organisation supérieure peuvent y vivre ; malsaines, quand ils y meurent, comme dans l'eau de Seine en aval de Paris. Aucun mollusque ne vit dans les eaux infectées ; le cresson ne pousse qu'au bord des fontaines d'eau pure. La température de l'eau doit être de 10 à 12 degrés. L'analyse chimique donne le contenu de l'eau, et le microscope y fait découvrir les substances organiques et les microorganismes.

Les eaux qu'on boit sont les eaux de pluie, de neige, de glace, de source, de rivière, de lac, d'étang, de canaux, de marais, et l'eau distillée.

L'eau de pluie ou des citernes est la plus pure immédiatement après sa chute (Proust) ; mais, au contact des citernes mal nettoyées, mal entretenues et subissant des infiltrations, elle s'altère très vite. Celle qui est menée et recueillie dans des tuyaux ou récipients de plomb peut parfois occasionner l'intoxication saturnine. L'eau de neige ou de glace est lourde : il faut la battre pour l'aérer. L'eau de source varie avec la nature des terrains ; mais c'est évidemment la meilleure. Les eaux de rivière sont beaucoup moins pures et moins salubres ; elles se chargent de toutes espèces de détritus organiques, dans leur passage à proximité des villes et villages : c'est ainsi que les cours d'eau jouent le plus grand rôle pour la propagation de la fièvre typhoïde et du choléra.

La question de l'eau d'alimentation est une des plus importantes de l'hygiène urbaine : tous les sacrifices devraient être faits pour donner aux villes de l'eau de source ; nous devrions imiter les Romains, qui n'hésitaient pas à entreprendre d'immenses travaux pour assurer aux villes une provision d'eau convenable. L'eau

des lacs, étangs et marais est souvent très dangereuse.
L'intoxication paludéenne, la dysenterie, les diarrhées
résultent de la proximité et de l'ingestion de cette eau.
A l'Académie des sciences, le Dr G. Le Bon, faisant le
récit d'un de ses voyages, disait : « Je me trouvais dans
le Sud de l'Inde, aux environs de la ville de Komba-
kououm, où le choléra faisait des ravages considérables.
Appelé par la nature de mes recherches à séjourner dans
cette ville, et à visiter la grande pagode, je constatai
les faits suivants : la grande pagode possède un vaste
réservoir sacré, dans lequel les prêtres et les adorateurs,
dont le nombre journalier se chiffre par centaines, font
leurs ablutions et lavent leur linge. L'eau était trouble
et dégageait une odeur épouvantable qui provenait de
la quantité des matières organiques qu'elle renfermait, de
sa stagnation et de la température excessive (53 degrés
au soleil). Or le choléra sévissait cruellement sur les visi-
teurs, et moi-même, bien que n'ayant pas séjourné plus
de dix minutes auprès de l'étang sacré, je fus saisi de
coliques et d'une diarrhée violente, qui persista pendant
plusieurs heures. » Si les émanations des eaux stagnantes agissent ainsi par leur simple proximité, on
peut comprendre combien ces eaux sont dangereuses
quand on les ingère.

Les eaux de puits sont stagnantes, peu aérées, séléniteuses, chargées de microbes, et fort nuisibles dans les
villes. Proust fait justement remarquer que les puits des
campagnes donnent généralement de l'eau pure et

potable ; les chances de contamination diminuent avec le nombre restreint d'habitants.

La qualité des eaux varie, suivant les gaz et les matières solides qu'elles contiennent. Les eaux carboniques stimulent la digestion stomacale, les eaux ferrugineuses sont reconstituantes ; les eaux salines sont purgatives, diurétiques, excitantes ou fortifiantes. A la longue, les eaux gazeuses fatiguent l'estomac : il faut s'abstenir d'en prendre régulièrement. Les eaux minérales artificielles (eau de Seltz) sont très inférieures, du reste, aux eaux minérales naturelles. Les inconvénients de l'eau de Seltz sont nombreux : l'union de l'acide carbonique et de l'eau n'est pas intime ; le contact, avec la muqueuse de l'estomac, du gaz échappé brusquement irrite cette muqueuse ; l'eau de Seltz contient, d'ailleurs, des impuretés qui résultent parfois d'une mauvaise fabrication et principalement des souillures contenues dans l'eau. A. Gautier a trouvé, presque toujours, dans les eaux de Seltz artificielles, des traces de plomb, qui proviennent des armatures métalliques.

Pendant les grandes chaleurs, il ne faut pas boire trop d'eau. Prise en trop grande quantité, elle distend l'estomac, cause des vomissements, ralentit la digestion, fait perdre l'appétit et affaiblit en faisant trop fonctionner les émonctoires naturels, peau, reins, poumons. L'eau glacée ou très froide abaisse la température, arrête la transpiration. On a cité des cas de mort subite par l'ingestion d'eau glacée : en Amérique, où l'on en fait un grand usage, les troubles gastro-intestinaux sont très fréquents, ainsi que la carie dentaire. En temps d'épidémies de fièvre typhoïde, de choléra, et même en temps ordinaire, si la provenance de l'eau est suspecte, il faut la faire bouillir ou la distiller. En voyage, à la chasse, il est prudent de ne boire que de l'eau filtrée ou passée, au moins, à travers une étoffe.

Parmi les boissons aqueuses *aromatiques*, nous étudierons le café et le thé.

Le *café* est la graine du *coffœa arabica* (rubiacées), arbuste toujours vert, de 3 à 6 mètres de hauteur. Il croit naturellement en Arabie, en Abyssinie et en Éthiopie. Les Hébreux et les Arabes le connaissaient dès la plus haute antiquité ; mais l'origine de la préparation du café est très obscure. Rhazès, médecin arabe du IX° siècle, est le premier qui en ait fait mention ; Avicenne, au XI° siècle, en parle ensuite. Ce qui est à peu près certain, c'est qu'en 1420 de notre ère Gemal-Edin, ayant fait un voyage en Perse, y vit des gens qui prenaient du café. A son retour à Aden, sa patrie, il répandit cet usage, qui s'étendit bientôt à la Mecque, à Médine, au Caire et plus tard à Constantinople, vers 1550. Louis XIV a été, en France, un des premiers à en boire (1644). De France, le café gagna l'Italie et l'Angleterre. L'usage n'en devint général à Paris que grâce à Soliman-Agha, ambassadeur turc. En 1690, les Hollandais plantèrent le caféier à Java ; de Batavia, plusieurs pieds furent portés à Amsterdam. Besson, consul de France

en cette ville, en envoya un pied au Jardin des plantes de
Paris ; un deuxième pied fut offert à Louis XIV, en 1714.
Ce pied donna plusieurs caféiers, que Desclieux, capitaine de vaisseau, fut chargé de transporter à la Martinique. La traversée fut longue et pénible, et le dernier
pied ne survécut que grâce au dévouement de Desclieux,
qui partagea avec lui sa ration d'eau. Cet unique plant
devint la souche des grandes plantations américaines
(Larousse).

Un des premiers débits de cafés fondés à Paris fut le
Procope, du nom de son fondateur, un Sicilien. Le café
eut bientôt d'illustres amateurs : Harvey, J.-J. Rousseau, Mirabeau et Cabanis, Fontenelle, Voltaire, Napoléon, etc. Mme de Sévigné ne croyait pas si bien dire
lorsqu'elle écrivait : « Racine passera comme le café. »
L'un et l'autre demeurent glorieusement.

Le café contient un principe aromatique particulier,
une huile essentielle, des acides, des matières azotées,
un principe actif, la *caféine*, des sels, de l'acide gallique.
L'arome spécial du café, et probablement la plus grande
partie de son pouvoir nervin, sont dus à la *caféone*, huile
essentielle développée par la torréfaction. A propos de
cette dernière, recommandons ici la méthode de Leturcq
des Rosiers, admise par le ministre de la Guerre : c'est
la plus parfaite et la plus économique à la fois. Payen a
montré que le café contient de l'azote en notable proportion, puisque dans le café vert elle est de 4,48 pour 100
et dans le café torréfié de 1,75. Il a démontré, de plus,

que le café au lait, tant incriminé, est très nourrissant, puisqu'un mélange de 500 grammes d'infusion de café, de 500 grammes de lait et de 75 grammes de sucre contient 49 grammes de substance azotée et 100 grammes d'hydrocarbures et de sels. Par son azote, le café est donc un aliment ; mais, à côté de cette propriété nutritive, il jouit encore d'un pouvoir tonique sur la circulation et le système nerveux. On a dit très justement que le café était *une boisson intellectuelle*.

Sa triple action sur la nutrition, la circulation et le système nerveux en fait une remarquable infusion. C'est le café qui permit à nos troupes de supporter les rudes campagnes d'Algérie et du Tonkin. Il s'oppose aux phénomènes de dénutrition, et ranime les facultés cérébrales : c'est à ce titre qu'on lui a donné le nom d'*aliment d'épargne* ou *antidéperditeur ;* c'est à ce titre, également, qu'il est si utile comme spécifique de la fatigue. Il convient aux lymphatiques, aux sujets qui ont besoin de stimulation ; il *débétise* (Barthez) : mais il est nuisible aux nerveux, aux excitables, aux enfants. Le café est bon contre le froid. Pris en excès, il cause l'excitation nerveuse, l'irritabilité, les gastrites, l'amaigrissement, les vertiges, les palpitations avec oppression ; il occasionne aussi des modifications dans le caractère, et pousse fréquemment à la tristesse. Les cafés dont on se sert le plus sont : le Bourbon, le Martinique, le Moka, le Java, le Zanzibar. Le Moka, pour son parfum, est le plus estimé : mais la préparation du café la plus usuelle est le mélange à parties égales de Bourbon et de Martinique, ce dernier contenant le plus de caféine.

Le café, pour être bon, ne doit pas avoir plus d'un an ; il ne doit pas non plus être trop frais, car, à cet état, il est amer et huileux. Il ne doit pas être trop brûlé ; il faut qu'il ne dépasse pas la teinte rousse pour garder son arome spécial. La torréfaction varie, d'ailleurs, suivant les divers cafés. Le meilleur café s'altère par moisissure, sous l'influence de l'eau et de l'air de la mer.

On le falsifie avec des grains de qualité inférieure, de la chicorée, des glands, des pois chiches, des fèves, des dattes, du seigle, de l'avoine, de la terre glaise, de l'argile, du marc de café et de la poudre de café épuisés chez les cafetiers. Le mélange de chicorée est très fréquent ; il est laxatif, ainsi que la falsification avec le gland torréfié, et fait perdre au café ses propriétés toniques et excitantes. On reconnaît la fraude en projetant une pincée du mélange suspect sur un verre d'eau. La chicorée surnage, en colorant l'eau très fortement, et le café tombe au fond, ne donnant qu'une coloration peu prononcée. Le microscope fera reconnaître aussi presque toutes les fraudes.

Le *thé* est produit par deux sortes d'arbres de 5 à 10 mètres de haut, qui croissent en Chine et au Japon. Les thés noirs et les thés verts ne doivent leur couleur qu'au mode de préparation. Comme le café, les feuilles de thé sont soumises à un commencement de torréfaction, plus longue pour les noirs que pour les verts, ce qui explique la variété des colorations. Les thés verts sont plus parfumés. Dans l'Extrême-Orient, on cultive le thé de temps immémorial. Il fut introduit en Europe par les Hollandais. En 1641, Tulpius, médecin à Amsterdam, en fit connaître les qualités. En 1667, Souquet, médecin français, en parla avec éloge, et en 1678 Bontchoë, médecin de Brandebourg, fit sur le thé une dissertation restée célèbre.

L'infusion du thé est suave et parfumée ; c'est un stimulant qui facilite la digestion, convient aux gros mangeurs, et active, comme le café, les fonctions cérébrales. Chez les nerveux, le thé occasionne, comme le café, de l'irritabilité, de l'insomnie, des douleurs épigastriques, des palpitations, de la tristesse ; certaines personnes ne peuvent le supporter. Pris en excès, le thé devient débilitant, compromet la nutrition, cause la maigreur, la faiblesse et le manque d'énergie (phénomènes observés chez les Chinois, qui en font abus).

Le thé contient, outre une huile essentielle qui lui donne son parfum, un alcaloïde, la *théine*, substance azotée isomère de la caféine. Il renferme, en outre, de la gomme, de l'albumine végétale, du tannin, des sels. Les matières azotées y sont en grande quantité, ce qui le rend nutritif. Ses propriétés générales sont, on le voit, analogues à celles du café.

Les thés noirs fraudés doivent leur couleur au campêche, et les verts à un mélange de bleu de Prusse, de curcuma (safran de l'Inde) et de plâtre. On y mélange aussi de vieilles feuilles de thé, d'olivier, des poussières diverses (*thé lie* ou *thé menteur*).

Le *maté* du Paraguay donne une infusion tonique et digestive, encore peu acclimatée en Europe, parce que sa saveur est moins agréable que celle du café ou du thé. La noix de *Kola*, le *guarana* et la *coca* du Pérou, jouissent aussi de propriétés dynamophores, jusqu'ici cantonnées dans le domaine médical ; ces substances feront peut-être, un jour, partie (comme l'a prédit l'un de nous) de la bromatologie journalière.

Boissons acidulés. — Les boissons *acides* ou *acidulées* sont : l'eau de Seltz, dont nous avons déjà parlé, la limonade, l'orangeade, les sirops de groseille, de grenadine. Prises avec modération, elles ne sont pas nuisibles, mais il faut savoir qu'elles sont très souvent falsifiées. Prises avec excès. elles donnent de l'inappétence, des douleurs gastriques, des dyspepsies variées.

Boissons alcooliques. — *Le vin est la plus importante des boissons alcooliques.* La vigne et l'usage du vin ont été connus dès la plus haute antiquité. Les différentes traditions lui donnent comme inventeurs Saturne, Osiris, Bacchus, Noé. Les Hébreux ont cultivé la vigne avec succès ; dans la Bible, il en est fait souvent mention ; l'Exode dit qu'il faut deux hommes pour porter une grappe de la Terre promise. Ce n'est pas une très grande exagération, paraît-il ; car Strabon, bien plus tard (20 de notre ère), affirme que dans l'Asie

Mineure, les grappes atteignent deux pieds de long.
On ne sait pas à quelle époque l'usage du vin fut adopté
en Grèce et en Italie : mais les Grecs et les Romains
excellèrent dans la culture de la vigne. Ils ont eu des
crus fameux : en Grèce, Méthylène, Lesbos, Psythie,
Rhodes, Thasos, Argos, Chio ; en Italie, l'Albe et le Falerne, si vanté par Horace ; Rhétie, Calénum, Formia-
num, Messine, Salerne, etc. Le Falerne surtout vieillis-
sait très bien et Cicéron en but un jour qui avait cent
ans : son appréciation fut qu'il supportait bien son âge :
bene ætatem fert. Les vins usuels que buvaient les Romains étaient des sortes d'extraits concentrés que l'on
étendait d'eau chaude, dans les *calices*, au moment de
les boire. La vigne ne fut introduite en Gaule qu'après
l'invasion romaine ; mais les crus de Bourgogne et du
Rhône ne tardèrent pas à acquérir une très grande réputation. Au moyen âge, il est sans cesse question du vin,
et l'on sait que nos pères ont toujours su fort bien
apprécier les qualités des différents terroirs.

Le vin s'obtient par la fermentation du raisin : il
contient un très grand nombre de substances en dehors
de l'eau et de l'alcool. *C'est un tout complet, vivant,
dont tous les éléments constituent un ensemble si complexe,
si homogène que nous ne pouvons modifier l'un ou l'autre
sans apporter dans la composition du vin de profondes
modifications* (Dujardin-Beaumetz).

« Le vin, sang divin de la grappe, est frère de celui
qui coule dans nos veines. » (George Sand.)

Le vin renferme des acides tartrique, racémique, malique, tannique, carbonique (comme le vin de Champagne), de la glycérine, du sucre, des tartrates, des matières colorantes, des huiles essentielles, des éthers, qui lui donnent son bouquet particulier. Le vin est donc, comme le dit si justement Beaumetz, « un être vivant qui a sa jeunesse, sa maturité et sa vieillesse ». Les vins de Bourgogne vivent peu, ceux de Bordeaux résistent davantage : pour hâter leur maturité, on leur fait faire un voyage au long cours. Enfin, les vins ont leurs maladies, qui résultent de leur mauvaise fabrication et de fermentations vicieuses (Pasteur). Les différentes qualités des vins sont dues à la variation des éléments qui les composent. Les vins du Midi sont généralement plus alcooliques que ceux des climats tempérés. La quantité des matériaux solides (tannin, tartrates, sels, colorants) varie beaucoup ; les vins ordinaires en contiennent 18 à 26 grammes par litre, et les vins de liqueur 45 à 55 grammes.

On distingue les vins en rouges, noirs et blancs.

Les vins rouges et noirs doivent leur coloration aux raisins non dépouillés de leur enveloppe. Ils contiennent beaucoup de tannin et sont toniques. Les vins blancs, faits avec le raisin dépouillé de l'enveloppe, en contiennent très peu : ils sont diurétiques. Le *bouquet* est dû à une huile essentielle qui se développe sous l'influence du terroir. La teneur en alcool varie de 5 à 25 pour 100. Les vins-liqueurs sont ceux qui contiennent 15 pour 100 et au delà d'alcool ; ce sont généralement des vins cuits (Madère, Marsala, Malaga, Porto, Xérès). Les vins de Bourgogne sont plus alcooliques que les vins de Bordeaux ; mais il ne faut pas croire que le pouvoir enivrant du vin soit nécessairement en rapport avec l'alcool qu'il contient ; il est beaucoup plus en rapport avec les principes éthérés constitutifs : le bourgogne porte plus à la tête, par ses bouquets capiteux, que le bordeaux, qui convient mieux aussi aux malades.

Platon et Galien interdisaient l'usage du vin avant vingt ans ; il y a là une très grande exagération : du bon vin coupé d'eau est excellent, même pour les très jeunes enfants. Le vin pris sans excès est, du reste, l'une des meilleures boissons ; mais pris abusivement, comme toutes les autres boissons alcooliques, il cause de véritables désastres, et possède une action certaine sur l'affaiblissement de la race elle-même : *Ceux qui boyvent beaucoup de vin sont lâches à l'acte de génération, et ne sèment rien qui vaille et qui soit de bonne trempe pour bien engendrer.* — Amyot.

Le vin agit par l'alcool, les matières azotées, les huiles essentielles, les sels, les matières grasses et colorantes. L'alcool soutient les forces ; le vin est utilement employé dans les fièvres adynamiques, les convalescences. Par sa composition, il représente la plus alimentaire des boissons, un litre contenant environ 15 à 20 grammes d'azote, et 40 grammes de carbone.

Le vin *s'altère spontanément :* Pasteur a fait de remar-

quables travaux sur ces altérations spontanées, dues à
des parasites végétaux ou *ferments*, qui décomposent le
vin en absorbant son oxygène. Il faut soumettre le vin à
une température de 60 degrés pour en détruire les germes
(vins morts). Au contact de l'air, les vins *deviennent
troubles ;* pour éviter cette altération, on *colle*, on *soufre*
le vin ; mais quelquefois le soufrage développe du sulfure
de carbone, qui donne au liquide une odeur d'œufs
pourris (vin brandi).

Le vin *devient acide* par le développement d'acide
acétique : l'addition de tartrate neutre de potasse
empêche cette altération. Le vin devient *gras, huileux*
(vins blancs) à cause du manque de tannin : l'addition de tannin peut empêcher cette transformation. Si
les tonneaux sont mauvais, le vin *moisit* par fermentation putride, les vins *pourrissent ;* il faut leur ajouter
de l'acide tartrique, pour mettre obstacle à cette fermentation. Pour éviter que les vins *tournent et se piquent,*
on les mettra dans des caves non humides, fraîches ou
même glacées.

On *travaille* et l'on falsifie les vins : c'est aujourd'hui
une véritable et lucrative industrie. Parmi les altérations
artificielles les plus ordinaires et les plus nuisibles, il
faut mettre au premier rang le *vinage* ou alcoolisation
des vins faibles. Le vinage est fait, ordinairement, avec
des alcools de mauvaise qualité, véritables poisons ; cette
opération a des conséquences désastreuses au point de
vue de l'hygiène publique, parce qu'elle répand sour-

noisement l'alcoolisme. Le mal est si grand, que le gouvernement et l'Académie de médecine ont dû s'occuper, a plusieurs reprises, de cette importante question. Nous avons dit que le vin était un tout homogène, dont on ne pouvait dissocier les éléments. Eh bien ! des expériences concluantes ont montré que l'addition d'alcool détruit les propriétés du vin, en précipitant une partie de son acide tartrique et de ses matériaux extractifs ; viner le vin, c'est donc profondément l'altérer. MM. Lunier, Brouardel, Berthelot, A. Gautier, etc., sont d'avis que le vinage présente un réel danger pour la santé publique.

Le *coupage* consiste à mélanger le vin avec d'autres vins. C'est une opération licite et souvent bienfaisante lorsqu'elle est intelligemment pratiquée. Le *mouillage*, ou addition d'eau, ne trompe que sur la qualité de la marchandise ; l'addition de cidre, de poiré, de piquette, aboutit au même résultat. Le *plâtrage*, très usité dans le Midi de la France, consiste à ajouter du plâtre, pour diminuer la couleur trop chargée des vins et les rendre plus transportables. Cette falsification est dangereuse, car le plâtre transforme le tartrate de potasse en sulfate de potasse qui est nuisible. L'*alun*, parfois ajouté pour rehausser la couleur, est encore plus dangereux. L'addition de *litharge* pour adoucir le vin est, enfin, la plus toxique : ce sont des vins plombiques qui causèrent les fameuses *coliques du Poitou*.

La *coloration des vins* avec les matières colorantes, comme la fuchsine, est très fréquente et très dangereuse, la fuchsine du commerce contenant de l'arsenic. Pour la reconnaître, on verse, dans une éprouvette, un peu du vin suspect, et l'on y ajoute quelques centimètres cubes d'éther. On agite les deux liquides, qui, après un instant de repos, se séparent en deux couches, une supérieure, formée par l'éther, qui sera colorée en rose si le vin est fuchsiné, et restera incolore s'il ne l'est pas.

Pour colorer le vin, on y ajoute encore du campêche, de la cochenille, de la betterave, additions peu ou point dangereuses ; au contraire, l'hièble, le sureau, les baies de laurier-cerise peuvent occasionner de très sérieux accidents. Actuellement, on fabrique aussi de prétendus vins avec du raisin sec, des groseilles, des framboises, du cassis.

La *conservation* des vins, comme de toutes les boissons alcooliques, dépend de deux conditions principales, qui sont : la quantité d'alcool contenu et la qualité des récipients. Une boisson se conserve d'autant plus longtemps qu'elle contient plus d'alcool et qu'elle est mise, dans des récipients inaltérables, à l'abri des variations atmosphériques. La bière ne se conserve pas ; le cidre et le poiré se conservent peu ; cependant, certains cidres peuvent s'améliorer, en bouteilles, pendant deux ou trois ans. Un des meilleurs procédés pour détruire les germes contenus dans le vin est de le chauffer à 60 degrés (Pasteur). On peut remplacer le soufrage au moyen de 60 centigrammes de sulfite de chaux par litre. Certains vins, comme ceux du Midi, se conservent mieux au grenier qu'à la cave. C'est ce qui explique pourquoi les Romains logeaient leurs amphores sous les toits.

Cidre. — Le *cidre* était connu des Egyptiens et des Hébreux. En Gaule, on en buvait avant l'invasion romaine. Charlemagne chercha à en répandre l'emploi ; mais ce n'est qu'à partir du xiii⁰ siècle qu'il y eut des pommiers dans tout l'Ouest de la France.

Les cidres et les *poirés* sont obtenus par la fermentation du jus de pommes ou de poires. Le cidre le plus renommé est celui de la vallée d'Auge. Les *poirés* (boisson préférée de sainte Radégonde, en 587) sont d'un grand usage en France et ne renferment que de 1 à 6 pour 100 d'alcool.

Les cidres de Picardie et de Normandie, faits avec des pommes âcres et amères, sont ceux qui se conservent le plus longtemps ; mais, pris en excès, par leur acidité, ils occasionnent des maux d'estomac. Le cidre renferme une grande quantité de sels alcalins, malates, phosphates, carbonates : il est diurétique et légèrement purgatif par ses sels de potasse : on peut donc l'employer pour combattre la constipation. Le cidre s'altère très facilement : il faut le coller, aussitôt fermentation faite. L'addition d'eau est la moins nuisible des falsifications du cidre. On y mêle aussi du carbonate de soude pour le clarifier, de l'acétate de plomb pour l'adoucir. On reconnaît cette dernière fraude en ajoutant une solution d'iodure de potassium, qui forme un précipité, jaune d'or, d'iodure de plomb.

Bière. — La *bière* fut, dit-on, inventée à Péluse (Port-Saïd actuel), d'où son nom de boisson pélusienne (Hérodote); Aristote parle déjà de l'ivresse lourde qu'elle cause. Les Romains, les Germains et les Gaulois la connaissaient. Les bières sont le produit de la fermentation de l'amidon de certaines graines. Dans la germination, la diastase végétale transforme l'amidon en sucre; c'est l'opération appelée *maltage* des grains d'orge. On fait ensuite fermenter le mélange après l'avoir additionné de houblon : cette fermentation se fait à chaud ou à froid. Dans sa remarquable *Étude sur les bières*, Pasteur a démontré que chacune de ces fermentations est due à un organisme spécial : la levure haute correspond à la fermentation qui a lieu de 15 à 20 degrés, et la levure basse correspond à celle qui se fait à 4 ou 5 degrés. Enfin, une levure impure (*Saccharomyces Pastorianus*) produit une mauvaise fermentation de la bière.

Les bières contiennent de 2 à 7 pour 100 d'alcool : ce sont les bières anglaises qui sont les plus alcoolisées. Par le houblon et la diastase, toutes les bières possèdent des propriétés apéritives et digestives. Des substances azotées et des sels minéraux entrent aussi dans leur composition. Au-dessous de 2 à 3 pour 100, il y a enfin les *petites bières* de consommation. qui ne peuvent se conserver et doivent être bues immédiatement. La bière est très diurétique : aussi étanche-t-elle peu la soif. C'est pour cela que certains buveurs arrivent à en ingérer, en Bavière par exemple, plus de 20 litres par jour : cette énorme quantité ne fait que traverser l'économie, transformant ainsi le buveur de bière en un véritable filtre (Dujardin-Beaumetz). Mais de graves dangers (albuminurie, etc.) résultent souvent de ce travail forcé imposé au filtre rénal.

On fait subir à la bière de nombreuses et dangereuses falsifications. On substitue au houblon du buis, de la gentiane, de l'absinthe, des bourgeons de sapins et de pins. On remplace l'orge germé par la glycose ou sucre de fécule. Cette dernière sophistication est nuisible, parce qu'on ne trouve plus, dans la bière, les substances azotées nutritives, mais des sels de chaux en forte proportion ainsi que des traces d'arsenic, provenant de l'acide sulfurique arsénical employé pour saccharifier la fécule.

L'addition d'acide salicylique est également à incriminer. On s'est, enfin, servi de la strychnine pour donner de l'amertume ; un demi-milligramme suffit pour un litre, mais c'est un poison des plus violents ; car 5 centigrammes peuvent tuer un homme.

La coque du Levant (*menispermum cocculus*) est aussi fort toxique. Il ne faut pas laisser séjourner la bière dans des récipients et tuyaux de plomb, les acides de la bière dissolvant rapidement les oxydes de ce métal.

La *sapinette* est une sorte de bière faite avec des tiges de sapin ; l'*hydromel*, connu de toute antiquité, s'obtient par la fermentation du miel ; le *vin de prunelle* par la fermentation des prunes de haies. Ce sont des boissons peu alcooliques, peu nutritives, bien inférieures aux précédentes.

Alcools divers, alcoolisme. — L'eau-de-vie de vin (*alcool éthylique*) est le produit de la distillation du vin. Il est très probable que les anciens ne la connaissaient pas. Les Arabes, en inventant l'alambic, sont les premiers qui paraissent avoir extrait l'alcool du vin. Arnaud de Villeneuve, médecin et alchimiste (1250) en parle, pour la première fois, d'une manière claire et précise : « Qui croirait que du vin on peut tirer une liqueur qui demande des procédés différents et qui n'a ni sa couleur, ni sa nature, ni ses effets? Cette eau-de-vie (car ce nom lui convient le mieux, puisqu'elle fait vivre plus longtemps) ranime le cœur et conserve la jeunesse. Elle guérit la colique, l'hydropisie, la fièvre quarte. » Dans le principe, on ne l'employa que comme remède : on peut juger, d'après Arnaud de Villeneuve, qu'elle était considérée comme une panacée. En 1514, Louis XII donna comme privilège aux vinaigriers la distillation de l'eau-de-vie. Au XVIIe siècle, on voit à Paris naître un usage qui devait devenir funeste à la population, celui de vendre l'eau-de-vie en détail. En 1678, on permit aux *placiers* d'étaler dans les rues des escabeaux et tables pour vendre l'alcool. En 1696, en Lorraine, on commença à faire de l'eau-de-vie de marc: bientôt, l'industrie ne se borna plus à cette fabrication, on distilla l'alcool de cidre et de poiré.

On extrait aussi de l'alcool du genévrier (gin), du cerisier et du merisier (kirsch), du sucre de canne (rhum), de la mélasse (tafia).

On le retire également des substances amylacées: pommes de terre, betteraves, orge (whisky), du riz (arak).

L'eau-de-vie de vin contient de 50 à 60 pour 100 d'alcool pur. On consomme les alcools de toute nature, auxquels on donne le nom de *trois-six*, parce que trois parties de ces alcools, mélangées avec trois parties d'eau, donnent six volumes d'eau-de-vie de force moyenne, c'est-à-dire contenant 50 pour 100 d'alcool. Le trois-six marque 46 degrés à l'aréomètre Cartier, et l'eau-de-vie de vin ne marque que 18 à 22 degrés. Les alcools amylique, butylique, propylique sont beaucoup plus toxiques que l'alcool éthylique. L'alcool de pommes de terre contient, en outre, une huile volatile éminemment dangereuse.

La toxicité des alcools va en augmentant, de l'alcool éthylique à l'alcool amylique, et cette toxicité suit d'une façon mathématique leur formule atomique:

$$\text{Alcool éthylique} \dots\dots\dots\dots\quad C^2H^6O$$
$$\text{— propylique} \dots\dots\dots\dots\quad C^3H^8O$$
$$\text{— butylique} \dots\dots\dots\dots\quad C^4H^{10}O$$
$$\text{— amylique} \dots\dots\dots\dots\quad C^5H^{12}O$$

Dans leur beau travail sur la puissance toxique des divers alcools, Dujardin-Beaumetz et Audigé ont pu établir cette donnée, grâce à des résultats positifs obtenus par l'expérimentation sur des porcs.

La consommation des alcools dangereux va, malheureusement, toujours en croissant, dans tous les pays du monde. En 1850, en France, la quantité d'alcool consommé était de 585,200 hectolitres; quadruplée en 1886, elle atteint aujourd'hui près de deux millions d'hectolitres, malgré les efforts tentés pour arrêter cette marche progressive : c'est là, dit Beaumetz, l'un des points les plus tristes et les plus sombres de notre époque moderne.

Les eaux-de-vie de vin ont été, peu à peu, remplacées par des eaux-de-vie de pommes de terre, de grains, de betteraves, toutes dangereuses pour la santé publique. En 1875, la France produisait encore 348,723 hectolitres d'eau-de-vie de vin ; en 1888-1890, elle ne produit plus que 4,929 hectolitres, chiffres bien médiocres, en face de cette consommation actuelle de deux millions d'hectolitres !

A côté de ces alcools, il y a encore les *liqueurs* et les nombreux *apéritifs*, dont on fait un usage énorme. La nature de ces boissons dépend de l'alcool employé et de la substance qui sert à les aromatiser. Le plus souvent, l'arome introduit est destiné à masquer le mauvais goût de l'alcool, comme dans l'absinthe à bas prix. C'est à notre époque que Trousseau pourrait surtout recommander de ne pas s'ouvrir l'appétit avec ces *fausses clefs!* Les prétendus apéritifs ne provoquent la sensation de faim qu'en occasionnant des crampes d'estomac. D'une façon générale, toutes les liqueurs contiennent, outre de l'alcool toxique, des huiles essentielles nuisibles; l'hygiène prescrit donc d'en restreindre l'usage le plus possible.

Le *kirsch* est parfois dangereux par les huiles essentielles et l'acide prussique qu'il contient. L'*absinthe* (qui a tué en Afrique plus de soldats français que les balles des Arabes) contient de 15 à 70 pour 100 d'alcool mauvais goût, additionné d'essences d'absinthe et d'anis, dont l'action est des plus néfastes sur le système nerveux. Les buveurs d'absinthe ont des tremblements, des accès épileptiformes; ils sont sujets à des attaques de délire aigu, etc. : l'absinthe est au premier rang des boissons dangereuses.

L'alcool de vin, bien que nuisible lorsqu'on en abuse, ne détermine jamais l'alcoolisme comme les autres alcools. Autrefois (et encore aujourd'hui dans les pays vignobles), on a constaté que l'ivresse du vin est plus gaie, moins féroce, que l'ivresse produite par les alcools toxiques. Mais, dans nos grandes villes, le vin est falsifié avec ces alcools, et c'est le vin que boivent nos ouvriers; à notre époque, l'alcoolisme est devenu un danger national [1]. Les alcooliques offrent une proie facile à toutes

---

[1] Voir Dr E. Monin, *L'alcoolisme*, in-12 de 300 pages, 1889.

les maladies ; ils succombent aisément aux fatigues :
pendant la néfaste retraite de Russie, les médecins obser-
vaient que les Méridionaux, plus sobres que les soldats
originaires du Nord, supportèrent bien mieux le froid et
les privations inouïes de cette campagne.

Dans les temps anciens, on prenait aussi des boissons
fermentées et apéritives ; Horace les condamne déjà absolument ; le poète prévoit (*vates* signifie à la fois *prophète*
et *poète*) que, dans l'état de vacuité de l'estomac, il ne
faut boire que des choses douces :

> « ... Quoniam vacuis committere venis
> « Nil nisi lene decet... »

L'ivrognerie et même l'alcoolisme ont existé évidemment de tout temps, mais non dans des proportions
aussi dangereuses qu'à notre époque ; l'alcoolisme n'a été
bien étudié par les médecins que depuis environ quarante
ans. Le magistral ouvrage de Magnus Hüss (1852) est un
des premiers livres sur cette importante question.

Nos pères n'étaient certainement pas des modèles de
sobriété ; nous lisons même, dans les *Commentaires de
César*, que déjà les Gaulois et les Germains abusaient des
boissons fermentées. Quant aux Romains, les auteurs
latins nous ont mis au courant de ce qu'ils étaient : Ovide
nous a dépeint Bacchus se montrant aux hommes avec
un cortège de lynx, de léopards, de panthères, de tigres ;
dans cette image, il n'est pas difficile de reconnaître les
effets de l'alcool sur le système nerveux (*effrayantes hal-*

lucinations des alcooliques qui voient pendant leur som-
meil des animaux de toute sorte, bêtes fauves, serpents,
crapauds, plus ordinairement des rats, des araignées, etc.).
Charlemagne avait fait des lois contre l'ivrognerie ; au
moyen âge l'alcoolisme était assez commun. Grégoire de
Tours nous a laissé des récits qui ne laissent aucun doute
à cet égard. L'ivrognerie gagna même les classes les plus
élevées. Un ermite nommé Vinnocchus fut pris de folie
furieuse. Sa démarche était titubante, sa parole incer-
taine, ses membres tremblants ; plus tard, il eut des
accès de fureur si violents qu'on le crut possédé du
démon ; il saisissait son couteau ou toute autre arme à
sa portée, et poursuivait les passants. Un jour, on condui-
sit, à Tours, un nommé Landulf, amateur de bonne chère
et du bon vin : ceux qui l'accompagnaient ne savaient
pas trop s'il était possédé ou épileptique. Pendant son
sommeil, il était tourmenté par des visions de bêtes infer-
nales. Souvent, il tombait en poussant un cri rauque et
restait sans connaissance avec de l'écume sanglante aux
lèvres. Cet homme, ayant entendu parler des miracles
opérés par saint Martin de Tours, avait résolu de faire
un pèlerinage à son tombeau. A Tours, les démons le
poursuivirent encore, il avait des hallucinations de la
vue et de l'ouïe, des grenouilles énormes lui sautaient
sur la poitrine, Satan lui disait que saint Martin ne pouvait rien pour lui ; mais Landulf guérit cependant une
première fois. Revenu chez lui, il se remit à boire et res-
sentit les mêmes accidents. Saint Martin le guérit à nou-

veau : pour ne pas retomber dans ses péchés Landulf
se fit moine [1].

On aurait peu de chose à ajouter à ces observations,
pour en tirer un tableau véridique de l'intoxication par
l'alcool. L'affaiblissement graduel et la trémulation, les
attaques convulsives (épileptiformes), suivies des hallucinations visuelles et auditives, la rétrocession des phénomènes quand l'abus cesse; enfin, comme dernier trait,
la manie furieuse avec tendance au meurtre, rien n'y
manque. (Dr L. Thomas.)

L'alcoolisme n'est autre chose qu'un empoisonnement
qui prit rang surtout en pathologie à partir du moment
où les alcools *mauvais goût* furent répandus dans le
commerce.

Avant même 1850, on ne savait pas, comme maintenant, que tous les tissus de l'ivrogne s'imprègnent d'alcool et deviennent moins résistants. Une pneumonie,
une blessure, une maladie quelconque, que des hommes
sobres supporteraient facilement, l'alcoolique y succombe. De nos jours, le buveur ne vit pas vieux. Jadis,
la chanson gauloise sortait des flacons; aujourd'hui,
c'est l'ivresse sombre et féroce, avec son cortège de rixes,
de démoralisation, de folie et de crimes.

L'alcool de vin, pris à doses modérées, soutient les
forces, donne une légère surexcitation intellectuelle ;
il convient aux gens épuisés par un grand travail, les

---

[1] *Lectures sur l'histoire de la médecine*, par le Dr L. Thomas.

fatigues ou la maladie : c'est, parfois, une puissante ressource médicale. Mais les alcools de mauvaise qualité, et même l'alcool de vin pris en excès, causent l'ivresse d'abord et, à la longue, l'alcoolisme chronique.

Le buveur a le matin la bouche épaisse (*bouche de bois*), il perd l'appétit : la muqueuse de l'estomac, sans cesse irritée, sécrète abondamment du mucus, régurgité sous forme de *pituites* matutinales ; tels sont les premiers dérangements survenus dans la santé. Puis, les digestions deviennent pénibles ; le foie se prend peu à peu : c'est à cause de l'alcool que la cirrhose hépatique est si commune à notre époque. Dans les pays chauds, les buveurs succombent promptement aux fièvres bilieuses, aux inflammations du foie, à la dysenterie, à la fièvre jaune, aux fièvres paludéennes. Sous l'influence de l'alcool, les forces diminuent peu à peu ; il survient du tremblement caractéristique des doigts, de la paresse motrice, puis des paralysies et plus tard la folie. L'alcoolique a des accès de délirium tremens, des crampes très pénibles, la figure hébétée ; il perd la mémoire et tombe dans l'abrutissement. Ne digérant plus, n'assimilant plus, il devient un terrain favorable à toutes les maladies : aussi, la phtisie enlève-t-elle un très grand nombre de buveurs. Leur sommeil est troublé par des visions terrifiantes ; à la tombée du jour, surtout, le buveur éprouve des hallucinations de la vue et de l'ouïe ; on a signalé enfin, chez lui, de véritables attaques d'épilepsie (*épilepsie des ivrognes*).

Au point de vue de la procréation, les enfants nés de parents alcooliques sont sujets aux convulsions, aux méningites, à la débilité générale ; ils sont mal conformés. En Suède (où l'on fait un énorme abus d'alcool amylique) la taille est tombée au-dessous de la moyenne, et la moyenne vitale a diminué. En Russie, la consommation d'alcools toxiques a également marqué la population de son empreinte. Abrutissement des individus, abâtardissement de la race, voilà où mène l'alcoolisme. Dans nos villes ouvrières, l'ivrognerie est l'une des plus grandes causes de la misère, et prédispose à tous les vices comme à toutes les maladies.

Bien des gens deviennent alcooliques sans s'en douter ; ne pensant pas que ce qu'ils boivent est un poison, ils commencent par prendre un petit verre le matin à jeun. Le plus souvent, c'est un simple verre de vin blanc ; puis, un verre ne suffit plus ; l'estomac vide est plus influencé, plus excité, on souffre de cet organe : pour le calmer, on boit encore plus.

Dans les pays où l'on consomme le plus d'alcool, les crimes augmentent d'une façon incroyable. Dans le Nord, pays d'alcools toxiques, on trouve 27 crimes pour 100,000 habitants, tandis que dans le Centre et le Midi on n'en trouve que 8 seulement. De 1826 à 1830, il y a eu, en France, 1,739 suicides ; de 1876 à 1880, il y en a eu 6,259, ils ont sextuplé. En 1881, on enregistre 6,744 suicides ; en 1882, on atteint le chiffre de 7,213. Le département de la Seine y participe pour plus d'un sixième ; 1,420 en 1884. On y voit la débauche, l'inconduite figurer 16 fois pour 100, et l'alcoolisme bien établi dans 809 cas ; la proportion est vraiment effrayante. Les accidents mortels causés par l'ivresse, qui étaient (de 1836 à 1840) de 226, sont de 447, de 1876 à 1880. Ainsi, pendant l'année 1880, le Nord compte 136 accidents. et le Sud 5, proportion de 30 à 1 (Dr Decaisne). — De 1835 à 1839, on comptait par 10,000 habitants 3 aliénés ; on en compte 12 en 1881. Au dépôt de la préfecture de police, du 1er janvier 1870 au 31 septembre 1885, on a examiné 41,988 individus, dont 10,402 étaient affectés d'alcoolisme à des degrés divers (Legrand du Saule). Dans une statistique de Parchappe, sur 176 aliénés admis à Charenton, l'alcool était mis en cause 60 fois ; sur 82 cas de paralysie générale, il fallait 28 fois accuser l'alcool. Il n'est pas rare de voir, actuellement, des alcooliques de quatorze à quinze ans : des hommes, comme des femmes, du meilleur monde, s'intoxiquent en buvant de la chartreuse, de l'eau de mélisse, des liqueurs (*vulnéraire*, dans les classes pauvres.) Pendant le siège et la Commune, l'alcool a exercé une action des plus démoralisatrices : qui sait s'il n'a pas grandement contribué aux désastres et aux folies de cette triste période ? Des peuplades entières de l'Amérique ont disparu sous l'influence des alcools de mauvaise provenance. Jules Simon, dans son livre l'*Ouvrière*, a très bien compris ces néfastes effets de l'alcool sur les classes laborieuses, et les a décrits de main de maître.

Des mesures énergiques doivent être prises contre l'alcoolisme. Répandre l'instruction, fonder des bibliothèques et des cours où, par de bons livres et d'éloquentes paroles, on fera comprendre la pernicieuse influence de l'ivrognerie: voilà les premiers moyens à employer. Quant aux autres, voici ceux qu'a proposés récemment Lancereaux à l'Académie de médecine :

1° Accorder une liberté absolue à la vente des boissons peu ou pas nuisibles (comme cidre, bière, vin) à la condition que ces boissons soient bonnes et non falsifiées ;

2° Exercer une active surveillance sur la fabrication des eaux-de-vie toxiques, et accorder des primes d'encouragement pour améliorer les alcools, soit en les débarrassant des substances nuisibles, soit en les transformant de façon qu'ils se rapprochent le plus possible de l'alcool de vin ;

3° Frapper les eaux-de-vie du commerce d'un impôt aussi élevé que possible ; limiter le débit de ces liqueurs et exiger une moralité parfaite des débitants ;

4° Punir sévèrement les gens trouvés en état d'ivresse et créer des établissements de refuge pour les buveurs incorrigibles. .

M. Alglave, professeur de science financière à la Faculté de droit de Paris, a proposé, de son côté, le système du monopole de l'alcool. L'État laisserait libres la fabrication et le commerce de gros; mais il achèterait l'alcool pour le vendre aux débitants, qui le revendraient aux consommateurs au prix unique de dix centimes le petit verre. L'État ferait analyser toutes les liqueurs, pour arrêter les mauvaises : d'après M. Alglave, ce système donnerait un produit annuel de 1,200 millions. On peut objecter à ce monopole que l'État ne serait jamais en mesure de faire un long crédit aux cabaretiers, qui seraient ainsi sous sa dépendance.

Mais, quels que soient les moyens à employer, il ne faudrait pas s'arrêter à des questions de liberté compromise, de vexations, d'atteinte à la liberté commerciale, etc. Si l'on ne peut enrayer les progrès croissants de l'alcoolisme en restreignant le nombre des cabarets, établissements dangereux pour la santé publique, il faut au moins exercer une officielle surveillance sur la fabrication et la vente de l'alcool.

Nécessité d'une alimentation mixte. — Régime et ration alimentaire. — On a cherché à savoir si l'homme pourrait entretenir sa vie avec une alimentation exclusivement composée d'aliments azotés ou gras. Des expériences sur les animaux ont prouvé *qu'une alimentation mixte était indispensable.* Hippocrate a dit: « Il ne suffit pas seulement d'exister, il faut encore vivre dans des conditions telles, que notre organisme puisse produire un travail efficace et sérieux. » En d'autres termes, il ne suffit pas seulement de réparer les pertes, mais encore il faut fournir au corps assez d'aliments pour qu'il progresse sans cesse et devienne plus fort. En ne faisant que réparer nos pertes, nous traînerions une

vie pénible et misérable ; c'est l'histoire des pauvres
gens qui se nourrissent insuffisamment. Réparer les
pertes n'est donc pas l'unique but : il faut encore pouvoir
résister vaillamment et se fortifier de façon continue.

Les seuls aliments capables d'entretenir la vie pendant longtemps sont le lait et l'œuf ; mais ils ne tar-
deraient pas à produire un dégoût insurmontable.
Le régime alimentaire doit être varié, et ménagé de
telle façon qu'il fournisse au corps non seulement ses
moyens d'entretien, mais des éléments de progression.
Outre les aliments azotés et gras, nos tissus ont besoin
d'un très grand nombre de substances minérales,
recélées dans les aliments et boissons dont nous
faisons usage. Le sel marin ou chlorure de sodium, les
sels de chaux, de potasse, de soude, de fer, etc.,
sont indispensables à la vie, puisque nous les retrouvons en analysant les tissus et le sang. C'est ainsi
que la soude entre dans la composition du sérum ou
partie liquide du sang, la potasse dans celles des globules ou partie solide, et que la matière colorante du
sang contient du fer. La *ration alimentaire journalière*
d'un adulte, dans la vie pénible et agitée que nous
menons, doit être d'environ 30 grammes d'azote et
450 grammes de carbone, en prenant la moyenne de
tous les résultats obtenus par les savants (Payen, de
Gasparin, Dumas, Andral et Gavarret, Liebig, Béclard).
Les aliments qui réunissent, en proportions convenables,
les matériaux les plus indispensables à la vie sont :

	Principes azotés	Principes respiratoires
1° Le lait	1	3
2° L'œuf	1	3
3° Le froment	1	4 1/2
4° Les viandes grasses	1	2 1/2

Viennent ensuite :

	Principes azotés	Principes respiratoires
1° Fèves	1	2 1/2
2° Pois	1	2,3
3° Avoine	1	5
4° Seigle	1	5,7
5° Orge	1	5,7
6° Pommes de terre	1	9
7° Riz	1	12
8° Sarrasin	1	13

D'après ce tableau, il est facile de se rendre compte que les deux seuls aliments complets sont le lait et l'œuf, dans lesquels on trouve les éléments nutritifs associés de telle façon que l'entretien de la vie est compatible avec leur seule ingestion. Mais une alimentation aussi exclusive deviendrait bien vite impossible.

Pour que le régime soit vraiment complet, il faut que les aliments soient variés ; il faut qu'ils fournissent, sous un volume convenable, en proportion avec la capacité de l'estomac, tous les matériaux nécessaires à la vie. Ainsi, il faut bien comprendre qu'un poids d'azote de 10 grammes est loin d'être contenu dans 10 grammes de viande. Bien au contraire, un kilogramme de viande grasse ne donne environ que 28 grammes d'azote et environ 110 grammes de carbone. Il faudrait donc, pour parfaire la ration journalière, avaler 3 kilogrammes de viande, c'est-à-dire

une quantité presque impossible à digérer. Si l'on voulait se nourrir de pain exclusivement, 1 kilogramme de
pain renfermant 11 grammes d'azote et 295 grammes de
carbone, il en faudrait manger plus de 2 kilogrammes,
et il y aurait un excédent de carbone, dont l'économie
ne pourrait se charger. Il faut donc associer les diverses
sortes d'aliments, en prenant l'azote dans la viande et
le carbone dans les féculents, ce qui donne en viande,
pain, substances grasses, légumes, un poids total de
1,700 à 1,800 grammes par jour.

Tous les hygiénistes, tous les médecins, depuis les
temps les plus reculés jusqu'à nos jours, ont tenu le plus
grand compte du régime alimentaire, dans l'état de santé
comme dans l'état de maladie. Mais, à notre époque,
l'hygiène a le devoir scientifique de tracer des règles précises pour l'alimentation. Sans adopter le régime sévère
de Cornaro (qui vécut cent quatre ans avec 12 onces
d'aliments solides et 14 onces de vin et qui, à quatre-
vingt-dix ans, composait une comédie), il y a assurément
des limites à dicter sous le rapport du régime normal.
Hippocrate avait coutume de dire que le régime était
presque toute la médecine.

Le plus grand nombre des affections de l'estomac, si
fréquentes de nos jours, relève de fautes de régime longtemps répétées [1]. A la naissance, c'est une mauvaise
nourrice ou le biberon (qui tue tant d'enfants) ; plus

---

[1] Voir Dr E. Monin, *L'hygiène des riches*.

tard, c'est la nourriture, si mal comprise, des pensions et des collèges; plus tard encore, ce sont les écarts de régime et les excès de la jeunesse.

Bien digérer, c'est profiter de ce qu'on mange.

La première condition d'une bonne digestion est une bonne mastication. Malheureusement, avec notre vie à la vapeur, nous prenons à peine le temps de manger. Dans les pensions, dans les ateliers, élèves et ouvriers n'ont pas plus d'un quart d'heure pour prendre leur repas. Les ouvriers, à la sortie de l'atelier, n'ayant qu'une heure pour le repas méridien en comptant l'aller et le retour, un très grand nombre ont à peu près dix minutes pour rester à table, ce qui est absolument insuffisant. Il faut absolument prendre deux ou trois fois davantage.

On ne se couchera pas immédiatement après le repas ; car on dort mal et le sommeil est troublé par des rêves. C'est ce qui faisait dire au Dr Véron : « On ne sait jamais si l'on a bien dîné que le lendemain matin. » L'alimentation doit varier suivant les climats. Pendant l'hiver et dans les pays froids, les aliments seront surtout gras et calorigènes; il en faudra beaucoup plus. Aussi, les habitants du Nord sont-ils de gros mangeurs. Dans les pays chauds, au contraire (Arabes, Turcs, Fellahs, Indiens lazaroni), les habitants vivent de peu : *la quantité d'aliments est en raison inverse de l'élévation du thermomètre.*

Dans nos climats, les enfants feront quatre repas, et

les adultes trois. Le repas de midi sera généralement le plus copieux. Il ne faut jamais boire le matin à jeun, mais prendre un léger déjeuner permettant d'attendre, sans fatigue, le repas de midi.

Ceux qui digèrent bien ont bonne santé et généralement bon caractère. Ceux qui digèrent mal deviennent maladifs, soucieux, hypocondriaques; ils se plaignent sans cesse. Un des inconvénients les plus communs d'une mauvaise digestion réside dans la constipation, qui occasionne des migraines, des névralgies, des maux d'estomac, des palpitations, des bouffées de chaleur fort pénibles. Les personnes constipées ont trop souvent recours aux purgatifs, alors que certaines modifications dans leur alimentation leur rendraient, à coup sûr, de bien plus grands services. Un régime végétal, rafraîchissant, composé de viandes blanches, légumes verts, laitage, pruneaux, pommes cuites, pain bis, fruits, cidre, etc., l'air de la campagne, et l'habitude de la garde-robe à heures fixes : voilà les moyens qui réussissent le mieux contre l'échauffement habituel.

Falsifications diverses et moyens de les reconnaître. — La moitié des chimistes semble occupée, actuellement, à rechercher les falsifications opérées par l'autre moitié. Nous ne saurions avoir ici la prétention que d'en indiquer quelques-unes. Les bonbons, les sucreries les gâteaux, les confitures, les conserves, les liqueurs, peuvent être colorées avec des substances toxiques. Chaque jour, le laboratoire municipal de Paris nous signale des falsifications de cette nature. Les joujoux (poupées, mirlitons, ménageries, soldats de plomb), sont colorés avec des sels de plomb, de mercure, de cuivre. Donnons ici les procédés chimiques les plus simples pour reconnaître les toxiques.

Arsenic. — 1° La matière suspecte, chauffée dans un tube avec de l'acétate de soude sec et de la soude dégage une odeur nauséabonde d'oxyde de cacodyle, connue sous le nom de liqueur de Cadet.

2° Si l'on fait dissoudre la matière dans de l'eau bouillante et qu'on y ajoute quelques gouttes de solution d'azotate d'argent, puis que l'on sature avec l'ammoniaque, on obtiendra un *précipité jaune d'arsénite d'argent.*

3° On fait avec la matière une solution chlorhydrique, et on y verse une solution saturée d'hydrogène sulfuré : il se forme un *précipité jaune de sulfure d'arsenic.*

4° On ajoute à la matière de l'acide azotique dans un tube à chaud, avec de l'azotate d'argent et de l'ammoniaque : il se fait un *précipité brun d'arsénite d'argent.*

5° Chauffées dans un tube ou un vase de porcelaine, les matières arsénicales forment un anneau noir métallique.

6° En faisant brûler les matières arsénicales (étoffes, papiers, etc.) il se dégage une odeur d'ail caractéristique.

Plomb. — 1° L'acide sulfurique et les sulfates précipitent *en blanc* les matières plombiques.

2° L'acide chlorhydrique et les chlorures solubles produisent, dans les solutions peu étendues, un précipité de chlorure de plomb, insoluble dans l'ammoniaque *et ne se colorant pas à la lumière*.

3° Avec le chromate de potassium, il y a un *précipité jaune* soluble dans la potasse.

4° Avec l'iodure de potassium, *précipité jaune* soluble dans l'eau à ébullition, et cristallisant en paillettes jaune d'or.

Mercure. — 1° On dissout les matières et on ajoute dans un tube une goutte de protochlorure d'étain ; il se forme *un précipité blanc* qui noircit par réduction complète en mercure métallique.

2° Une lame ou un fil de cuivre bien décapé se recouvre de mercure.

3° Avec soude et potasse, *précipité jaune*.

4° Avec ammoniaque, *précipité blanc*.

5° Avec iodure de potassium, *précipité rouge*.

6° On sait que le mercure donne des vapeurs à la température ordinaire et même jusqu'à 15 degrés au-dessous de zéro, ce qui explique les intoxications si fréquentes. On reconnaîtra la présence des vapeurs de mercure dans l'atmosphère des ateliers, ainsi que sur la peau, les cheveux, les vêtements des ouvriers, en approchant un papier à l'iridium ou à l'azotate d'argent ammoniacal. Il se produit sur le papier une teinte noire, due à l'action du mercure sur l'iridium et le sel d'argent.

Salicylates. — Depuis l'époque où Kolbe a signalé

l'action antiseptique de l'acide salicylique, on a eu recours à cet agent chimique pour retarder la fermentation des substances alimentaires. On l'employa, d'abord, pour la conservation des vins inférieurs, puis son emploi se généralisa ; actuellement, on s'en sert pour la bière, les sirops, les jus de fruits, les beurres, viandes, poissons. M. Vallin, rapporteur d'une Commission nommée par l'Académie de médecine pour examiner cette question, a posé les conclusions suivantes concernant le salicylage :

1° Il est établi par les observations médicales que des doses faibles, mais journalières et prolongées, d'acide salicylique ou de ses dérivés, peuvent déterminer des accidents sérieux, chez les personnes plus impressionnables à ce médicament, chez les gens âgés et ceux qui n'ont pas les reins dans une intégrité parfaite, les salicylates devant s'éliminer par cet émonctoire.

2° L'addition de l'acide salicylique et de ses dérivés, même à doses faibles, dans les aliments solides ou liquides, ne saurait être tolérée.

Du reste, il ne peut être question de tolérance relative : car on se trouverait, dans la pratique, en face de difficultés insurmontables. En effet, l'acide salicylique, une fois introduit dans les substances alimentaires, y subit, graduellement, une transformation qui le masque en partie. Peut-être garde-t-il toute son action dangereuse dans les dérivés qui se forment, alors qu'il n'est plus décelé par les réactifs.

Pour reconnaître la présence de l'acide salicylique, il suffit de quelques gouttes de perchlorure de fer, qui développent immédiatement *une belle coloration violette*. S'il n'y a que des traces d'acide, on a recours au procédé de P. Yvon : On ajoute environ 1 pour 100 d'acide chlorhydrique et l'on agite avec de l'éther dans un tube à essai ; l'éther se sépare, en dissolvant l'acide salicylique mis en liberté par l'acide chlorhydrique. On place, dans un verre à pied, une solution étendue de perchlorure de fer ; puis, au moyen d'un tube effilé, on décante l'éther, qui surnage, et on le fait couler à la surface de la solution de perchlorure. A mesure que l'éther, en s'évaporant, abandonne de l'acide salicylique, il se développe *une belle coloration violette* à la surface de séparation.

Cuivre. — Une solution des substances toxiques donne une *coloration bleue* avec l'ammoniaque, *un précipité brun rougeâtre* avec le ferro-cyanure de potassium.

Aniline et homologues. — L'aniline et ses homologues sont tirées du goudron de houille. La benzine est facilement reconnue à son odeur. L'essence de mirbane ou nitrobenzine remplace souvent (dans la parfumerie, les liqueurs, les bonbons), l'essence d'amandes amères, dont elle a l'odeur. On soumet les matières à la distillation après les avoir acidulées avec acide sulfurique. La vapeur d'eau entraîne la nitrobenzine qui, pure, ne bout qu'à 215 degrés. On voit, dans le liquide condensé, des gouttes huileuses qu'on isole avec de l'éther. On peut isoler l'aniline, la toluidine et homologues en distillant les matières, en présence de la potasse, dans un bain-marie de chlorure de calcium.

On se sert des couleurs d'aniline dans la teinture des différents tissus, meubles, vêtements, tapis ; pour les encres de couleur, les pains à cacheter, les papiers, les poudres, les gâteaux, les confitures, vins et liqueurs.

Créosote. — La créosote, retirée de la houille ou du goudron de bois, est employée dans les matières alimentaires, à titre conservateur : on l'isole par la distillation, après addition d'acide sulfurique. Le liquide distillé présentera l'odeur caractéristique de la créosote.

Strychnine. — Employée, à cause de son amertume, pour économiser le houblon dans la bière, la strychnine est redoutable à des doses très minimes. Graham ajoute 30 grammes de noir animal, par litre de boisson suspecte, agite de temps en temps pendant vingt-quatre heures ; puis le noir animal est lavé à l'eau et épuisé par l'alcool à 90 degrés, qui lui enlève la strychnine : celle-ci se présente en cristaux incolores, d'une extrême amertume.

Empoisonnements accidentels. — Les aliments peuvent être toxiques par eux-mêmes, comme les viandes avariées ou provenant d'animaux surmenés, empoisonnés ; les poissons, les mollusques, les champignons ; mais souvent on ingère par erreur des substances dangereuses (acides, alcalis, sels de cuivre, de mercure, arsenic, phosphore, opium) : il est fort utile de connaitre les premiers moyens à employer en présence d'accidents de ce genre.

Pour les acides, on administrera *des substances alcalines*, comme la magnésie, l'eau de savon au besoin. *Pour les alcalis*, au contraire, on donnera *des boissons acidulées*, jus de citron, limonade sulfurique, vinaigre.

D'une façon générale, lorsque les poisons ne sont pas caustiques, il faut faire prendre, le plus tôt possible, un vomitif, en attendant le médecin.

Acide sulfurique. — (Vitriol, bleu des blanchisseuses). Donner un vomitif et de la magnésie carbonatée dans de l'eau, de la craie blanche délayée, de l'eau albumineuse, de l'eau de savon ; une poignée de cendres de bois, délayées dans l'eau, au besoin.

Acide nitrique. — (Eau-forte, eau régale.) — Même traitement.

Acide chlorhydrique. — (Esprit de sel, acide muriatique.) — Même traitement.

Acide oxalique. — Très employé par les teinturiers, les chapeliers (impressions sur étoffes, chapeau de paille) et pour le nettoyage des cuivres. En outre, il ressemble beaucoup au sulfate de magnésie ou sel d'Epsom (erreurs en pharmacie). — Même traitement, *excepté le vomitif* (à cause du ramollissement rapide de l'œsophage et de l'estomac).

Acide phénique. — Très employé actuellement, en chirurgie et en médecine. On administrera un mélange d'huile de ricin et d'huile d'olives ou d'amandes douces

Potasse et soude. — Très répandues. Potasse d'Amérique, employée par les ébénistes, eau seconde (par les graveurs et les peintres), lessive des blanchisseuses et eau de Javelle. Administrer un vomitif, de l'eau vinaigrée, du jus de citron étendu d'eau, eau tiède avec huile, etc.

Ammoniaque. — Vomitif et boissons acidulés et mucilagineuses, lait.

Arsenic. — Sous la forme d'acide arsénieux, la plus répandue, il se présente en poudre blanche, qu'on peut facilement confondre avec les poudres alimentaires, farine, sucre, fécule, amidon, etc. Donner un vomitif et grande quantité d'eau tiède ou albumineuse. Puis, neutraliser avec de la magnésie hydratée, du sesquioxyde de fer. Pour favoriser l'élimination, Orfila préconisait la formule suivante :

Eau	3 litres
Vin blanc	1/2 litre
Eau de Seltz	1 litre
Nitrate de potasse	30 à 40 grammes

Phosphore. — Vomitif au début et potion avec 4 grammes d'essence de térébenthine du commerce.

Sels de cuivre. — Vitriol bleu ou couperose bleue, vert-de-gris. — Administrer de l'eau albumineuse, du sucre, du miel, des sulfures alcalins et du lait.

Sels de mercure. — (Sublimé corrosif, cinabre, précipité rouge.) Mettre cinq à six blancs d'œufs dans un demi-litre d'eau. Donner un premier tiers de cette eau albumineuse, puis faire vomir et ainsi de suite pour deux autres tiers. Poignée de farine délayée dans de l'eau. Eau tiède en grande abondance.

Sels de plomb. — (Eau blanche, litharge, massicot, minium, céruse.) — Administrer un vomitif, du sulfate de magnésie ou de soude, du persulfure de fer hydraté, de l'eau albumineuse en grande quantité.

Opium. — Souvent ingéré sous forme de laudanum. — Vomitif. café à haute dose, ammoniaque, révulsifs, fustigations.

Un mot sur le tabac. — Jean Nicot, seigneur de Villemain, ambassadeur de France en Portugal (1560). l'introduisit en France, dans un but simplement médical ; il ne se doutait guère, en envoyant des instructions pour sa culture, sa préparation et son mode d'emploi en médecine, qu'on en ferait un tel abus et qu'il constituerait bientôt l'un des plus gros revenus du trésor de son pays.

Le tabac contient un alcaloïde, la nicotine, poison violent, dont quelques gouttes suffisent pour tuer un animal de grosse taille : la nicotine est comparable, par sa rapidité d'action, à l'acide prussique. Voici quelle est la teneur en cet alcaloïde, pour cent, des principaux tabacs :

Virginie	6,87
Kentucky	6,09
Maryland	2,29
Cigares à 15 centimes	2
Lot (le plus toxique)	7,96

Nord 6,58
Pas-de-Calais............................ 4,94
Alsace 3,21

Le tabac est une plante originaire d'Amérique : les Incas en faisaient déjà usage il y a des milliers d'années.

On s'en sert de trois façons :

1° On le prise (poudre) ;

2° On le fume (pipe, cigares, cigarettes) ;

3° On le mâche (tabac en feuilles, en carottes).

Le *tabac à priser* s'est répandu en France à la suite de l'usage qu'en fit Charles IX pour combattre un mal de tête opiniâtre. Sous cette forme, il irrite la muqueuse du nez et de l'arrière-gorge. Il augmente d'abord la sécrétion de cette muqueuse, puis la diminue. La sensibilité de l'odorat s'émousse ; les vieux priseurs ne sentent plus. Le nez devient plus gros et il s'en écoule un liquide à odeur et couleur peu agréables.

Le tabac à fumer varie ses effets, suivant qu'on commence à fumer ou qu'on en a déjà l'habitude. Le fumeur novice éprouve une véritable ivresse, avec nausées, vomissements, crampes d'estomac, mal de tête, pâleur du visage, affaissement profond. C'est un empoisonnement en miniature. Quand l'accoutumance est établie, le tabac varie ses effets, suivant les individus : il produit des phénomènes locaux et généraux. Les effets locaux consistent en inflammations des lèvres, de la langue, de la gorge (*laryngo-pharyngite des fumeurs*), irritations des yeux : en agissant sur le système nerveux, le tabac

peut aussi occasionner la diminution de l'acuité visuelle.
L'inflammation buccale qu'il cause peut se propager aux
cordes vocales et aux bronches ; d'où, raucité de la voix
et bronchite.

La pipe (surtout le *brûle-gueule*) a été accusée, non
sans raison, de provoquer le cancer des lèvres et de la
langue ; mais, à la vérité, cette redoutable maladie ne
saurait naître sans une prédisposition générale. Le tabac
trouble parfois la digestion par suppression de la salive
et ingestion du principe toxique : ces troubles se mani-
festent, chez les grands fumeurs, par des pituites fort
pénibles. Le tabac fumé en excès produit, enfin, le
narcotisme du cœur : palpitations et, parfois, accès
d'angine de poitrine.

Le teint du fumeur invétéré est pâle et terne ; son
système nerveux est touché, sa mémoire et son intellect
sont affaiblis, ses digestions pénibles. Le tabac possède, en
outre, une certaine action débilitante sur la force corporelle : comme cette action s'exerce sur de nombreuses générations, il peut bien se faire qu'à la longue il contribue,
comme l'alcool, à l'abâtardissement de la race. D'après
Bertillon, à l'École polytechnique, les grands fumeurs
occupent les derniers rangs et sortent *fruits secs*. Il
faut donc faire comprendre aux jeunes gens la mauvaise
influence du tabac, et engager les parents et les maîtres
à exercer une active surveillance sous ce rapport, la
toxicité de cette substance étant plus marquée sur les
jeunes organismes.

Le tabac que l'on mâche produit, d'abord, une salivation abondante, puis la sécheresse de la bouche. Il donne de violents maux d'estomac, et intoxique rapidement le chiqueur.

Pour diminuer les effets nuisibles du nicotisme, il faut se servir de longs tuyaux, qui arrêtent la nicotine, et fumer du tabac bien sec, moins nuisible que l'humide. Il ne faut jamais fumer à jeun, ni dans les endroits clos comme les cafés et les brasseries, où les vapeurs du tabac vicient, au suprème degré, l'air respirable. La cigarette présente l'avantage de contenir moins de nicotine que la pipe et le cigare, et l'inconvénient grave de prêter à de plus grands abus.

Le tabac prisé ou fumé d'une façon immodérée est évidemment nuisible ; mais (comme le fait observer Bouchardat) il serait bien difficile d'en priver le soldat en campagne, le marin et l'ouvrier. Fumer est une distraction dont il est presque impossible de se déshabituer : quand un malade redemande à fumer, c'est un bon signe, dont le médecin tient toujours compte. On cite, au surplus, des fumeurs qui ont vécu très longtemps. Le fumeur invalide Brissac mourut à Trieste à l'âge de cent seize ans ; Henry Hartz, du Schlesswig, mourut à cent quarante-deux ans. Milton, Addison, Walter-Scott, lord Byron, Bacon, Kant, Newton, Napoléon Ier étaient fumeurs ou priseurs. Mais, en regard de ces noms, que d'intoxications causées par le tabac, surtout chez les enfants et les jeunes gens! Concluons en disant que l'usage du tabac doit être très modéré : sans offrir de réels avantages hygiéniques, cet usage ne présente pas non plus, en général, d'inconvénients bien redoutables pour la santé des adultes.

Le café est le meilleur correctif de l'action hyposthénisante du tabac. et Méry a eu parfaitement raison de vanter l'association de Moka et de La Havane, « ces deux merveilleux pays qui s'entendent pour donner une fête au cerveau » !

CHAPITRE VIII

EXERCICE. — GYMNASTIQUE. — TRAVAIL ET ACCIDENTS DU TRAVAIL. — PROFESSIONS

On entend par exercice *le mouvement actif du corps qui nécessite la contraction d'un ou plusieurs muscles soumis à la volonté.* Les expériences de physiologie ont montré que, pendant la contraction des muscles, il y a une élévation de la température : cette élévation témoigne d'une combustion plus active qu'à l'état de repos. Pendant la contraction, il y a aussi rénovation plus active des tissus : plus un muscle se contracte, plus il devient vigoureux. Les mouvements actifs du corps, l'exercice, la gymnastique, le travail physique sous toutes ses formes augmentent l'appétit et exercent une action fortifiante et tonique sur tout l'organisme.

L'hygiène s'occupe, sous le nom de *Gesta* (choses faites) de l'exercice, de la gymnastique, du travail et des professions.

Gymnastique. — La gymnastique est une série d'exercices méthodiques qui ont pour objet de donner au corps la force et la souplesse. La gymnastique, en apprenant à l'homme la confiance en lui-même, le rend plus courageux ; en augmentant sa vigueur, elle lui enseigne à supporter les privations et les intempéries, et à triompher des obstacles. Les exercices du corps servent donc à faire de bons soldats, indispensables à la patrie, et des hommes utiles à leurs semblables, comme nos pompiers et nos sauveteurs.

L'homme primitif, obligé de lutter contre les intempéries et contre des animaux plus forts, a dû, pour résister, se livrer à une gymnastique naturelle qui lui permît de devenir extrêmement robuste et agile. Suivant Dujardin-Beaumetz, il dut se livrer à ces danses, qu'exécutent encore les peuples primitifs. (Pour les danses de chasse, imitation de l'allure de l'animal et de la lutte qu'il a eu à soutenir ; quant à la danse de guerre, depuis la pyrrhique des Grecs jusqu'aux danses des anthropophages, elles relèvent toutes des attitudes et gestes guerriers.) Mais les premières indications sur la coordination des mouvements gymnastiques et sur leur utilité hygiénique se trouvent dans les livres chinois et indiens. L'an 2698 avant notre ère, parut en Chine un livre, le *Cong-fou* (*l'art de l'homme*) où l'on met en pratique cette maxime : *perfectionne-toi toi-même, renouvelle-toi complètement chaque jour, fais-le de nouveau et toujours de nouveau.*

Ce livre insiste sur la gymnastique respiratoire, explique l'influence physiologique des exercices par des données assez conformes à notre physiologie actuelle : après plus de quatre mille ans, nous adoptons encore les mêmes règles. Dans le *Cong-fou*, le mouvement établit l'équilibre de la respiration, et la respiration est le balancier qui entretient le cours et la composition du sang : elle change et modifie la composition et la proportion des principes du corps.

Dans les Védas et surtout l'*Ayur-Véda* (*science de la vie*) qui parurent 1600 ans avant Jésus-Christ, il y a des préceptes sur les frictions, les massages, les ablutions, la manière de respirer et les exercices. De l'Inde, la gymnastique passa en Egypte, où les monuments nous ont donné des indications précieuses sur les manœuvres et danses guerrières usitées dans la vie sociale des Égyptiens (Champollion Figeac et Krause).

Les Grecs, plus que tous les autres peuples, avaient fait de la gymnastique une nécessité de l'instruction et de l'éducation. Amoureux du beau sous toutes ses formes, les Athéniens ne séparaient pas la beauté morale de la beauté physique. Le laideur, le vice et la lâcheté étaient, pour eux, inséparables, comme l'étaient la beauté, la vertu et le courage. Ils ont su admirablement tirer parti de tous les exercices corporels pour ce programme : « Mettre l'âme d'un sage dans un corps d'athlète. » Ils divisaient la gymnastique en quatre parties : 1º course, saut, natation, marche, lutte ou *palestrique;* 2º mouvements avec armes ou *oplomachie;* 3º danses religieuses et guerrières ou *orchestrique et pyrrhique ;* 4° gymnastique médicale, dont les médecins grecs ont su très bien se servir. Tous ces exercices se pratiquaient complètement nus (pour les hommes comme pour les femmes), d'où le nom de gymnastique, de *gumnos* (*nu*). Les plus grands hommes fréquentaient les gymnases, où l'on donnait tout aussi bien l'instruction morale que l'instruction physique : Platon a dû son nom à la largeur de ses épaules.

Par la gymnastique, les Grecs ont été les premiers soldats de leur temps. Ils avaient divinisé la force sous le nom d'Hercule : les jeux Olympiques (tous les quatre ans), Pythiens (à Delphes), Isthmiques (à Corinthe), étaient des fêtes de la gymnastique autant que des fêtes de l'esprit. C'est grâce à leur amour pour la patrie et à leur valeur militaire que Léonidas et ses Spartiates arrêtèrent les Perses aux Thermopyles ; que les Grecs furent vainqueurs à Marathon, à Salamine et à Platées, etc.

Les Romains, toujours en guerre, n'ont vu, dans la gymnastique, que le moyen le plus sûr de faire des soldats. Ce n'était pas, pour eux, une science étudiée et raffinée comme chez les Grecs : ils l'avaient réduite, peu à peu, aux exercices simplement militaires. Par le maniement des armes les plus lourdes, par les réunions du Champ de Mars, par la natation sous la cuirasse, ils n'ont cherché qu'à développer la force musculaire, pour faire des soldats robustes et résistants. Dans les premiers temps de la République, ils se livraient, sur le

Forum, à leur jeu national, le jet du disque : pendant très longtemps même, on vit, sur une borne du Forum, le disque dont se servait Ancus Marcius ; ce disque attestait la vigueur des anciens Romains, puisque les jeunes patriciens des derniers temps de la République ne pouvaient plus le soulever : Caton seul pouvait encore le lancer, d'un bras vigoureux. Avec cette éducation militaire, le soldat romain faisait facilement, pendant plusieurs jours, sous tous les climats, 20 milles en cinq heures, portant un poids ordinaire de 60 livres et quelquefois les instruments du campement, avec vivres pour quinze jours !

Au moyen âge, les exercices équestres, les tournois. les carrousels, les joûtes à l'épée et à la lance ont été les exercices usités pour rendre les hommes plus adroits, plus vigoureux et plus courageux. Dans nos musées, il existe des armes de cette époque, dont le poids est énorme et que nous ne pourrions assurément manier comme le faisaient les hommes de la féodalité. Rabelais, dans le XXIIIe chapitre de *Gargantua*, donne, d'une façon précise, l'idée de ce qu'était l'éducation corporelle d'un jeune seigneur. Il nous montre Gargantua ne perdant pas une heure du jour et instruit d'abord, au point de vue intellectuel, puis : *ce faict, estait habillé, peigné, testonné, accoustré, durant lequel temps on lui répétait les leçons du jour de devant. Ce faict, issoient hors, se desportoient ès-prés et jouaient à la balle, à la paulme, galantement s'exerçant le corps, comme ils*

avoient les âmes auparavant exercé et cessoient ordi-
noirement lorsque suoient parmi le corps. Adonc étaient
très-bien essués et frottés, changeoient de chemise et
doulcement se pourmenant alloient voir si le disner estoit
prest. La digestion parachevée, issoient hors leur hostel
avec l'écuyer gymnaste qui lui montroit l'art de la
chevalerie, montoit sus un coursier, sus un roussin,
un genet, un cheval barbe, cheval léger, et lui donnoit
cent quarrières, le faisoit voltiger en l'air, franchir le
fossé, saulter le paillis, court tourner en un cercle tant
à dextre comme à senestre. Puis, branloit la pique,
s'aquoit de l'espée à deux mains, de la dague, du poi-
gnard, de la hache, couroit le cerf, le chevreuil, le sanglier ; puis luctoit, couroit, saultoit, nageoit en profonde
eau, tenant un livre à la main sans le mouiller et issant
de l'eau roidement, tournoit, gouvernoit, mesnoit hâti-
vement, retenoit en pleine excluse un basteau. Issant du
basteau, montoit en contre la montagne, gravoit es-
arbres comme chat ou escureuil. Avec deux poignards
accérés, montoit en haut d'une maison comme un chat.
On lui attachoit un cable en quelque haute tour pendant
à terre et par icelui montoit si roidement et si assuere-
ment, que plus ne pourriez parmi un pré bien égalé.
Puis pour galanter les nerfs on lui avoit fait deux
grosses saumones de plomb lesquelles nommait allères ;
icelles prenoit de terre de chacune main et les elevoit en
l'aer au-dessus de sa tète, les tenoit ainsi sans soi re-
muer.

Cette citation un peu longue est intéressante à rapporter, parce que nous y retrouvons décrits d'excellents exercices, encore en vogue ; l'hygiène de la gymnastique s'y trouve soigneusement tracée, pour nous faire voir toute l'importance qu'on doit attacher aux divers exercices du corps. Dans son merveilleux ouvrage, Rabelais n'oublie pas non plus l'importance de la gymnastique respiratoire : il nous montre l'écuyer gymnaste mettant sa sollicitude à développer les poumons de son élève Gargantua : « *et pour s'exercer le thorax et le poumon crioit comme tous les diables. Je l'ouis appelant une fois Endemond depuis la porte Saint-Victor jusqu'à Montmartre.* »

Le réformateur Luther affirme aussi la nécessité de la gymnastique pour l'entretien de la santé : « Elle produit une membrure forte et robuste, tout en entretenant le corps en état de santé ; elle empêche la jeunesse de s'abandonner à la paresse, à la débauche, à la boisson et au jeu. » Nous avons dit, à propos de l'hygiène scolaire, l'opinion de Montaigne proclamant cette vérité : *Ce n'est pas une âme, ce n'est pas un corps qu'on dresse, c'est un homme, et il n'en fault faire à deux, et, comme dit Platon, il ne faut pas les dresser l'une sans l'autre, mais les conduire également, comme un couple de bœufs attelés au même limon.*

Plus tard, l'usage et le perfectionnement des armes à feu, dont les projectiles purent trouer les plus lourdes cuirasses, firent déchoir l'importance de la force individuelle. Les exercices gymnastiques tombèrent en discrédit, bien que des médecins (comme Mercuriali) et des généraux, comme Maurice de Saxe (celui qui disait qu'on gagne les batailles avec les jambes), aient sérieusement cherché à les remettre en honneur. Ce n'est qu'au XIXᵉ siècle, sous l'impulsion donnée par le colonel Amoros, Laisné et Paz, que la gymnastique recommença à entrer dans l'éducation des jeunes gens. Depuis 1870, elle fait partie intégrante de l'éducation militaire et civile. Après Iéna, les Allemands en avaient fait une obligation dans l'armée et les écoles; il était bien temps qu'en France on suivît ce salutaire exemple.

Des écrivains illustres ont proclamé l'utilité des exercices corporels : Platon, Cicéron, Pline, Galien (qui se luxa la clavicule en faisant de la gymnastique, etc.). Montaigne recommande de ne pas exercer l'esprit au détriment du corps ; Musset dit qu'un professeur d'escrime n'est jamais mélancolique. Des enfants et des hommes délicats sont devenus forts en faisant de la gymnastique. Agésilas (né boiteux et tellement difforme qu'il eût été noyé dans l'Eurotas, suivant la barbare coutume des Spartiates, sans la pitié de sa mère) devint, par la gymnastique, un des plus robustes et des plus vaillants capitaines de son temps. Socrate, Pélopidas, Platon, Démosthène, les deux Caton, César, Pompée, Adrien, Marc-Aurèle durent aux exercices du corps leur puissance de résistance aux fatigues de la guerre et aux luttes de la politique. Pompée, à cinquante-huit ans, allait encore au Champ de Mars et ne le cédait en rien aux plus robustes soldats. Le poète Horace nous parle de l'heureuse influence de l'équitation, de la natation, de l'escrime, de la chasse, du jeu de paume, de la marche, du saut, de la course; il reproche à Lydie de corrompre Sybaris et de l'empêcher, en le gardant près d'elle, de prendre part aux exercices de ses camarades : « la paresse, l'inaction et les plaisirs font, dit-il, perdre la virilité. » Le poète Lucilius nous raconte qu'il faisait de la gymnastique et allait transpirer dans les gymnases.

Les exercices, quels qu'ils soient, constituent le plus puissant moyen d'invigoration. Ils font entrer plus d'air dans les poumons ; ils activent aussi les combustions organiques, et constituent le meilleur tonique dont on puisse faire usage. Il ne faut pas croire que la gymnastique consiste à faire des tours d'acrobate ; elle doit, par des mouvements variés et méthodiques, décrits dans les ouvrages spéciaux, développer tous les muscles du corps [1].

Un excellent système, dû au Dr Schreiber, n'exige ni appareil ni aide et peut s'exécuter partout. Ce système réside en un ensemble de mouvements variés et méthodiques que voici:

1° Faire avec les bras un mouvement circulaire, — 20 fois.

2° Etendre les bras en avant (30), — en dehors (30)

---

[1] Voir : *La santé par l'exercice* du Dr Monin et *l'Hygiène de l'exercice* du Dr Roblot (Société d'Éditions scientifiques).

en hauteur (12), — 8 à 10 respirations fortes et profondes.

3° Exécuter un mouvement circulaire avec le tronc (30).
— Se frotter les mains (80). — Redresser le tronc (12).
— Élever la jambe latéralement (18). — 8 à 10 respirations fortes et profondes.

4° Rapprocher les jambes (8). — Étendre et fléchir le pied (40). — Exécuter un mouvement analogue à celui de scier (30). — Élever le genou en avant (12). — 8 à 10 respirations.

5° Lancer les bras en avant et en arrière (10). — S'accroupir (24). — Lancer les deux bras latéralement (100). — 8 à 10 respirations.

6° Exécuter des mouvements analogues à celui de fendre du bois (20), de faucher (24). — Trotter sur place (300). — 8 à 10 respirations.

7° Lancer la jambe en avant et en arrière (24), latéralement (24).

Les chiffres indiquent le nombre *maximum* auquel on doit arriver graduellement. On peut exécuter tous ces mouvements en une demi-heure. On doit les faire avec lenteur, avec des repos après chaque série et de grandes inspirations. Il faut y déployer une certaine vigueur et tendre les muscles de façon à ce que chaque mouvement soit net et pleinement exécuté. On n'arrivera, d'ailleurs, au chiffre maximum qu'après des transitions insensibles, sans fatigue et sans douleurs musculaires. D'après Schreiber, cette série de mouvements est égale à l'exercice produit par une marche de quatre à cinq heures.

Il faut éviter de se livrer aux exercices gymnastiques immédiatement après les repas et de rester au repos le corps en sueur, sans changer de linge. La gymnastique doit être graduée, proportionnée aux âges et aux forces individuelles.

Travail et professions. — Les professions exercent sur les individus, des influences particulières qui sont du domaine de l'hygiène pratique.

Qu'entend-on par travail ? On a dit très justement que le travail était la vie, la santé et le bonheur. Travailler est un devoir indispensable à l'homme social : « Riche ou pauvre, puissant ou faible, tout citoyen oisif est un fripon. » (J.-J. Rousseau.)

Tout homme, pour vivre utile, doit travailler : *le travail est la série des efforts, tant intellectuels que physiques, nécessaires pour exercer une profession.* Le travail est éminemment hygiénique : quand il est bien dirigé, bien gradué, bien mesuré, il constitue l'une des conditions les plus favorables à la santé [1].

Travail intellectuel et travail manuel. — Le travail intellectuel a une influence particulière sur le système nerveux et les fonctions digestives : nous l'étudierons plus loin.

[1] Voir Dr E. Monin, *L'hygiène du travail*, 1 vol. de 300 pages Hetzel, éditeur).

L'homme qui exerce une profession manuelle a bon appétit et bonne santé, surtout s'il travaille au grand air, comme le paysan. Mais, si le travail n'est pas proportionné aux forces, s'il est exercé dans un mauvais air, s'il a lieu pendant la nuit, l'organisme s'use, alors, rapidement, le sang s'appauvrit, l'appétit se perd et le travailleur s'étiole par *surmenage*. Le travail de nuit est, assurément, l'une des plus funestes conditions de la vie ouvrière ; car l'organisme éprouve le besoin de se reposer, de chômer à intervalles périodiques. Le sommeil constitue une réparation indispensable ; or, le sommeil du jour n'est jamais aussi foncièrement réparateur que celui de la nuit. La Genèse a dit que, le septième jour, le Seigneur se reposa ; cet éternel précepte, consacré par le temps et par toutes les religions, est trop oublié à notre époque, où l'on ne se repose même plus le dimanche, après avoir travaillé toute la semaine.

Il y a des inconvénients très sérieux résultant du travail exercé dans de mauvaises conditions. Ces inconvénients relèvent :

1° Du travail exagéré, mal dirigé ;

2° Des milieux où s'exercent les professions ;

3° De la nature même de la profession.

Certains travaux ont lieu dans des ateliers mal ventilés, où il n'y a pas un renouvellement d'air suffisant. Un grand nombre de professions ne s'accomplissent qu'en imposant aux ouvriers des attitudes vicieuses, causes d'affections plus ou moins graves, de déformations physiques, qui deviennent persistantes à la longue. Les tailleurs, qui travaillent les jambes repliées sous le tronc, sont sujets aux maladies d'estomac et du foie. Les cordonniers, qui appuyent la *forme* sur leur sternum, présentent une dépression sous-sternale. Les mineurs, souvent forcés de se tenir agenouillés, dans les galeries peu élevées; les frotteurs, les religieuses, etc., présentent des affections du genou (*hygromas*).

Accidents, blessures, brûlures résultant des professions. — D'autres professions occasionnent des accidents variés, comme des luxations, des hernies, des chutes, des blessures, brûlures, etc.

Les travaux de force (terrassiers, camionneurs, déménageurs, déchargeurs) exposent aux luxations, aux fractures, aux hernies. Dans quelques départements de France (Creuse, Haute-Vienne, Vienne) d'où les hommes émigrent vers les grandes villes en qualité de maçons, charpentiers, pendant les six mois de belle saison, les femmes exécutent les travaux pénibles de l'agriculture et sont alors fréquemment atteintes de hernies.

Les maçons, les couvreurs, les charpentiers sont exposés à des chutes. Un grand nombre de travailleurs (forgerons, fondeurs, raffineurs, brasseurs, distillateurs, chimistes, etc.) sont exposés aux brûlures. En cas de brûlure, la première indication est de soustraire la plaie au contact de l'air, pour empêcher la contamination par les germes nuisibles. Un corps gras très propre, non rance, comme la vaseline, l'huile d'olives, sera appliqué sur la brûlure, qu'on recouvrira, ensuite, avec une épaisse couche d'ouate. Il faut éviter, à tout prix, d'enlever brusquement les vêtements et l'épiderme, qui sert de membrane protectrice. Il faut se garder aussi d'appliquer les topiques populaires, très souvent malpropres et dangereux.

Les blessures sont produites par des instruments tranchants, piquants ou contondants. La gravité des blessures résulte du plus ou moins d'épaisseur des tissus intéressés, elle varie selon les organes, viscères, nerfs, veines, ou artères, lésés. S'il n'y a pas d'hémorragie, on appliquera un linge bien propre, imbibé d'une solution antiseptique (acide phénique à 4 pour 100, acide borique à 4 pour 100, sublimé au millième). Si, au contraire, un vaisseau a été coupé ou piqué, il faut connaître la différence entre l'écoulement du sang d'une artère et celui qui vient d'une veine. Le sang artériel sort par saccades isochrones aux pulsations du pouls, et peut s'élever à une certaine hauteur, suivant le calibre du vaisseau ; ce sang est rouge, rutilant. Le sang veineux s'écoule en nappe, en bavant : il est noir. En attendant le médecin, si la blessure siège aux membres, on appliquera un lien constricteur, comme un mouchoir ou une large bande, à la racine du membre, et l'on exercera une compression continue avec le doigt ou un tampon placé sur la plaie. Dans tous les cas, il est essentiel de soustraire celle-ci au contact de l'air et de ne la toucher qu'avec des mains très propres.

Les coups portés sur le nez donnent souvent lieu à des hémorragies très abondantes. On commencera par faire des applications froides sur la figure et à la partie supérieure du dos ; on fera élever les bras au-dessus de la tête ; si l'hémorragie ne s'arrête pas, il faudra *bourrer* la narine d'où sort le sang avec un tampon de charpie, de linge fin, d'étoupe, d'ouate.

Les *contusions* présentent différents degrés, suivant que la peau est intacte ou qu'il y a plaie. Quelquefois, la contusion va jusqu'au broiement. Il faut appliquer, dans ces cas, des compresses et des cataplasmes froids. Un mélange à parties égales d'alcool camphré et d'eau blanche constitue le meilleur des résolutifs ; mais il ne faut en faire usage que sur les contusions sans ouverture de la peau.

On évitera d'appliquer des compresses d'arnica, ce remède populaire si usité : car l'arnica est irritant et occasionne souvent des érysipèles artificiels, points de départ de phlegmons graves et de complications sérieuses.

Influences générales des professions. — L'influence des professions s'imprime, sur l'organisme de certaines classes ouvrières, en traits permanents et donne même lieu à certaines modifications héréditaires. Il y a prédominance des maladies nerveuses chez les personnes adonnées aux travaux intellectuels. Autrefois, ces maladies étaient l'apanage des classes aisées ; mais, actuellement, l'alcoolisme a égalisé les conditions sociales : à ce point de vue, l'ouvrier fournit proportionnellement autant de névropathes, si non plus, que le riche. La phtisie pulmonaire est transmise aux enfants par des parents que leur profession prédispose à cette terrible maladie. Lombard (de Genève) a trouvé que sur 1,000 décès de phtisie les proportions sont les suivantes :

Professions à émanations, poussières minérales et végétales : 176. (Aiguiseurs, tailleurs de silex, casseurs de pierre, ardoisiers, mineurs, balayeurs, batteurs en grange, cardeurs, charbonniers, déchargeurs de bateaux, fariniers, féculiers, meuniers, ramoneurs, scieurs de long.)

Professions à poussières diverses : 145. (Batteurs de tapis, cardeurs de soie, de laine, déballeurs, criniers, brossiers, chapeliers, fourreurs, plumassiers, matelassiers, tourneurs en ivoire et en corne.)

A vie sédentaire : 140.

A vie passée dans les ateliers : 138.

A air chaud et sec (raffineurs) : 127.

A position courbée : 122.

Professions à mouvements de bras par secousses : 116.

A exercices musculaires et à vie active : 89.

D'après cette statistique, il est facile de voir que les gens qui travaillent au grand air et mènent une vie active sont moins éprouvés que les ouvriers des ateliers.

Les professions les plus dangereuses sont celles qui ont pour objet le travail de substances émettant à l'air des poussières dures et fines.

Dans les usines, les manufactures et les villes ouvrières, la plus grande masse des ouvriers se meurt de lymphatisme et de scrofule. La population scolaire de nos villes industrielles est profondément entachée de manifestations scrofuleuses : glandes, cicatrices au cou, éruptions diverses, maux d'yeux et d'oreilles, mauvaises dents, débilité générale. La misère, les privations et excès des parents, l'alimentation prématurée, le manque d'air et d'alimentation réparatrice en sont les facteurs principaux. Dans les pays industriels, la moyenne de la taille est au-dessous de celle des campagnes.

Les documents officiels prouvent que la population des pays d'usines et de fabriques est moins vigoureuse que le groupe agricole. Dans ces agglomérations, les excès et la débauche prématurés, ajoutés à toutes les funestes conditions de travail forcé, d'émanations dangereuses, air confiné, logements insalubres, nourriture défectueuse, finissent par détériorer les organisations les plus robustes. Toutes ces causes d'affaiblissement moral et physique, agissant sur plusieurs générations, tendent à épuiser et affaiblir les races. D'ailleurs, les divers agents de morbidité sont plus ou moins actifs suivant le sexe et l'âge.

Les *femmes*, moins vigoureuses que les hommes, ont aussi une mortalité plus considérable. L'inégalité des

salaires est trop grande et conduit trop souvent au vice
et à la débauche. Outre le travail de l'atelier, la femme,
épuisée par plusieurs allaitements, astreinte à tous les
soins du ménage, se privant, plus que l'homme, pour
ses enfants, prend un repos insuffisant : son organisme
devient alors un terrain propice à toutes les maladies.

Le *travail des enfants* est régi surtout par la loi du
19 mai 1874, qui a introduit dans la législation indus-
trielle une série de dispositions pour assurer leur sécurité et protéger leur développement physique et moral. Des
inspecteurs divisionnaires, au nombre de vingt et un, des
inspecteurs départementaux et des Commissions locales
veillent à l'application de la loi. Mais il y a des départements où il n'existe pas d'inspecteurs et où les commissions locales ne fonctionnent pas, malgré un grand
nombre d'établissements industriels. La loi de 1874 a
fixé à douze ans, d'une façon générale, l'âge où il est
permis d'admettre les enfants dans les établissements,
usines, manufactures, ateliers. Mais elle a laissé au gouvernement la faculté d'admettre des enfants de dix à
onze ans, six heures par jour, dans certaines industries. La même loi a interdit le travail de nuit et le travail du dimanche pour les enfants et les filles mineures,
pour ces dernières seulement dans les usines et les
manufactures.

Il y a de nombreux abus et de trop fréquentes déro-
gations à la loi. Au point de vue hygiénique, dans les
grands établissements où travaillent les enfants, les

locaux sont généralement convenables : mais, dans les petits ateliers, la situation est loin d'être aussi satisfaisante. Dans les grandes villes, à Paris surtout, à cause de la cherté des loyers, les enfants travaillent dans des pièces trop étroites, mal ventilées, mal éclairées. En 1884, 48,817 établissements ont été visités ; en 1885, 60,810, dont 25,434 pour la circonscription de Paris. Il y a donc eu amélioration de la surveillance ; mais les visites ne sont ni assez fréquentes ni assez rigoureuses. Les enfants doivent être protégés. non seulement contre les industriels peu scrupuleux, mais (ce qui est triste à dire) contre les exigences, l'ignorance, la dureté et les besoins de dissipation de certains parents, qui forcent leurs enfants à exécuter des travaux excessifs pour leur âge. L'enfant, c'est l'avenir de la patrie : la loi devrait se placer, d'une manière formelle, entre les exigences des patrons et la cupidité des familles. L'Angleterre a devancé la France pour l'amélioration du travail des enfants : de 1802 à 1833, époque où a été faite la réforme du travail, huit bills ont été promulgués pour conserver et ménager les forces du jeune âge. D'une intéressante statistique publiée par M. Lévy, il ressort que, dans deux départements d'Alsace où le travail ne dépassait pas un nombre d'heures raisonnable, on obtenait un contingent de 100,000 soldats, en réformant 6,822 sujets infirmes ou difformes, tandis que dans deux départements de Normandie (Seine-Inférieure et Eure), où le travail était plus long, il fallait réformer 15,528 hommes !

Des inspections médicales, fréquentes et rigoureuses, devraient être instituées pour suspendre, améliorer, diminuer ou augmenter le travail des enfants, suivant leur santé, leur croissance, la vigueur ou la faiblesse de leur constitution.

Modificateurs généraux des professions. — Les modificateurs généraux des professions sont : toutes les conditions d'habitation, d'alimentation, de vêtements, de travail à l'air confiné, ainsi que les actions perturbatrices de la santé sous toutes les formes.

1° *Air et habitations* ou *circumfusa (choses environnantes)*. Les professions se divisent en deux grandes classes, suivant qu'elles s'exercent à l'air libre ou à l'air confiné. Les grands ateliers, bien aménagés, où l'air circule librement, exposent beaucoup moins que les ateliers étroits et clos. Les travailleurs des champs sont plus robustes et mieux portants que ceux des villes. Le grand air est une condition tellement favorable à la santé, que le paysan qui vient travailler dans les villes, une fois privé de cet air où il a vécu, fournit un contingent énorme à la phtisie.

L'atelier clos, où sont entassés de nombreux ouvriers, les écoles encombrées, l'habitation où l'on vit, agissent d'une façon identique. L'air non renouvelé, l'élévation de la température, la saturation de l'atmosphère par toutes les émanations du corps et de la respiration possèdent une action des plus mauvaises sur l'organisme.

Les vapeurs, les poussières sont dangereuses ; aussi, doit-on nettoyer les ateliers, dès la sortie des ouvriers, pour que les poussières soient retombées au moment de leur rentrée : les nettoyages seront faits avec des linges imbibés d'une solution antiseptique. Les poussières très fines sont les plus nuisibles, parce qu'elles pénètrent plus facilement dans les voies respiratoires et digestives ainsi que dans les inégalités et pores de la peau.

Les logements ouvriers laissent, le plus souvent, beaucoup à désirer : étroits, sales, obscurs, humides et malsains, trop souvent ils n'offrent qu'une seule pièce qui sert de cuisine, de chambre à coucher et d'atelier. Toutes les émanations s'y accumulent, et la nuit toute la famille respire dans une atmosphère viciée. L'hiver, un poêle et l'air soigneusement confiné viennent encore apporter de nouvelles causes à l'insalubrité du logement. Il existe ainsi des taudis où il est impossible de respirer quand on y entre inopinément ; on se demande comment les habitants peuvent résister.

Comme l'a bien fait remarquer M. Lévy, il faut constater aussi que les ouvriers paresseux et ivrognes se logent toujours dans les mêmes maisons et les mêmes quartiers, tandis que les ouvriers travailleurs et économes recherchent les maisons salubres dans les quartiers et les rues aérés. Ils cherchent à donner à leur famille une hygiène plus convenable, en s'imposant quelques sacrifices d'argent : tous les médecins ont pu s'assurer que ces derniers étaient moins souvent malades, moins atteints par

les maladies contagieuses que leurs camarades insou-
ciants et « noceurs ».

2° *Aliments* ou *ingesta* (*choses ingérées*). L'ouvrier
dépense beaucoup en force ; aussi doit-il prendre une
alimentation réparatrice. Kant l'a dit avec raison :
« L'homme n'est que ce qu'il mange. » Il est vrai que le
Français mange moins de viande que l'Anglais; mais
l'extension des boucheries coopératives pourrait assurer,
à bon compte, à l'ouvrier l'aliment dont il a le plus de
besoin. Toutes les crises commerciales, industrielles,
politiques, réagissent sur les salaires, qu'elles font baisser : c'est l'ouvrier le moins payé qui en souffre le plus.
Dans les périodes critiques, la classe ouvrière, se nourrissant d'une façon plus défectueuse encore que de coutume, présente un grand nombre de malades. Les
entrées dans les hôpitaux prennent alors des proportions
telles qu'il est difficile d'y faire face. Mais, hélas ! le
cabaret et la mauvaise habitude de fêter le dimanche et
le lundi prélèvent encore leur dime sur une maigre
paye ; en deux ou trois jours, l'ouvrier dépense ce qui
aurait pu le faire vivre pendant la semaine. Se nourrissant mal, il croit que l'alcool le soutient : l'ivrognerie
(qui dégénère vite en alcoolisme chronique) s'installe
chez le chef de famille, et avec elle les mauvais exemples
donnés aux enfants, la misère, les rixes. les délits et les
désordres de toutes sortes s'emparent du foyer.

3° *Vêtements* ou *applicata* (*choses appliquées*). — *Soins
de propreté.* Les ouvriers, quoique mieux habillés qu'au-

trefois, laissent encore bien à désirer au point de vue de l'hygiène des vêtements. Ils ne changent pas assez souvent de linge ; ils gardent trop longtemps sur le corps des chemises et vêtements gras, imprégnés de sueur, de sécrétions cutanées, de poussières souvent toxiques. Le plus grand nombre ne sait pas se couvrir suivant sa profession et les différentes saisons. Quant aux soins de propreté, on peut dire que la majorité les néglige dans leur nécessité même la plus élémentaire. Les forgerons, chauffeurs, fondeurs, verriers, tous ceux qui travaillent à une température élevée, devraient se dévêtir pendant le travail, et chaudement se couvrir à la sortie des ateliers. De bons vêtements, bien appropriés aux professions et aux saisons, réduiraient certainement le nombre de ces maladies qui frappent surtout les travailleurs : la phtisie, par exemple, qui arrive après une série de rhumes négligés ; les rhumatismes et leurs complications cardiaques, les maux de gorge, etc.

S'il existait partout des bains municipaux, où les ouvriers, moyennant une très faible rétribution, pourraient se rendre au moins une fois par semaine, on éviterait ainsi les maladies de peau, si communes chez les artisans, et les intoxications diverses auxquelles ils sont exposés. Quand imiterons-nous les Romains et les Grecs, qui, après avoir travaillé le jour, allaient au bain le soir pour se nettoyer et se délasser ?

4° *Impressions perçues par les sens et les fonctions cérébrales* ou *percepta*. Certaines professions fatiguent, spécialement, tel ou tel sens. Celles qui ont pour objet le travail sur des matières éclatantes, comme les glaces, les métaux, sont préjudiciables à la vue. Il faudrait toujours interposer, entre la matière travaillée et le travailleur, une gaze verte, pour arrêter les rayons lumineux et n'avoir que de la lumière diffuse. La ténuité, la petitesse de la matière travaillée ont aussi une action nuisible sur l'œil (horlogers, brodeuses, imprimeurs). Les imprimeurs qui travaillent à la lueur du gaz ont souvent des affections de la vue résultant de l'exiguïté des caractères et de la lumière trop vive réfléchie par la blancheur du papier. Galilée est devenu aveugle en fixant les astres. Le bruit des marteaux, des machines bruyantes, la détonation du canon exercent une influence nuisible sur l'organe de l'ouïe. Les bonnes et mauvaises odeurs finissent par diminuer et abolir l'odorat.

5° *Actions, choses faites* ou *gesta.* — L'air confiné, la nature des matières travaillées, le défaut d'exercice libre prédisposent au lymphatisme, à la scrofule et à la tuberculose. Nous venons de voir que, d'après Lombard (de Genève), les professions sédentaires donnent 141 phtisiques sur 1,000, tandis que les professions actives n'en donnent que 89. Les professions qui exercent les bras, les jambes et le corps débilitent moins et usent moins vite que les professions assises. L'homme est fait pour exercer ses organes : le défaut d'exercice d'un ou plusieurs organes réagit sur tout son organisme d'une façon plus ou moins grave.

Les professions à mouvements immodérés exposent aux anévrismes, aux hernies, aux fractures et luxations. Les attitudes vicieuses forcées impriment au corps un aspect spécial. Les porteurs de la halle ont de larges épaules et marchent courbés ; les pétrisseurs ont des bras volumineux, souvent en disproportion avec leur corps ; les cordonniers ont une dépression sous-sternale ; les tailleurs sont voûtés ; le marin marche d'une manière particulière. On a raconté qu'autrefois les gentilshommes de la cour d'Espagne (qui ne pouvaient s'asseoir devant le roi) étaient sujets aux varices, aux œdèmes et ulcères des membres inférieurs ; les laquais qui se tenaient debout derrière les carrosses étaient parfois atteints d'anévrismes du creux poplité (creux du jarret). Du temps de Juvénal, du moins, la profession sacerdotale exposait aussi aux varices : *varicosus fit aruspex*.

Professions intellectuelles. — Les professions intellectuelles sont celles d'avocat, médecin, peintre, statuaire, musicien, jurisconsulte, professeur, instituteur, notaire, employé, etc... Chez ces sujets, l'excitation habituelle du cerveau peut se propager à tout le système nerveux ; d'où prédisposition aux maladies nerveuses, aux lésions de l'encéphale et de la moelle épinière (ramollissement cérébral, apoplexie, hypocondrie et folie). On a remarqué que les mathématiciens sont sujets à des névroses cérébrales, dues aux excès de travail. En effet, le cerveau, toujours excité, se congestionne ;

il fonctionne, toutefois, convenablement, tant que l'âge
n'est pas trop avancé ; mais, avec les années, les vaisseaux
de l'encéphale perdent leur élasticité, se rouillent, se
durcissent et réagissent moins bien contre la poussée san-
guine. Le sang y circule mal : de là des assoupissements,
le ramollissement cérébral et l'apoplexie : cette dernière
a fait d'illustres victimes, comme Pétrarque, Copernic,
Malpighi, Richardson, Linné, Daubenton, Spallanzani,
Monge, Cabanis, Corvisart, Walter-Scott. Tout le monde
connaît la légende du chapeau de Napoléon qui devenait
trop petit après une grande bataille. Il est certain que
tout travail intellectuel amène une congestion passagère
du cerveau ; mais il ne faut pas croire qu'elle aille
jusqu'à faire grossir le crâne : l'opinion précédente a
pris naissance dans l'imagination d'admirateurs trop
passionnés du grand capitaine.

Sur 48 cas d'hypocondrie, Michea a compté 39 individus occupant des professions libérales. La folie est
très commune, du reste, chez tous les intellectuels : c'est
la réaction, et, en quelque sorte, la revanche du cerveau contre les abus qu'on lui fait souffrir.

Les maladies d'estomac, la constipation, les obstruc-
tions intestinales, le catarrhe de la vessie, la congestion
de la prostate, la gravelle, la pierre sont aussi des maladies communes aux ouvriers de la pensée. Amyot,
Érasme, Harvey, Calvin, Bacon, Leibniz, Newton, Bossuet, d'Alembert, Buffon, Voltaire ont été atteints de
gravelle ou de calculs. Souvenons-nous du mot de Pas-

cal : Un petit caillou engagé dans l'urèthre de Cromwell a failli changer la face du monde.

Certaines maladies sont spéciales à diverses branches des professions intellectuelles : le statuaire respire des poussières, le peintre se trouve en contact avec des couleurs toxiques; l'avocat, l'orateur, le prédicateur sont sujets aux diverses affections de la gorge et du larynx ; le médecin court, à chaque instant, les dangers de la contagion : souvent, d'ailleurs, ce n'est pas sans peine qu'il a pu s'habituer aux émanations de l'hôpital et de l'amphithéâtre.

Les règles d'hygiène applicables aux professions intellectuelles sont les suivantes : distribution intelligente du labeur journalier, permettant de prendre les repas à des heures régulières et de faire la digestion avant de se remettre au travail. Il est, en effet, fort nuisible de travailler immédiatement après les repas. La nourriture sera légère ; le cabinet de travail toujours bien aéré. La sobriété et une dose suffisante de sommeil sont indispensables. Il ne faut pas demander (comme le font trop souvent les écrivains) une excitation factice et une plus grande puissance de travail à des poisons cérébraux comme la morphine, le hachisch, l'alcool, le thé, le café, l'absinthe, etc. Les exercices gymnastiques, les bains de mer, la natation, les promenades sont, au contraire, des plus utiles et font mieux supporter le travail. Quand un genre d'étude fatigue la tête, on fera bien de l'interrompre et de se distraire par un autre travail.

Proust dit que l'hygiène des professions libérales peut se résumer en quelques mots : *sobriété de travail, sobriété d'alimentation, sobriété à tous les points de vue;* en ajoutant l'exercice et le grand air, l'hygiène sera complète. L'un de nous apprécie vivement l'action du voyage, qu'il considère comme le meilleur régénérateur des cellules cérébrales. Deux ou trois fois par an, le travailleur intellectuel doit abandonner *entièrement* ses occupations, durant une quinzaine : c'est le remède le plus efficace du surmenage mental.

Profession militaire. — La profession militaire est d'autant plus à étudier qu'actuellement tous les Français capables de porter les armes passent sous les drapeaux, la loi du 27 juillet 1872 mettant à la disposition de l'armée en temps de paix un effectif de 480,280 hommes, et en temps de guerre, un effectif de 2,634,569 hommes (ce qui correspond, en temps de paix, à 12 soldats pour 1,000 habitants et en temps de guerre à 73 pour 1,000). Il est nécessaire que le soldat ait une hygiène aussi bonne que possible, pour qu'il arrive fort et résistant devant l'ennemi et qu'il revienne dans ses foyers capable de devenir un bon père de famille, et d'avoir des enfants vigoureux et bien portants. Nous étudierons : 1° le recrutement; 2° l'hygiène proprement dite du soldat, alimentation, logement et vêtement; 3° la mortalité dans l'armée, ses causes et les moyens qui peuvent la modifier.

1° *Recrutement*. — Tout Français qui a vingt ans accomplis au 1er janvier de chaque année est appelé sous les drapeaux. En Angleterre et aux États-Unis, on recrute à partir de dix-huit ans, ce qui est trop tôt, l'homme n'étant formé que vers l'âge de vingt-trois ans. En France, on a remarqué que, dans les grandes manœuvres, les réservistes sont plus solides et plus résistants que les jeunes soldats de l'armée active. Les soldats trop jeunes ne supportent pas bien les fatigues et les privations ; ils se découragent plus vite et encombrent les ambulances et les hôpitaux. En temps de guerre, ils sont fauchés comme des épis (Napoléon).

Ce sont les conseils de revision qui choisissent et répartissent le contingent. Ils n'acceptent pas tous les conscrits qui se présentent : car admettre des jeunes gens chétifs, sans force de résistance, qui feraient des traînrads et augmenteraient les journées d'hôpital, ce serait faire œuvre de dégénérescence et d'affaiblissement pour l'armée. De même, ils ne sauraient borner leur choix aux plus vigoureux, aux mieux constitués : car on ferait ainsi tomber sur un trop petit nombre cet impôt du sang que tous nous devons à la patrie. Les conditions d'aptitude dépendent : 1° de la taille ; 2° des infirmités ; 3° des exemptions légales.

La question de taille ne signifie pas grand'chose au point de vue de la force corporelle. C'est surtout une question ethnique : car les petits soldats se montrent au moins aussi vigoureux et solides que les grands.

Dans la campagne de Napoléon contre la Prusse, qui se termina par la victoire d'Iéna (14 octobre 1806), un officier allemand écrivait que les soldats français, « si petits qu'il eût semblé qu'un grenadier prussien serait facilement venu à bout de deux ou trois, se transformaient au feu et s'y comportaient comme des démons ».

La cause d'exemption la plus fréquente est la faiblesse de constitution. Le plus grand nombre des jeunes gens exemptés le sont pour cette raison : nous croyons toutefois que si, dès la jeunesse, on exerçait les enfants à la gymnastique, au maniement des armes et aux marches progressives, nous aurions bientôt une armée encore plus nombreuse et plus solide.

2° *Hygiène du soldat.* — L'*alimentation* du soldat comprend, par jour, 1 kilogramme de pain (ce pain est excellent, supérieur en qualité à celui des autres armées) ; 250 grammes de viande, qui, après la coction, se réduisent à 120 grammes, soit 60 grammes environ par repas. Cette ration est insuffisante et devrait être augmentée, le jeune soldat ayant surtout besoin d'aliments azotés. D'après Germain Sée, la ration alimentaire journalière devrait être, pour le soldat, de 140 à 160 grammes en aliments azotés, de 40 à 60 grammes en aliments gras et de 500 grammes en féculents. D'après des expériences faites sur les ouvriers de la Compagnie de l'Ouest et en Angleterre, nous savons que le travail augmente toujours parallèlement à l'augmentation de la nourriture. Dans les grandes entreprises industrielles (travaux des mines, terrassements), on peut, à volonté, faire varier la quantité de travail, en augmentant ou diminuant la ration journalière. En zootechnie, il en est de même : le cheval donne un travail proportionnel à la quantité d'aliments (expériences sur les chevaux des omnibus de Paris, par Grandeau et Leclerc, 1882-1883).

Dans certaines circonstances particulières (fatigues, marches et corvées exceptionnelles), en temps d'épidémie, on donne aux soldats un quart de litre de vin. En été, on substitue à l'eau pure une boisson alcoolisée avec un tiers d'eau-de-vie. Enfin, dans bon nombre de régiments, on donne le café au réveil. Le soldat n'est pas si malheureux que certains se plaisent à le dire : beaucoup de jeunes gens trouvent même au régiment ce qu'ils n'ont pas dans leur famille. Mais on peut reprocher à l'alimentation militaire sa monotonie, qui finit par provoquer le dégoût. Il serait pourtant facile de varier le régime alimentaire ; et cette simple réforme retiendrait à l'armée bien des jeunes gens (qui l'abandonnent à l'expiration de leur temps), et cela aux grands profit et avantage des cadres de sous-officiers.

Dans l'armée, une mesure urgente s'impose : c'est la surveillance attentive de l'eau d'alimentation : car une mauvaise eau, jointe aux conditions de non-acclimatement, d'encombrement, de fatigue, engendre trop souvent des épidémies de fièvre typhoïde.

L'hygiène du logement laisse aussi beaucoup à désirer. Les soldats habitent souvent de vieux bâtiments, où les conditions d'hygiène sont fort défectueuses, où il y a eu accumulation de miasmes et de principes morbigènes depuis de nombreuses générations. Dans un grand nombre de casernes, on peut aussi déplorer l'encombrement : si, en apparence, les soins de propreté semblent pris, il n'en est pas ainsi dans la réalité. Examinez donc en détail les hommes et les objets de literie ! Dans la plupart des bâtiments militaires, les cabinets et fosses d'aisances sont d'une construction déplorable et ajoutent encore à l'insalubrité des agglomérations, en déversant des gaz délétères dans l'air ou des infiltrations putrides dans le sol.

Le vêtement est la partie assurément la mieux comprise de l'hygiène militaire. Les chemises, la ceinture de flanelle, la cravate, le pantalon et la capote sont faits de tissus solides et chauds. On tend, de plus en plus, à simplifier l'équipement, et à diminuer le poids supporté par le soldat, auquel on demande, aujourd'hui, de longues et fatigantes marches.

Il y a encore dans l'armée trop de corvées inutiles, quoiqu'elles aient été diminuées notablement par Soult en 1842, et par le décret de 1863, ordonnant que le soldat dorme dans son lit quatre nuits sur cinq.

D'autres mesures générales seraient nécessaires à l'hygiène militaire ; nous allons les examiner rapidement.

Michel Lévy (directeur du Val-de-Grâce et fort compétent dans la matière) s'étonne qu'en France on envoie, sans transition, dans des contrées lointaines et chaudes, des soldats pris dans les garnisons des villes du Nord. par exemple. C'est par ces déplacements dangereux qu'on voit naître les maladies : dans l'expédition du Tonkin, nous avons perdu un très grand nombre de soldats soumis ainsi à une transition climatérique brusque. Il faut accorder aux hommes le temps matériel de s'acclimater. Les Anglais n'envoient aux Indes que des troupes ayant fait un stage à Gibraltar, Malte, Corfou ou stations analogues chaudes intermédiaires.

Si la distribution journalière de vin était possible. elle supprimerait bien des maladies, et préviendrait assurément l'alcoolisme, qui cause dans l'armée la plupart des actes d'indiscipline et d'insubordination.

Ne pourrait-on pas enfin employer les loisirs du soldat en lui faisant exécuter les travaux d'utilité publique? On restreindrait ainsi les longues heures d'inaction, le séjour dans les cabarets et autres mauvais lieux. Depuis 1870, le soldat est incontestablement plus occupé qu'autrefois, et de grands progrès ont été réalisés dans sa moralisation. Toutefois, en lui confiant certains travaux rétribués, on lui assurerait ainsi quelques épargnes, qu'il rapporterait dans ses foyers, et sa santé n'en serait que meilleure (M. Lévy). C'est ainsi que l'avait compris le maréchal Bugeaud, l'immortel colonisateur de l'Algérie, où il avait su mettre en pratique sa devise *ense et aratro!* (par l'épée et la charrue). C'est également pendant les loisirs de la paix que les légions romaines

construisaient ces nombreux aqueducs, ces routes,
temples, cirques, théâtres, qui font encore notre admi-
ration par leur élégance et leur solidité. Or, d'après les
auteurs latins, les armées romaines étaient rarement
atteintes de maladies. Lorsqu'on construisit les fortifications de Paris, les régiments employés à cet ouvrage
firent des travaux meilleurs, plus rapides et moins coûteux que les ouvriers civils. Ils fournirent aussi beaucoup moins de malades, et une mortalité plus faible.
N'est-ce point, du reste, faire œuvre de progrès que d'as-
signer à l'armée une mission civilisatrice ? Le soldat
reviendrait dans ses foyers vigoureux et travailleur :
le recrutement, au lieu d'être l'impôt du sang, en deviendrait l'agent régénérateur (M. Lévy).

3° *Mortalité dans l'armée, ses causes.* — Les causes
de la mortalité doivent être examinées en temps de paix
et en temps de guerre.

En temps de paix, la mortalité militaire est beaucoup plus élevée que la mortalité civile : elle est de
14 pour 1,000, au lieu de 9 pour 1,000 dans la population civile. On a remarqué qu'elle s'accroît avec les
années de service ; il en est de même en Angleterre
(Bertillon). L'aisance et le grade diminuent le taux de
la mortalité, qui se règlent, pour ainsi dire, sur le tarif
de la solde (Paulier).

Chez les officiers, la mortalité est la même que dans la
société civile ; chez les sous-officiers, elle est environ de
10 pour 1,000. Il y a, d'ailleurs, des corps où l'on meurt

plus que dans d'autres. De 1862 à 1866, la mortalité a été, pour 1,000 hommes (Paulier) :

Génie	7,96
Garde impériale	8,65
Infanterie légère	9,05
Artillerie	9,41
Infanterie de ligne	10,10
Cavalerie	10,25
Infirmiers	12,76
Train des équipages	14,72

Les maladies qui tuent le plus de soldats sont : la fièvre typhoïde, la phtisie et la variole.

La publication de la statistique médicale de l'armée pour 1882, prise comme année moyenne, nous donnera des informations authentiques à ce sujet : elle montre que, parmi les maladies infectieuses si fréquentes dans la population militaire, la FIÈVRE TYPHOIDE tient de beaucoup la première place. L'année 1882 nous présente la fièvre typhoïde avec son chiffre annuel, presque constant, qui la met au premier rang pour la morbidité et la mortalité s'élevant à 7,585 cas (minimum) et 2,248 décès. L'armée ayant perdu, au total, 5.004 hommes, la terrible fièvre a causé cette année-là près de la moitié des décès. Il est vrai qu'en 1882 l'expédition de Tunisie a apporté un élément d'aggravation incontestable. Mais, cette correction faite, la mortalité de l'armée s'élève encore par fièvre typhoïde à 3 pour 1,000.

Les facteurs de l'infection typhique sont multiples ; nous ne signalons que les principaux, dont plusieurs

peuvent être combattus et annihilés même. La plupart
des casernes sont construites en dépit des enseignements
les plus élémentaires de l'hygiène. Quand on réfléchit
aux nombreuses sources d'infection accumulées dans
une caserne, on se demande comment l'autorité ne fait
pas converger toutes ses préoccupations sur l'atténuation
de ces causes permanentes de maladies.

La réunion dans un espace étroit d'un grand nombre
de jeunes gens qui ont subi un changement complet
dans les conditions de leur vie morale et matérielle ; les
fatigues, l'infection ancienne du milieu où ils vivent ; de
mauvaises latrines, l'eau suspecte, l'atmosphère chargée
de miasmes et d'odeurs pénétrantes : voilà toutes causes
d'infection qu'on peut éviter ou modifier ! Il est étonnant
même qu'avec toutes ces causalités morbides il n'y ait pas
une léthalité plus considérable. De bonnes constructions
hygiéniques, de l'eau pure en abondance, plus d'autorité donnée au corps médical, des désinfections men-
suelles générales, et moins d'encombrement diminue-
raient, d'une façon certaine, la mortalité qui s'abat sur
les troupes. Si l'on examine le bilan des pertes énormes
d'argent que représente la mortalité annuelle due à
la fièvre typhoïde, on se convaincra que ces sacrifices
seraient largement compensés par les résultats obtenus.
La fièvre typhoïde nous enlève par an la valeur de plus
d'une division : pensée bien attristante, quand on songe
qu'il est possible d'atténuer et même de supprimer le mal !
Grâce à la distribution d'eaux potables de bonnes qua-

lités et à l'installation de filtres dans toutes les casernes, M. de Freycinet a pu diminuer déjà, dans une large proportion, la léthalité par fièvre typhoïde, qui est essentiellement une maladie évitable. Mais le gouvernement doit être bien convaincu que l'infection typhique ne procède pas uniquement de l'eau d'alimentation, et ramener aussi ses regards du côté de la pollution de l'air, qui rend urgentes les améliorations dans la plupart des casernes actuelles.

La *tuberculose* ou *phtisie pulmonaire* est encore un puissant affluent de la mortalité dans l'armée. Elle est due à l'encombrement, au méphitisme, au changement de régime, aux dépressions physiques et morales. Depuis que la contagion de la phtisie a été dogmatiquement prouvée, dès que la maladie est connue, on devrait isoler de ses camarades le soldat qui en est atteint. La phtisie (comme la fièvre typhoïde) enlève plus d'hommes dans l'armée que dans la population civile : 36 pour 10,000 hommes. Sa fréquence augmente avec l'âge et les années de service.

La *variole* a été avantageusement combattue, depuis plusieurs années, par la vaccination des conscrits, dès leur arrivée au corps ; il serait bon de pratiquer encore de plus fréquentes revaccinations : ainsi l'on éteindrait complètement la virulence variolique, comme les Allemands sont arrivés à le faire dans leur armée.

L'*alcoolisme*, moins fréquent peut-être dans les armées de notre troisième république, diminuerait encore si l'on distribuait du vin aux troupes, et si l'on occupait, comme nous le souhaitions tout à l'heure, les loisirs du soldat.

Les *suicides* étaient, autrefois, bien plus nombreux chez les jeunes soldats, pris de nostalgie. A notre époque, la facilité des communications ainsi que les permissions plus fréquentes, en ont diminué le nombre. Dès 1865, on ne comptait plus que trois suicides par nostalgie [1]. Le nombre des suicides s'élève annuellement à 180-195 ; les excès alcooliques n'y sont pas étrangers, les vieux soldats fournissant le chiffre le plus fort.

En temps de guerre, la mortalité est due beaucoup plus aux maladies qu'aux accidents de guerre et aux batailles. Pendant la guerre de Crimée, sur 96,514 décès, les hommes tués ou morts de blessures figuraient à peine pour 20,000. *Le feu de l'ennemi décime les troupes : les maladies ou épidémies en enlèvent le quart et plus* (Michel Lévy). Dans la dernière guerre, que de soldats morts de la variole, de la fièvre typhoïde, de la dysenterie, de froid et de fatigues ! Au Tonkin, le choléra, les fièvres, la diarrhée nous ont tué deux fois plus de soldats que les ennemis. Le perfectionnement des armes à feu n'a pas augmenté, du reste, comme on pourrait le croire, le nombre des morts : autrefois, même, les batailles étaient bien plus meurtrières qu'aujourd'hui. Le soldat qui va au feu doit avoir présent à l'esprit le

---

[1] A propos de la nostalgie, voir : Dʳ E. Monin, *Misères nerveuses*, 320 pages.

vieux dicton militaire, qui est toujours vrai : « Il faut, dans une bataille, son poids de plomb pour tuer un homme. »

Le froid, la neige, la pluie, l'humidité et la chaleur occasionnent un grand nombre de maladies : affections rhumatismales, pulmonaires, congélations, insolations. Pendant la guerre de Crimée, il y a eu 6,000 cas de congélation. Dans les pays chauds, règnent les fièvres palustres, la fièvre jaune, le choléra, les diarrhées, les maladies de foie. On a remarqué que les soldats qui ne sont pas tempérants succombent beaucoup plus facilement à ces maladies. On doit craindre aussi la néfaste influence de l'encombrement. Comme le faisaient les Romains, il faut déplacer les camps, et ne pas laisser longtemps un grand nombre d'hommes sur le même sol. Il y a quelques années, le corps d'observation du camp du Pas-des-Lanciers fut très éprouvé par la fièvre typhoïde, dont l'origine était l'encombrement joint au méphitisme du sol et de l'air. Le typhus est une maladie des armées en campagne ; en Crimée, 10,166 cas et 4,308 décès se produisirent, du fait de cette épidémie, parmi nos soldats. Le choléra, qui relève de la même cause, a donné 22,680 cas, dont 12,467 décès. Le seul remède consiste à déplacer les camps, qui deviennent rapidement très insalubres.

La mauvaise alimentation affaiblit les hommes, et les rend plus aptes à contracter les maladies. La viande et le vin soutiennent les forces du soldat. Le café, par sa valeur tonique, est fort utile en campagne. Enfin, il faut savoir que les fatigues, les excès, les privations, les influences morales augmentent considérablement le nombre des maladies et des décès.

Professions à température élevée. — Un très grand nombre d'ouvriers vivent habituellement dans une atmosphère variant de 20 à 75 degrés (raffineurs, verriers). Sous l'action de cette thermalité élevée, la sécrétion sudorale s'exagère, les ouvriers maigrissent, *perdent leur graisse*. Ils deviennent pâles, anémiques. Comme ils ne craignent pas de s'exposer, non vêtus, aux brusques changements de température, ils sont décimés par les affections rhumatismales et pulmonaires. L'air sec est, d'ailleurs, par lui-même, irritant. Et si l'on ajoute à toutes ces causes nocives l'influence des poussières l'habitude de boire de grandes quantités d'eau ou d'alcool et des vins frelatés sous prétexte de *soutenir les forces*, on se fait une idée de toutes les mauvaises conditions où vivent ces professions. Les verriers, par exemple, sont exposés à une température des plus élevées. La chaleur qu'ils supportent est si vive, qu'ils ont le corps constamment baigné de sueurs, la transpiration étant nécessaire pour lutter contre l'excès du calorique. Pour fournir cette transpiration physiologique, ils boivent, parfois, jusqu'à un litre de liquide par heure de travail. Cette énorme absorption est cause de troubles très fréquents des fonctions gastro-intestinales. On observe, chez eux, des douleurs au creux épigastrique, de la dilatation abdominale, des alternatives de constipation et de diarrhée, du malaise général, des vertiges et des troubles nerveux. Ils perdent l'appétit; leurs forces diminuent et ils maigrissent très rapidement. Ils présentent aussi des vomissements, des palpitations, des accès de dyspnée, assez semblables à ceux de l'asthme. Ne profitant plus de ce qu'ils mangent, ils constituent un terrain tout préparé à la phtisie, qui en fait périr un grand nombre.

Professions s'exerçant à l'humidité. — Plusieurs professions s'exercent dans l'eau, ou dans une atmosphère chargée de vapeur d'eau. Ces professions (pêcheurs, laveurs de cendres, tanneurs, bateliers, blanchisseuses, lessiveuses, déchargeurs de bateaux) sont exposées aux manifestations rhumatismales et pulmonaires, et fournissent aussi une assez forte proportion de phtisiques, — l'humidité et les climats froids étant surtout tributaires de la tuberculose pulmonaire. Les ouvriers qui travaillent dans l'eau sont atteints de *grenouille*, altération de la peau qui consiste en un ramollissement du tégument, gerçures et usure épidermique, siégeant aux mains et aux pieds. Le repos et la cessation de la cause guérissent cette maladie, due à la macération de peau. Les blanchisseuses présentent des lésions aux mains et des gerçures très douloureuses, produites par l'action de l'eau et des alcalins. Dans certains pays, les professions de ce genre sont particulièrement exposées à la fièvre palustre; les dragueurs de la Seine sont sujets à des accès de fièvre intermittente.

L'hygiène de ces diverses professions se résume dans l'usage de vêtements de laine et d'une nourriture très fortifiante.

Professions à poussières et émanations animales. — Les professions qui mêlent à l'air ambiant des poussières et des gaz d'origine animale sont : celles de boucher, d'équarisseur, de tanneur, de boyaudier, mégissier, égoutier, vidangeur, fossoyeur, garçon d'amphithéâtre. De toute cette catégorie, les bouchers sont les seuls qui vivent dans des conditions à peu près avantageuses. Les effluves dégagées des viandes fraîches leur donnent, tout au moins, une figure florissante. Quelquefois, ils se blessent avec des pointes d'os: d'où panaris et phlegmons. Bien plus rarement que les mégissiers et les tanneurs, ils sont atteints de pustule maligne. Les mégissiers sont sujets au *choléra des doigts* (ecchymoses de la face interne des doigts qui se transforment en ulcérations des plus douloureuses), et au *rossignol*, ulcération qui se forme à la pulpe des doigts sous l'action de la chaux dont ils se servent. Les tanneurs, criniers, pelletiers, marchands de peaux de lapin, chiffonniers sont souvent atteints aussi d'éruptions pustuleuses aux doigts.

Les poussières exposent aux furoncles, aux anthrax (foin, crin, laine, cavaliers). Les batteurs de tapis (industrie des plus nuisibles) sont sujets aux maladies de peau et aux maladies infectieuses.

Les vidangeurs et égoutiers sont exposés à une asphyxie très rapide, due au mélange de l'hydrogène sulfuré avec l'azote et le sulfhydrate d'ammoniaque. Le gaz acide carbonique est aussi très dangereux. Le mélange de ces gaz est la cause de cette rapide asphyxie qu'ils appellent le *plomb*.

Les fossoyeurs sont atteints d'accidents gastro-intestinaux, à la suite des exhumations. L'un de nous a donné des soins à un fossoyeur, qui fut subitement pris de diarrhée et de vomissements avec faciès cholérique après une opération de ce genre. On a noté aussi des cas de variole à la suite d'enfouissements ou d'exhumations de varioleux : le virus variolique est extrêmement tenace.

Pour préserver les ouvriers des influences des poussières, il faut établir dans les ateliers une bonne ventilation, et faire exécuter à l'air libre tous les travaux qui s'y prêtent. Si le travail à l'air libre n'est pas possible, il est nécessaire que les ouvriers sortent fréquemment pour faire quelques inspirations d'air pur. Il est bon et même indispensable, en certains cas, de placer, devant le nez, la bouche et les yeux des ouvriers, des masques de tissu léger. Enfin, il est de toute nécessité de désinfecter à l'avance les matières suspectes devant être l'objet d'une industrie.

Professions à poussières et émanations végétales. —
Les influences qu'exercent les émanations végétales ont
été signalées depuis des siècles. Les agriculteurs, les
jardiniers, les pépiniéristes, qui vivent au milieu de
ces émanations, sont loin d'en souffrir. C'est qu'ils ont,
pour eux, le grand air et l'exercice. Ils fournissent une
très faible proportion de phtisiques, mais sont fréquemment atteints par le rhumatisme. Il n'en est pas de
même si les émanations se produisent dans un lieu
clos, comme une chambre. Les plantes agissent sur
l'organisme beaucoup plus par leurs émanations que
par leur respiration particulière. Elles occasionnent de
la céphalalgie, des vertiges, des syncopes, des convulsions, surtout chez les enfants, qui y sont spécialement
sensibles. Ces émanations, portées directement sur la
muqueuse du nez ou *pituitaire*, vont, par le plus court
chemin, au cerveau, ce qui explique, avec une prédisposition particulière du système nerveux, les indisposi-
tions et accidents dont sont atteintes certaines personnes en respirant différentes odeurs. On cite à ce
sujet des faits intéressants : une dame ne peut sentir
l'odeur du réséda sans tomber en syncope ; un médecin
cité par Gui Patin tombe en faiblesse à l'odeur des
roses ; certaines femmes sont indisposées par le musc ;
Louis XIV, dit-on, était incommodé par les odeurs qu'on
a l'habitude de désigner sous le nom de suaves ; une
dame ne peut supporter l'odeur du camphre.

Il est probable que l'action des plantes odorantes est

due à des alcaloïdes volatils (dans le genre des ptomaïnes et des leucomaïnes) de même qu'un grand nombre renferment des sucs très employés en médecine (ricin, euphorbe, épurge, ipécacuana, etc.). L'euphorbe réveil-matin, qui croît, en France, dans les lieux humides, sert à faire une mauvaise plaisanterie usitée encore dans les campagnes : on conseille aux naïfs qui disent avoir du mal à se réveiller de s'en frotter les paupières. Le mancenilier de l'Amérique du Sud a des propriétés malfaisantes (popularisées par l'opéra *L'Africaine*) ; les ouvriers ne le touchent que les mains et le visage couverts. Son contact donne des ampoules et des ulcérations très douloureuses. Le suc des *euphorbiacées* est employé par les sauvages pour empoisonner leurs flèches. Tout le monde sait aussi que certaines plantes, comme les platanes, dégagent des poussières ou des duvets irritants, qui déterminent du chatouillement dans les fosses nasales et des éternûments.

Mais une foule de poussières, qui remplissent l'atmosphère où respirent les ouvriers, irritent mécaniquement les yeux, les narines, les bronches et les poumons. D'autres poussières, véritablement toxiques, pénètrent par absorption cutanée ou par la respiration et la déglutition, et déterminent des empoisonnements. On cite les poussières de noix vomique, d'aconit, de digitale, de jusquiame, de tabac (pileurs de drogues, ouvrières des manufactures de tabac).

Les principales professions exposées à ces poussières végétales sont : les mouleurs en cuivre et en bronze. Les premiers sont moins exposés qu'autrefois, depuis la substitution de la fécule au charbon, pour confectionner les moules. Les mouleurs en fonte se servent de poussières de charbon, dont les effets se font ressentir après quelques années de métier (dix ans; *Tardieu*). Les symptômes ressemblent à ceux de la phtisie ordinaire : mais les malades ont *une expectoration noirâtre caractéristique*. Les poussières de tabac, formées de silice, de sable, de corpuscules anguleux fins et durs, donnent lieu à une maladie pulmonaire spéciale désignée sous le nom de *tabacosis* (Zenker).

L'industrie du coton occupe plus d'un million d'individus, dont 150,000 enfants (Paulier). Les poussières très irritantes donnent lieu au *byssinosis* ou pneumonie cotonneuse (Picard). Le danger diminue en travaillant le coton mouillé. Le rouissage du chanvre et du lin émet des poussières et émanations infectes. Les scieurs de long, menuisiers, ébénistes, tourneurs, respirent des poussières également dangereuses à la longue. Les menuisiers, boulangers, amidonniers, féculiers, sont exposés à des poussières d'autant plus nuisibles qu'elles sont plus fines.

Professions à poussières minérales. — Pneumokonioses. — Les phtisies causées par l'introduction des poussières dans les poumons se nommment *pneumoko-*

nioses (poussières dans les poumons) : elles guérissent souvent avec la cessation de la cause. Dans les pneumo-konioses, les lésions pulmonaires ne sont pas produites par le tubercule : elles consistent en inflammations et ulcérations de la muqueuse des bronches et des vési-cules du poumon. Dans les nombreuses industries ayant pour objet le travail des substances émettant des poussières, les symptômes sont tellement semblables à la phtisie, qu'il est impossible de les différencier.

Les hémoptysies (crachements, vomissements de sang) ont les mêmes caractères dans les deux maladies. Il n'y a guère qu'une différence (qu'on ne constate, il est vrai, qu'à l'autopsie), c'est l'invasion plus considérable du poumon dans la pneumokoniose. Les lésions sont plus étendues que dans la tuberculose, ordinairement plus localisée. C'est donc ici à la cause qu'il faut s'adresser.

Il y a trois périodes dans la marche de la maladie, dit le professeur Potain :

Première période ou de bronchite. — On observe : des malaises, de la toux, des troubles de la digestion. L'es-soufflement est souvent extrême : ce qui s'explique par l'invasion de tout le tissu pulmonaire par les poussières. L'expectoration est caractéristique, noire chez les char-bonniers, blanche chez les ouvriers en coton, brune chez les métallurgistes. C'est le poumon gauche qui devient le premier malade. La durée de cette période est de plusieurs mois, de plusieurs années.

Deuxième période ou d'induration. — L'état général s'aggrave ; les troubles digestifs sont intenses ; l'appétit se perd ; l'anémie est des plus marquées, l'expectoration devient sanglante. Le thorax présente des voussures irrégulières et d'autant plus fortes que l'invasion du poumon est plus considérable. La durée de cette période est très variable.

Troisième période ou de consomption. — La diarrhée devient continue ; l'amaigrissement s'accentue, il se forme des cavernes dans le poumon ; mais quelquefois les signes que recherche le médecin sont très atténués, bien que les lésions soient considérables.

La marche de l'*anthracosis* (*phtisie charbonneuse*) est plus lente que celle du *sidérosis* (*phtisie due aux poussières métalliques*). Dans l'anthracosis, le poumon peut être noir comme une truffe, sans que les accidents soient très graves. Mais les poussières de silex (tailleurs de meules de la Ferté-sous-Jouarre) donnent des accidents graves et rapides. La déformation du thorax est plus accentuée dans l'anthracosis, car elle a plus de temps pour se développer.

C'est un fait d'expérience que les poussières les plus dures sont aussi les plus dangereuses.

Les *pneumokonioses* ne sont connues que depuis ce siècle. Il y a bien deux cents ans qu'on s'était aperçu que les tailleurs de pierre, de grès, de meulières, étaient sujets à des accidents pulmonaires (*mal de saint Roch*) ; mais c'est depuis l'extension générale de la houille qu'on a bien étudié la maladie. Au siècle dernier, déjà, l'anthracosis était connu en Angleterre, pays où il y a de nombreuses mines de charbon de terre. Notre grand Laënnec (1780-1826) avait également observé les crachats noirs ; mais il les avait mis sur le compte de la fumée des lampes à huile, dont on se servait de son temps.

Il y a une foule d'industries où se rencontrent les pneumokonioses, en proportion variée suivant les poussières :

Travailleurs de silex	80 0/0
Aiguilleurs	69 0/0
Limeurs	62 0/0
Brossiers	42 0/0
Meuliers	40 0/0
Enrouleurs	39 0/0
Tailleurs de pierres	35 0/0
Coiffeurs	32 0/0
Tapissiers	25 0/0
Cardeurs	19 0/0

A la Ferté-sous-Jouarre, où l'on extrait et travaille le grès, les ouvriers sont vieux à quarante ans et ne dépassent guère quarante-cinq ans.

Les poussières d'émeri (corindon ferrifère) prédisposent particulièrement à cette variété de phtisie. Le polissage de l'acier à Sheffield, comté d'York, où il se fait une grande fabrication de coutellerie et de quincaillerie, fait périr de phtisie presque tous les ouvriers. On a noté que, sur 2,500, à peine 35 arrivent à cinquante ans et 70 à quarante-cinq ans. Le plus grand nombre meurt avant trente-six ans. Dans les fabriques de porcelaine (où, autrefois, l'on pulvérisait à sec la silice sous des meules), la plupart des ouvriers succombaient ; mais le broyage sous l'eau les préserve, actuellement, de cette redoutable affection. Chaque jour, on découvre de nouvelles industries dangereuses. Ainsi, les fabricants de têtes d'oiseaux (industrie récente pour la confection des chapeaux de femmes) vivent dans des conditions fort insalubres : les ouvriers enlèvent le contenu du crâne et préparent l'oiseau au savon arsénical et à la poudre d'alun très fine, qui pénètre facilement dans les poumons. Les plâtriers comptent deux fois plus de phtisiques que la moyenne générale.

Toutes les fois qu'on pourra travailler les substances mouillées, on diminuera les chances de maladie. Le seul remède de la pneumokoniose est, d'ailleurs, la cessation du travail dangereux.

Autres maladies professionnelles. — Nous ne ferons que citer ici les maladies professionnelles les plus fréquentes :

Les garçons épiciers et les ouvriers qui manient des substances irritantes (comme les alcalins) sont atteints d'éruptions papuleuses aux mains appelées *gale des épiciers*.

Les cuisiniers et cuisinières sont sujets à des éruptions de forme eczémateuse, siégeant aux mains, aux poignets, aux avant-bras et à la face, et dues au feu et à l'action irritante des substances qu'ils touchent.

Les ébénistes, les maçons présentent des éruptions sous forme de vésicules, de papules et de squames.

Les sujets qui travaillent au feu, comme les forgerons, verriers, pâtissiers, chaufourniers, chauffeurs, présentent de l'érythème aux régions découvertes, ainsi que des gerçures et crevasses douloureuses.

Les fileuses de cocons de vers à soie ont des éruptions vésiculeuses et des pustules connues sous le nom de *mal de bassine* ou *mal de ver*, siégeant à la racine des doigts.

Les ouvriers qui font les verts arsénicaux ont de l'érythème, des vésicules, puis des ulcérations des parties découvertes (Bazin).

Les peintres, teinturiers, ouvriers maniant les couleurs ou des substances irritantes, comme arsenic, mercure, cuivre, fer, plomb, ont aussi des éruptions d'érythème, des vésicules, pustules et squames.

Les vanniers ou cannissiers sont atteints d'accidents locaux et généraux dont la cause est la moisissure des roseaux. Ces accidents consistent en érythème, vésicules, pustules, ulcérations ; puis malaise, fièvre, rhume de cerveau, essoufflement, toux, nausées, diarrhée et dysenterie (Maurin). Pour éviter cette maladie professionnelle, il faut travailler les roseaux mouillés.

On observe aussi, chez les ouvriers qui débitent à la scie mécanique du bois de Panama, diverses éruptions eczémateuses des mains.

Un très grand nombre d'artisans sont exposés aux durillons forcés, aux panaris, aux excoriations, qui dégénèrent trop souvent en abcès, phlegmons, lymphangites. Il faut recommander à tous les travailleurs les plus grands soins de propreté : ils ne doivent pas négliger ce qu'ils considèrent, bien à tort, comme de simples bobos guérissant tout seuls.

Nous avons vu que, dans les maladies professionnelles, les affections des voies respiratoires étaient des plus communes. Parmi les professions exposées, figure surtout celle de chapelier. C'est sur les *finisseurs* que la phtisie exerce volontiers ses ravages, à cause des poussières et des vapeurs chaudes et acides dégagées pendant les différentes phases de la fabrication.

Professions provoquant des intoxications. — Les principales intoxications industrielles sont produites par le plomb, le mercure, l'arsenic, le phosphore, le cuivre et le zinc, la fuchsine, la nitrobenzine, l'aniline, le sulfure de carbone, l'oxyde de carbone, l'acide carbonique, l'hydrogène sulfuré, le gaz d'éclairage et les vapeurs d'alcool. Nous étudierons plus spécialement ici les intoxications métalliques (plomb, arsenic et mercure).

Plomb. — *Intoxication saturnine.* — L'intoxication par le plomb est assez fréquente, puisque dans les hôpitaux de Paris il n'entre pas moins de 500 saturnins par an. Les professions exposées s'élèvent au nombre de 88, et chaque jour on en découvre de nouvelles. On a signalé des empoisonnements par les bonbons, les mèches de briquet jaunies au bichromate de plomb, la braise chimique, etc. Toutes les professions ne sont pas également dangereuses. Les ouvriers employés au grillage du minerai de plomb (*galène* ou sulfure) sont les plus exposés. En Saxe, sur 1,000 ouvriers, 870 sont atteints; leur âge moyen est de quarante-deux ans, et leur mortalité de 18 pour 100 par an. La fabrication du blanc de céruse est la plus désastreuse. Les principales professions où l'on emploie le plomb sont les suivantes : étameurs, fondeurs de caractères, imprimeurs, potiers, faïenciers, verriers, peintres, ouvriers en papiers peints et dentelles, parfumeurs, fondeurs de plomb, de bronze, polisseurs de glace.

L'intoxication saturnine se révèle sous des formes très diverses. Le plomb pénètre les tissus, ébranle le système nerveux, crée des désordres très graves du cerveau. Il cause de véritables désastres (Potain).

Comment agit-il sur l'organisme?

L'empoisonnement par le plomb s'annonce, d'abord, par du tremblement des membres supérieurs: ce n'est que plus tard que les membres inférieurs sont atteints. Au tremblement succède l'affaiblissement: ce sont surtout les extenseurs (muscles du dos de la main et de l'avant-bras) qui sont touchés; le malade ne peut relever la main posée à plat sur une table. Les muscles pris finissent par se paralyser, s'atrophier : la débilité devient

tellement grande que tout travail est pénible et plus tard
impossible. L'un de nous a vu un malade, homme vigoureux de trente ans, qui ne pouvait soulever 5 kilogrammes
avec sa main droite. Il survient aussi des douleurs vagues
siégeant aux articulations. Pendant le repos, le saturnin
ne tremble pas ; mais, au moindre mouvement, les
membres supérieurs, et souvent tout le corps, tremblent.
La sensibilité est peu troublée.

Du côté des muscles et du système nerveux, on observe
des crampes, des paralysies et des atrophies, des douleurs et de l'anesthésie. Des troubles cérébraux peuvent
exister, depuis le simple affaiblissement intellectuel
jusqu'au sommeil le plus profond ou *coma*, jusqu'aux
attaques convulsives épileptiformes. Les organes des
sens sont plus ou moins touchés : affaiblissement de la
vue, parfois cécité complète et surdité.

Le plomb agit sur les vaisseaux, qu'il contracte en
diminuant leur calibre : ce qui explique la décolo-
ration des téguments par l'apport amoindri du sang,
et l'hypertrophie du cœur, obligé d'augmenter ses
efforts pour vaincre la résistance des vaisseaux. Le
pouls ne bat plus que 40 à 50 fois par minute. Du côté
de la respiration, il y a des accès d'asthme; le larynx lui-
même participe aux lésions; c'est pour cette raison que,
dans les fabriques de minium et de céruse, les chevaux
sont porteurs de canules laryngiennes. Les voies digestives sont les premières atteintes. Il y a, sur les gencives
tuméfiées, un *liséré bleu foncé* ; l'haleine est fétide ; on

observe des troubles gastro-intestinaux et surtout la constipation. Le foie est souvent tellement rétracté qu'on a peine à le délimiter : la rétraction de l'intestin explique la constipation et les coliques sèches.

Il est très important, au point de vue hygiénique, de savoir dans quelles conditions, par quelles voies et sous quelle influence pénètre le plomb dans notre organisme.

On a exagéré les dangers d'absorption par la peau. Que d'emplâtres, de compresses, d'onguents chargés de plomb qui n'empoisonnent pas ! Si l'épiderme est sain, le danger est minime ; mais il n'en est pas de même quand l'épiderme n'est pas intact. Les muqueuses absorbent aussi probablement davantage ; mais, dans le cas de priseurs intoxiqués avec du tabac plié dans du papier de plomb, il faut bien tenir compte de ce fait que, du nez, le tabac peut tomber dans l'estomac.

L'absorption par les voies digestives et les poumons est, en effet, la plus dangereuse. Les poussières vont dans le nez, les fosses nasales et la bouche, et de là sont portées dans l'estomac. Une condition qui favorise grandement l'absorption est l'acidité de l'estomac (expériences d'Archambault). Il ne se passe pas une année sans qu'au printemps il arrive, dans les hôpitaux de Paris, de ces ouvriers peintres qui partent à cette époque pour réparer les châteaux dans les départements environnants. Là, ils trouvent des boissons moins coûteuses qu'à Paris, en boivent plus (vin aigrelet, cidre) et reviennent intoxiqués. Un peintre aimait beaucoup les moules ;

mais il avait de l'urticaire chaque fois qu'il en mangeait : on lui conseille d'y ajouter du vinaigre : il fut intoxiqué (Potain). Le minium est plus facilement attaqué par les acides et, par suite, plus dangereux.

Claude Bernard a démontré que les poumons absorbaient les gaz avec une rapidité extrême. Il suffit de respirer quelques instants des vapeurs de térébenthine, de passer dans une salle fraîchement peinte, pour que l'urine revête une odeur de violette caractéristique. Il en est certainement de même pour les poussières.

Les intoxications peuvent se diviser en *professionnelles* et *accidentelles*.

Les cérusiers donnent 284 intoxications pour 1,000 ; — les broyeurs de couleur, 104 ; — les peintres, 18 ; — les polisseurs de caractères d'imprimerie, 18 ; — les typographes, 2.

Les plus atteints, comme on le voit, sont les cérusiers (Clichy) et les professions les plus nuisibles sont celles où il y a le plus de poussières de métal. On ne devrait travailler la céruse que par le procédé humide de Thénard. Le procédé sec ou hollandais, employé naguère à Clichy, est des plus dangereux. Il donne 450 intoxications par an sur 1,000 ouvriers, tandis qu'à Lille, Tours, Bordeaux, Baccarat, le procédé de Thénard ne donne que 22 pour 100 (Potain).

Le cristal ou poussière, dont on se sert pour controxyder le fer, contient du plomb et donne lieu à de nombreuses intoxications. Cette méthode, suivie pour les poteaux télégraphiques, a fait de nombreuses victimes.

On s'en sert aussi pour faire les verres-mousseline et les brillantes étiquettes des bocaux de pharmaciens.

Les intoxications accidentelles sont également très fréquentes par le plomb.

Les blanchisseuses s'intoxiquent par des savons plombiques. Certaines dentelles (Bruxelles) ne deviennent blanches que si elles sont passées à la céruse : de là, des empoisonnements chez les ouvrières. Les couturières s'intoxiquent en cassant trop souvent entre leurs dents les fils de soie noire, fils qui contiennent beaucoup de plomb dans le but de les rendre plus pesants. On fabrique les vieux meubles, en enduisant le bois d'un mastic de plomb : au ponçage, des poussières se dégagent, toxiques ; les ponceurs en général sont particulièrement atteints. Il y a eu des intoxications par de l'eau ayant passé ou séjourné dans des récipients de plomb (navires). Pour diminuer l'acidité du vin, on a parfois employé la litharge. Duchesne de Boulogne cite le cas d'un malade atteint d'une paralysie saturnine pour avoir bu un prétendu bon vin que lui fournissait un ami ; l'un de nous a cité [1] une curieuse observation, analogue, d'un fraudeur de l'octroi qui avait trouvé ingénieux de canaliser du vin dans des tuyaux de plomb. Le rinçage des bouteilles avec de la grenaille de plomb doit être aussi prohibé.

[1] Dr Monin, *L'hygiène du travail.*

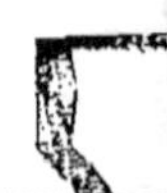

Le pain peut aussi nous empoisonner, soit que la farine contienne du plomb (comme la farine de ce meunier qui avait fondu du plomb pour boucher les trous de sa meule), soit que la cuisson ait été faite avec des bois de démolition peints à la céruse. Les conserves soudées, les bonbons blancs, le chocolat, le thé enveloppés avec des papiers de plomb sont également dangereux. Un journaliste de province s'empoisonne en fixant, avec des pains à cacheter, les nombreuses coupures qu'il fait dans les journaux de Paris. Des priseurs s'intoxiquent avec leur tabac. Les célèbres coliques du Poitou n'étaient qu'une intoxication produite par du vin lithargé. Potain cite le cas d'un garde-chasse, mort dans son service, qui avait jugé à propos d'avaler de la grenaille de plomb sous prétexte de se purger.

Les principales précautions hygiéniques à prendre contre le plomb sont de se tenir dans la plus grande propreté et d'éviter tout écart de régime. La plus grande sobriété est ici de rigueur chez les ouvriers : en Angleterre, on a remarqué : 1° que les femmes présentent moins de cas d'empoisonnement que les hommes ; 2° que les ouvriers buvant du thé s'intoxiquent moins que ceux qui boivent du vin. Il faut éviter d'ingérer des aliments et boissons acides ; le lait est d'un usage excellent. Défense absolue de manger dans les ateliers et recommandation de se nettoyer les dents soigneusement, de se rincer fréquemment la bouche. Employer des masques et des gants pour les travaux les plus dangereux. On a, depuis longtemps, proposé de substituer le blanc de zinc à la céruse : mais cette substitution n'est guère répandue ; la céruse n'est pas plus détrônée que le minium, encore plus dangereux qu'elle, à cause de sa solubilité plus grande par les acides. On devrait défendre de travailler les produits plombiques autrement que mouillés et en vase clos ; substituer les machines au travail manuel, ventiler très activement les ateliers et réserver des vêtements exclusivement pour le travail. Les bains sulfureux fréquents sont très utiles, et les ablutions journalières, avec une solution acidulée, doivent être considérées comme une précaution indispensable aux ouvriers.

Arsenic. — Les accidents causés par l'arsenic s'observent : 1° dans les usines où l'on prépare le minerai arsenifère, le broyage exposant surtout les ouvriers ; 2° dans les fabriques de verts arsenicaux (verts de Scheele et de Schweinfürt) ; 3° dans les professions où l'on emploie ces verts. Le satinage et le veloutage des papiers et étoffes peints sont très dangereux (ouvriers en fleurs artificielles et fleuristes, peintres, apprêteurs d'étoffes) ; 4° dans les travaux de bronzage verts et noirs ; 5° parmi les ouvriers qui emploient l'arsenic pour leurs industries (peaussiers, corroyeurs, empailleurs).

On obtient l'acide arsénieux, base de toutes les préparations arsenicales, en grillant les minerais de cobalt ou de nickel ; toutes les opérations de cette industrie sont

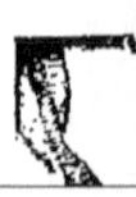

nocives. Autrefois, il y avait des cas d'empoisonnement, lorsqu'on se servait de l'acide arsénieux pour le chaulage des blés, opération qui a pour but d'empêcher la *rouille*. Les mulots et perdreaux qui mangeaient de ces grains ainsi chaulés mouraient empoisonnés. A la suite de plusieurs accidents, survenus chez des ouvriers, défense fut faite de vendre de l'arsenic aux agriculteurs, d'autant plus qu'un mélange à parties égales de chaux et de sulfate de soude leur rend les mêmes services. Les tanneurs et les corroyeurs emploient, pour débourrer les peaux, un mélange de sulfure d'arsenic et de chaux caustique. On peut remplacer, de même, ce mélange fort dangereux par du monosulfure de calcium hydraté.

A une certaine époque, on expédia d'Angleterre de magnifiques étoffes moirées pour robes de bal. Il y eut plusieurs cas d'empoisonnement chez les couturières, et l'on proscrivit la vente de ces étoffes après avoir reconnu que le moiré était dû à de l'arsenite de cuivre. Les apprêteurs de toiles destinées à la fabrication des fleurs artificielles, ainsi que les fleuristes, s'intoxiquent avec le vert de Scheele ; le moyen de mettre obstacle à la dissémination des poussières arsenicales est de vernir les toiles au collodion. Les papiers, les rideaux arseni-caux émettent des poussières nuisibles ; ne devrait-on pas les prohiber ? Les bonbons, les comestibles, enve-loppés dans des papiers verts, peuvent être causes d'intoxications. On a signalé aussi des cas d'empoi-sonnement par les boîtes à couleurs des enfants (arsénite de cuivre). Dans les fabriques, les ouvriers chargés d'empaqueter les produits arsenicaux, et les satineurs qui détachent à la brosse l'excès d'arsénite qui se trouve sur les papiers et les toiles, s'intoxiquent fréquemment. Des chemises de laine teintes à l'aniline ont causé des accidents toxiques. On a constaté aussi la gravité des blessures avec le plomb arsenifère.

L'intoxication est aiguë ou chronique. L'intoxication aiguë a été observée chez les ouvriers des mines d'arsenic (grillage et broyage). Accès d'asthme, troubles gastro-intestinaux, vomissements et diarrhée, maux de tête, somnolence ou absence de sommeil, crampes et douleurs musculaires très vives, coryza, épistaxis, pharyngite : tels sont les principaux symptômes habituels. Comme la peau est une voie d'élimination du poison, elle présente des exanthèmes avec prurit et ulcérations. Dans un cas de Lordereau, un ouvrier eut une escarre au sacrum après seulement quatre jours de travail au vert de Schweinfürt.

Bien plus fréquente est l'intoxication chronique, caractérisée par perte d'appétit, coliques, maux de tête, oppression, affaiblissement général, parésie et paralysie, éruptions cutanées diverses.

Quelles sont les précautions hygiéniques à prendre ?

Une très grande sévérité doit être apportée à l'observation des mesures préservatrices, en raison de l'action rapide et redoutable du poison :

1° Il ne faut jamais opérer à la main le mélange des

matières arsenicales, mais le faire avec une spatule, dans de grands vases recouverts, pour empêcher l'évaporation.

2° Recommander aux ouvriers les soins de propreté les plus minutieux, des bains fréquents; les forcer à avoir des vêtements exclusivement destinés au travail et les habituer à se laver soigneusement les mains avant de manger.

3° Empêcher tout repas dans les ateliers.

4° Deux fois au moins par semaine, saupoudrer le sol avec de la sciure de bois et chaque jour arroser avant le balayage, pour éviter le soulèvement des poussières.

5° Jeter au loin les résidus de nettoyage et les eaux de l'atelier.

6° Aérer largement les locaux industriels.

7° Dans les usines, les chambres de condensation seront nombreuses et closes, les cheminées garnies d'appareils fumivores, pour éviter, à tout prix, la dissémination des vapeurs et surtout de l'hydrogène arsenié, gaz des plus délétères. On veillera soigneusement à l'écoulement des eaux arsenicales, qui peuvent aller, par infiltration, dans les puits et citernes du voisinage.

A doses thérapeutiques, l'arsenic est un précieux médicament. Dans les campagnes, les paysans donnent un composé arsenical aux porcs qui perdent l'appétit. Les maquignons s'en servent pour assurer l'embonpoint et le poil luisant des animaux qu'ils mettent en vente. Dans la basse Autriche et en Styrie, la popula-

tion fait un usage quotidien de l'arsenic, et les arsenicophages arrivent, graduellement, à en prendre jusqu'à
15 et 20 centigrammes par jour. Les jeunes filles s'en
servent pour acquérir de la fraîcheur et de l'embonpoint.
Mais le principal but des arsenicophages est de se procurer plus de vigueur et de respiration, pour gravir
leurs montagnes sans fatigue ni essoufflement.

Mercure. — Les préparations mercurielles solubles
sont les substances les plus actives pour tuer les animaux inférieurs : elles fournissent les meilleurs antiseptiques dont on puisse faire usage en médecine et en
chirurgie. Un milligramme de biiodure de mercure,
dissous dans 1,000 grammes d'eau, suffit pour tuer les
poissons qui y sont plongés. A l'état métallique, le mercure dégage, à la température ordinaire, et même jusqu'à
15 degrés au-dessous de zéro, certaines vapeurs, qui
rendent compte des accidents éprouvés par les marins
sur des vaisseaux transportant du mercure, ainsi que
de nombreux cas d'intoxication professionnelle.

La profession la plus exposée est celle de mineur ;
jadis, dans les mines de mercure d'Almaden et d'Idria,
on n'employait que des forçats, qui n'y vivaient pas plus
de trois ans, d'après Fallope. Les étameurs de glace,
les doreurs au mercure, les fleuristes (rouge de mercure, sulfure, biiodure et chromates), les empailleurs
(sublimé), les photographes (bichlorure), les imprimeurs
sur étoffes (aniline), les ouvriers qui préparent et con-

servent les poteaux télégraphiques au sublimé; les chapeliers (nitrate de mercure pour le *sécrétage* des poils ou préparation au feutrage) figurent parmi les industries les plus frappées d'hydrargyrisme. Chez les miroitiers, on a pu diminuer le nombre des victimes en réduisant à six heures la journée de travail. L'un de nous a dépisté un exemple curieux d'hydrargyrisme, chez un dentiste atteint d'une affection nerveuse étrange, ayant trompé le flair diagnostique de plusieurs maîtres en clinique. Ce dentiste avait l'habitude, depuis plusieurs années, de malaxer, dans le creux de sa main gauche, à l'aide de son pouce droit, l'amalgame destiné aux plombages de ses clients.

Les principaux symptômes de l'intoxication mercurielle sont les suivants : salivation et tremblement particulier, qui persiste opiniâtrement, d'abord léger, et pouvant ensuite aller jusqu'aux convulsions et à la paralysie. Du côté du système nerveux, il y a des troubles intellectuels, des douleurs névralgiques violentes. Quelquefois, la stomatite ou inflammation de la bouche est si intense, qu'il se produit des ulcérations avec fétidité extrême de l'haleine; la langue devient si énorme qu'elle ne peut tenir dans la bouche et le malade meurt dans d'atroces souffrances.

Les dents se déchaussent et tombent. On observe des troubles gastro-intestinaux, consistant en perte de l'appétit et diarrhée abondante qui affaiblit les malades et les prédispose à la phtisie. Du côté de la peau, éruptions diverses : érythème, roséole, eczéma (Isambert, Kussmaul).

La prophylaxie doit être sévère et minutieuse :

1° Le procédé de Ruoltz ou dorure galvanique devrait partout remplacer la dorure au mercure ;

2° Soins de propreté et bains fréquents ;

3° Vêtements spéciaux pour le travail ;

4° Active ventilation des ateliers :

5° Défense absolue de manger dans les ateliers, ordre de se laver les mains avant les repas ;

6° Emploi de l'iodure de potassium comme prophylactique (Natalis Guillot) ;

7° Réduction du travail journalier.

8° Bonne nourriture ; éviter toutes causes d'affaiblissement, les privations, les excès, les veilles prolongées ;

9° Pour les travaux les plus dangereux, emploi de masques avec éponge ou avec prise d'air au moyen de tuyaux dans l'atmosphère extérieure ;

10° A Saint-Gobain, on a la bonne habitude de répandre sur le sol des ateliers, dès la sortie des ouvriers, un litre de solution d'ammoniaque liquide du commerce.

Les femmes s'hydrargyrisent plus facilement que les hommes ; il serait bon de ne pas les admettre dans ces professions dangereuses, surtout les femmes mariées, que l'intoxication prédispose de plus aux avortements. Dès les premiers symptômes toxiques, le meilleur remède est de renoncer à la profession, au moins momentanément.

Phosphore. — On observait l'empoisonnement par le phosphore beaucoup plus souvent autrefois qu'à notre époque, chez les ouvriers employés à la fabrication des allumettes. Le plus souvent, il est chronique et se manifeste par des crampes d'estomac, des coliques, une odeur alliacée de l'haleine, qui devient lumineuse dans l'obscurité; des étouffements, des maux de tête, de l'affaiblissement et de la lourdeur physique et intellectuelle, l'amaigrissement et la teinte jaune de la peau.

La *nécrose des mâchoires* est le signe *pathognomonique* ou indicateur de l'empoisonnement : elle serait précédée, presque toujours, de la carie *pénétrante* d'une ou plusieurs dents (Magitot). Les intoxiqués succombent aux hémorragies, à la suppuration, à la phtisie.

Les mesures préventives, adoptées, en 1875, par la Section d'hygiène publique du Congrès de Bruxelles, sont les suivantes :

1° Substitution au phosphore ordinaire du phosphore amorphe ou rouge, qui ne donne ni odeur, ni vapeurs et ne présente aucun danger;

2° Locaux spacieux, ventilation puissante ;

3° Soins extrêmes de propreté et emploi de l'essence de térébenthine comme antidote ;

4° Gargarismes astringents et obligation aux fabricants de ne point recevoir, dans les ateliers, de personnes atteintes de caries dentaires, pouvant favoriser la nécrose par action nocive des vapeurs;

5° Interdiction du travail des enfants ;

6° Les autorités doivent imposer ces conditions dans l'intérêt des ouvriers et aussi des fabricants, qui sont civilement responsables.

Benzine, nitro-benzine, fuschine et aniline. — Les dégraisseurs qui emploient la benzine, les ouvriers qui la fabriquent, éprouvent une ivresse spéciale, des fourmillements, des crampes des bras et des mains, des tremblements, des troubles cérébraux et intestinaux.

La nitro-benzine provoque, d'après Bergeron, des vertiges avec état *comateux* (sommeil profond).

Les accidents produits par l'aniline sont les mêmes ; mais l'aniline, la fuschine, la rosaniline, sont, en outre, dangereuses par l'arsenic qu'elles contiennent.

L'hygiène prophylactique consiste en une ventilation active des ateliers. et dans l'emploi, devant la bouche et le nez, de garnitures munies d'une éponge imbibée de solution alcaline. Abandonner momentanément le travail, en cas d'accidents, et faire cesser définitivement la profession, si les accidents reviennent. Il serait très utile que les ouvriers pussent aller respirer. à l'air extérieur, dans de fréquentes sorties hors des ateliers.

Cuivre et zinc. — (Exploitation des minerais de cuivre, fondeurs, chaudronniers, bronziers, horlogers, limeurs, lamineurs, cloutiers, capsuliers).

Trois opinions se trouvent en présence :

1° Les Drs Galippe, Toussaint, de Pietra Santa, Dumoulin nient l'intoxication par le cuivre ;

2° Perron, Carrigan, etc., considèrent le cuivre comme toxique ;

3° Pécholier, Barthez, Millon lui reconnaissent une action nuisible, mais non toxique.

Selon Bailly, le signe primitif de l'intoxication serait un liseré gingival *bleu vert*. Enfin, d'après Proust, les émanations cuivreuses exercent une influence nocive. On a voulu faire du cuivre un spécifique anticholérique : le Dr Burq a dit que les ouvriers travaillant le cuivre n'étaient jamais atteints de choléra, opinion des plus contestables. L'un de nous a l'occasion journalière de voir de très nombreux ouvriers travaillant le cuivre ; il est persuadé qu'à petites doses la tolérance s'établit, sans influence fâcheuse. A Besançon, sur 200 décès chez les horlogers, le Dr Perron a trouvé 127 décès par phtisie ; mais dans cette industrie, comme dans celles que nous venons d'étudier, il faut tenir grand compte des poussières, dont l'action traumatique se fait jour en dehors de toute toxicité.

L'influence nocive du zinc est aussi très discutée. Dans les professions ayant pour objet le travail du zinc, il semble encore que le plus grand rôle revienne aux poussières (exploitation de la calamine, lamineurs, fondeurs, ferblantiers). Bouchut et Landouzy ont vu, chez ces artisans, des éruptions, des inflammations de la gorge et des bronches. Maisonneuve (de Rochefort) et

Blandet ont décrit l'*ivresse zincique*. M. Lévy parle d'accidents respiratoires, nerveux et fébriles, éprouvés par les ouvriers. D'après Layet, le blanc de zinc serait le plus souvent inoffensif, et les troubles observés seraient dus à l'arsenic, au sel d'ammoniaque et surtout à la chaleur élevée nécessitée par la préparation.

Sulfure de carbone. — L'industrie où l'on emploie le plus le sulfure de carbone est la fabrication du caoutchouc vulcanisé. Delpech a bien étudié cette intoxication, qui se présente sous la forme aiguë et sous la forme chronique. Dans la forme aiguë, le début est brusque, avec mal de tête très violent, troubles de la vue. et de l'ouïe, vertiges, faiblesse, vomissements. Dans la forme chronique, il y a deux périodes : *Première ou d'excitation*, troubles de la vue et de l'ouïe, maux de tête, fourmillements et douleurs dans les muscles, rires et larmes, verbiage sans cause, colère et violences, aliénation, fièvre et vomissements, toux et accès de suffocation. *Deuxième ou de dépression*, troubles et affaiblissement de l'intelligence, tristesse, marasme profond, cécité, surdité, faiblesse et paralysie, dépérissement et mort dans une extrême cachexie.

De son côté, Beaumetz affirme que les dangers d'intoxication ont été très exagérés : il rapporte que, sur les deux mille ouvriers employés en France dans les huileries, où l'on manipule près de 6 millions de kilogrammes de sulfure par an, pour retirer les corps gras renfermés dans les tourteaux d'olive, jamais aucun médecin n'a signalé les accidents décrits par Delpech. Il attribue ce fait à la pureté, plus grande aujourd'hui qu'autrefois, du sulfure de carbone, et notamment à sa diminution en hydrogène sulfuré libre, qui joue le rôle prépondérant dans l'action nocive du sulfure de carbone. Mais il fait observer que l'hydrogène sulfuré se dégage surtout du sulfure de carbone sous l'influence de l'alcool. Si l'on prend du sulfure de carbone, même absolument pur, et qu'on y ajoute de l'alcool, il se produit de l'hydrogène sulfuré : cela nous explique l'intoxication plus fréquente chez les ouvriers alcooliques, l'alcool et le sulfure de carbone se trouvant en conflit dans le sang et donnant lieu à une production d'hydrogène sulfuré, corps très toxique.

Préceptes préventifs : 1° Vêtements de travail très souvent nettoyés. Soins de propreté et bains fréquents ;

2° Défense de manger et de coucher dans les ateliers ou trop près des ateliers ;

3° Aération et ventilation par des planchers en claire-voie ;

4° Abstinence absolue des liqueurs alcooliques et extrême sobriété.

Oxyde de carbone. — (Hauts fourneaux, chauffeurs, cuisiniers, pâtissiers, gaz d'éclairage, femmes se servant de chaufferettes.) Voici les symptômes de l'asphyxie par le charbon : pesanteurs et douleurs de tête, vertiges, bourdonnements d'oreille, somnolence, oppression, vomissements : Si la cause ne disparaît pas, si l'on ne sort pas à l'air libre, profond sommeil et mort, parfois après de violentes convulsions. Appelé un jour à fournir un certificat médico-légal au sujet d'un homme qui s'était suicidé avec les vapeurs de charbon, nous constations sur le corps de cet homme de nombreuses meurtrissures et ecchymoses. Il portait même au front une large plaie, qui aurait pu faire croire à un crime ; mais meurtrissures, ecchymoses et plaie n'étaient que le résultat de convulsions et de chocs ayant précédé la mort.

Acide carbonique. — (Brasseurs et vignerons pendant la fermentation de la bière et du vin, fermentation de la colle dans les fabriques de papier ; tonneliers, puisatiers, ouvriers employés aux travaux des fosses, tombes, caveaux, exhumations.) Une première précaution à prendre, si l'on soupçonne l'existence de l'acide carbonique, est de mettre une lumière en contact avec le gaz suspect : on sera averti de sa présence si la flamme s'éteint.

Rougeur de la face, oppression, chaleur à la face et à la poitrine, accélération du pouls, qui devient faible et filant, puis asphyxie, tels sont les symptômes observés. Pour que l'asphyxie se produise, il faut, d'après Séguin, que l'air contienne 1/5 ou 1/6 d'acide carbonique. Le traitement immédiat consistera en frictions énergiques et exposition à l'air libre.

Gaz d'éclairage. — Les accidents sont plus fréquents dans les appartements que chez les ouvriers qui font le gaz d'éclairage. Il y a asphyxie par production d'oxyde de carbone et d'hydrogène sulfuré.

Vapeurs alcooliques. — (Ouvriers qui travaillent dans les caves ou dans des locaux renfermant de grandes quantités d'alcool, de vins et esprits.) Chez les dégustateurs, les symptômes sont analogues à ceux de l'alcoolisme chronique, et se localisent surtout sur le système nerveux (Monin).

CHAPITRE IX

QUELQUES CONSIDÉRATIONS SUR LES MOYENS D'AMÉLIORER LES CLASSES OUVRIÈRES

Amélioration morale. — Nous ne sommes pas de ceux qui pensent que le problème du paupérisme soit à ranger du côté de la quadrature du cercle et du mouvement perpétuel. Mais, avant de vouloir et de pouvoir éteindre la misère, il faudrait commencer par détruire les vices qui la provoquent. L'alcoolisme, la débauche, la dissipation, la paresse, le défaut d'esprit d'épargne, le désir immodéré du bien-être, sans la volonté de l'acquérir par le travail : tels sont les grands facteurs de la misère et du vice, en dépit de toutes les déclamations et de tous les sophismes. Il faudrait moraliser les masses par les exemples venus d'en haut ; par des réunions où, au lieu de toujours parler des droits et de proférer à l'adresse du peuple des flatteries malsaines, on traiterait un peu plus des devoirs et des charges matérielles et morales incombant à tous. La propagation d'une instruction bien comprise, l'encouragement et quelques subventions aux Sociétés et Associations pour l'instruction (où tant d'hommes de bonne volonté se groupent pour apprendre aux autres ce qu'ils savent); la proscription impitoyable de l'ivrognerie, la surveillance morale exercée sur l'ouvrier, tels sont les premiers moyens à employer. Des livres, des réunions où on lui apprendra l'épargne et l'économie ; des récompenses décernées aux travailleurs et à ceux qui élèvent le mieux leurs enfants : voilà encore divers moyens d'amélioration morale pour l'ouvrier : *Quid possunt leges, sine moribus?*

Amélioration matérielle. Assurance obligatoire. — Il est, toutefois, de juste nécessité de reconnaître que la situation morale, autant que matérielle, de l'ouvrier dépend, en grande partie, de l'organisation actuelle du travail. On ne voit pas assez les sociétés industrielles, les patrons, les grands fabricants s'occuper de l'artisan, pris à part, et chercher à se rendre parfaitement compte de ses besoins, de sa position, de sa santé et de celle de sa famille. Il faut cependant bien peu d'efforts pour s'attacher l'ouvrier, généralement très reconnaissant à ceux qui lui portent intérêt, en raison même du délaissement ordinaire où il se trouve. S'il devient malade, qui donc cherche utilement à le soulager, lui et les siens? Quand il est guéri, le patron ne le reprend même pas : on a disposé de sa place. Quand il est vieux et qu'il ne peut plus fournir la même somme de travail, son salaire diminue, alors que ses besoins ont généralement augmenté par la famille, par les infirmités ; souvent, malgré toute une vie conciencieuse de travail et de probité, il se trouve alors dans la plus profonde misère. Les sociétés, les patrons, ne s'occupent pas assez de la vieillesse des ouvriers ; et s'il y a actuellement des établissements industriels où les chefs surveillent l'ivrognerie et conservent leurs emplois aux malades, ce n'est point, tant s'en faut, la généralité.

Il faudrait faire comprendre à l'ouvrier qu'il doit avoir à cœur de s'assurer une vieillesse, sinon fortunée, au moins convenable et de se ménager au moins quelques ressources contre le chômage et les accidents du travail. L'artisan n'a pas l'esprit d'épargne ; il n'a pas de prévoyance, il vit trop au jour le jour : viennent une maladie, un accident, sa famille et lui tombent dans le dénuement le plus profond.

Quelle est la façon de procéder la plus rationnelle, pour assurer à l'ouvrier du pain et des ressources, lorsque la vieillesse est venue ou qu'il a été victime des accidents, si fréquents, du travail ? De toutes les propositions faites, *l'assurance obligatoire*, malgré ses quelques inconvénients, paraît être la meilleure. En France, nous avons plusieurs très honorables Sociétés *mutuelles* d'assurances contre les accidents industriels, qui rendent de réels services à la classe ouvrière, tout en faisant fort bien leurs affaires : une ou deux même sont dans un état très florissant. L'État devrait forcer toutes les entreprises industrielles, tous les patrons, à s'assurer à ces Sociétés : la manière de procéder est bien simple. La

Société, l'entrepreneur, le patron, contractent une assurance collective, au profit de leurs ouvriers ; la Compagnie d'assurances s'oblige, en cas d'accident survenu pendant les heures de travail, à payer, en cas de mort, un capital, par exemple, de 1,000 francs à la veuve ou aux enfants, et, en cas d'incapacité, une rente de 300 fr. La prime de l'assurance est fixée à 2 ou 3 pour 100 du salaire de l'ouvrier : le patron rentre dans cette prime en faisant une retenue mensuelle sur le salaire de l'ouvrier. Si la prime est fixée à 2 pour 100, l'ouvrier qui gagne 5 francs par jour ne reçoit que 4 francs 90 centimes. Il laisse à la caisse *deux sous* par jour, ce qui n'est pas trop onéreux, vraiment, pour s'assurer l'avenir à soi-même et à sa famille ! Au moyen de ces retenues obligatoires, et en prélevant une certaine somme sur les bénéfices du patron, on pourrait constituer, outre l'assurance contre les accidents, une caisse de pensions de retraite, à partir d'un certain âge, et après un certain nombre d'années de travail.

On peut reprocher à l'organisation de certaines Sociétés d'assurances un vice qu'il serait facile de faire disparaître : l'ouvrier employé dans une usine, une fabrique, une société, chez un patron, ayant contracté une assurance, n'a pas droit à la restitution des retenues faites sur son salaire, s'il quitte sa place. Dans ces conditions, il se trouve comme immobilisé et ne peut changer d'atelier, s'il vient à rencontrer ailleurs de plus grands avantages. Mais il serait très facile *de faire suivre* l'ouvrier par l'assurance, tant qu'il reste en France ou dans des établissements soumis aux lois françaises.

Durée et surveillance du travail. — Immigration dans les villes. — La durée journalière du travail est trop longue. Le travail de nuit, particulièrement, est mal réglé : bien des ouvriers, après avoir travaillé tout le jour, travaillent encore la nuit. Il y a là une cause d'affaiblissement et de surmenage qu'il importe d'enrayer. La loi devrait stipuler un *maximum* de durée de travail qu'on ne pourrait dépasser. On ne devrait admettre les enfants, dans certaines industries, que pourvus d'un certificat médical. Presque tous les petits des ouvriers présentent une faiblesse originelle ou acquise par les privations et vices des parents, la mauvaise nourriture, les logements insalubres ; ils sont spécialement prédisposés aux déformations du système osseux, à la débilité générale, et constituent un terrain préparé à toutes les maladies. Du reste, l'âge (bien qu'il faille en fixer le *minimum*) ne doit pas constituer l'unique condition de l'aptitude au travail, comme l'expose si bien, dans son *Traité d'hygiène*, le Dr M. Lévy, qui propose de n'autoriser le travail des enfants qu'après l'avis d'une Commission composée de médecins, de fabricants et d'administrateurs, représentant l'humanité, l'industrie et la patrie. Le fonctionnement de Commissions de ce genre rendrait les plus grands services. Une surveillance médicale, permanente, régulière, indépendante des patrons et des parents, devrait être exercée sur les enfants des manufactures et des usines ; car c'est dans les grands centres industriels que les enfants sont les plus faibles et que leur mortalité est la plus considérable. Leur salaire devrait être placé aussi à l'abri de la dissipation des parents. M. Lévy propose que le salaire des enfants soit divisé en trois parts : la première pour leur éducation, la deuxième pour les parents, la troisième serait épargnée pour l'avenir.

L'immigration des campagnes dans les villes, à Paris surtout, est une question importante à élucider, en ce moment où la diminution de la population française préoccupe, à juste titre, les hygiénistes et les savants. La France ne pourra garder, en Europe, en face de puissants et nombreux voisins, le grand rôle qu'elle a toujours glorieusement rempli, qu'à la condition de restreindre toutes les causes de mortalité sur lesquelles on peut avoir une action. Or cette émigration des paysans vers les villes est un des grands facteurs de la dépopulation. A Paris, les naissances sont moins nombreuses qu'ailleurs (80 au lieu de 102 pour 1,000 femmes), les naissances illégitimes y sont plus nombreuses (47 au lieu de 18 sur 1,000 en général) ; or, ces naissances illégitimes sont frappées d'une mortalité deux fois supérieure (ce qui donne, de 0 à 21 ans, 740 à 745 décès au lieu de 332 à 336 pour les campagnes).

Si cet état de choses continue, par suite de l'accroissement de notre population, trois ou quatre fois moindre que celui de l'Allemagne et des autres pays d'Europe, nous nous trouverons bientôt dans des conditions numériques désastreuses au point de vue politique et militaire. La mortalité générale est aussi plus considérable dans les villes, où les habitants, privés de l'air pur, vivent dans des conditions déplorables d'hygiène ; où les mauvaises habitudes, le manque de travail, la variation des salaires, la cherté des vivres, les plongent fatalement dans la misère et les maladies. Ce sont les prolétaires urbains qui fournissent la proportion la plus forte de phtisiques. Dans les milieux malsains et encombrés où ils vivent, il faut tenir compte aussi des dangers de la contagion, si facile chez les gens épuisés. De bonnes mesures, encourageant l'agriculture, retiendraient aux travaux des champs tous ces ouvriers, qui viennent grossir la mortalité générale et accroître l'insalubrité des agglomérations urbaines.

Logements ouvriers. — Il faut être médecin exerçant au milieu d'une nombreuse population, pour se rendre compte de l'influence néfaste des logements ouvriers. Ces logements sont dans des conditions d'hygiène entièrement défectueuses : à Paris, sur 200,000 ouvriers, plus du cinquième, et sur 10,600 ouvrières, plus du vingtième logent en *garnis*. De ces logements, de ces garnis, partent presque toujours les épidémies. On a cherché à prévenir le mal par l'établissement de cités ouvrières. Mais plusieurs de ces cités sont des foyers permanents de maladies contagieuses, où 4 et 500 personnes sont entassées, sans aucune préoccupation d'hygiène, sans aucun soin de propreté, dans l'encombrement et la promiscuité morale et matérielle la plus malsaine.

Cet état de choses réclame une amélioration, nécessaire et urgente, en raison de la population toujours croissante des villes industrielles. Des maisons ordinaires bien tenues, appropriées à leur destination, ou de petites maisons pour chaque famille (à la condition de les isoler les unes des autres), dont l'ensemble formerait un village ouvrier, voilà ce qu'il faudrait réaliser, suivant l'exemple des cités ouvrières créées, jadis, à Mulhouse, par la philanthropie des Dollfus. Des bains à prix modique, des lavoirs, une boulangerie, une boucherie et une école seraient annexés à ces fondations. Des plantations d'arbres autour des villas ouvrières assainiraient l'air et préserveraient, dans une certaine mesure, les habitations environnantes.

Alimentation. — L'alimentation de l'ouvrier est ordinairement mauvaise : elle subit naturellement toutes les variations du salaire. La viande, si nécessaire à ceux qui travaillent beaucoup, n'entre qu'en quantité insuffisante dans le régime. Or, la dépense la plus forte du travailleur (comme l'explique si bien M. Lévy), est celle de la nourriture. Elle monte, pour un homme, à plus de la moitié de la dépense totale et aux deux tiers ou trois quarts s'il a des habitudes d'intempérance, ce qui est malheureusement d'une fréquence extrème.

La mortalité est en raison directe du mal de misère : cette influence ressort des statistiques, de l'étude comparative des décès dans les arrondissements riches de Paris et les faubourgs. Dans le quartier de la Bourse, la mortalité est de 14 à 16 pour 1,000 ; dans le quartier des Buttes-Chaumont, de 25 à 31. La misère et l'intempérance, en temps d'épidémie, prédisposent à la contagion, et les quartiers pauvres sont les plus frappés.

L'organisation de boulangeries, boucheries, épiceries coopératives, en assurant aux ouvriers les vivres à bon marché, diminuerait sensiblement la misère et par suite la mortalité. Du reste, la mutualité ouvrière paraît diminuer la mortalité : en France, de 1852 à 1864, la mortalité des mutualités a été de 13 pour 1,000 au lieu de 17 pour la population de même âge ; en Angleterre, elle n'aurait été que de 12 pour 1,000.

Rôle de la femme dans la classe ouvrière. — Le rôle de la femme dans la classe ouvrière a été peu étudié [1] : M. Glasson, professeur à l'École de droit de Paris, l'a très bien exposé à l'Académie des sciences morales et politiques. La situation de la femme et des enfants de l'ouvrier devrait attirer l'attention des législateurs ; la femme de l'ouvrier est mariée sans contrat, c'est-à-dire sous

---

[1] Voir Dr E. Monin, *La lutte pour la santé* (La femme hygiéniste).

le régime de la communauté, dont le mari est le chef légal : en cette qualité, le mari a le droit de disposer des salaires de la communauté ; il ne doit aucun compte ; s'il a des habitudes de paresse, d'intempérance, de dissipation, il peut tout dépenser, au détriment de la femme et des enfants. Plus le ménage a d'enfants, et plus la femme court le risque d'être abandonnée par son mari ; ce qui arrive encore plus fréquemment qu'on ne le croit. Alors, c'est la misère, le vagabondage, l'absence d'éducation de toute une nichée. On peut se renseigner auprès des Bureaux de bienfaisance, qui ont à leur charge bien des familles ainsi abandonnées par le chef ! L'adultère et le concubinage jouent aussi leur grand rôle dans la vie de l'ouvrier. M. Glasson émettait le vœu de voir établir, au profit de ces malheureuses mères de famille, parfois si vaillantes et si méritantes, une justice rapide et une procédure simple, qui leur permettraient, pour nourrir leur famille, de pratiquer une sorte de saisie-arrêt sur une partie du salaire du mari, ou, tout au moins, de conserver intégral leur propre salaire. Une loi de ce genre ferait comprendre à l'ouvrier qu'il a des devoirs à remplir envers sa famille et qu'il est des nécessités d'économie et d'épargne auxquelles le père n'a pas le droit de se soustraire.

CHAPITRE X

MALADIES CONTAGIEUSES ET ÉPIDÉMIQUES
PROPHYLAXIE

Nous étudierons successivement :

1° Les maladies contagieuses d'homme à homme (comme la variole, la varioloïde, la varicelle, la rougeole, la scarlatine, l'érysipèle, les oreillons, la coqueluche, la diphtérie, la phtisie, la fièvre typhoïde et le choléra)[1] ;

2° Les maladies contagieuses des animaux à l'homme, comme la rage, le charbon ;

3° Les maladies parasitaires de l'intestin (comme le ver solitaire ou ténia, les lombrics, les oxyures, la trichine, le kyste hydatique) ;

4° Les maladies épidémiques *non contagieuses* (comme la fièvre intermittente) ;

5° Les maladies *parasitaires* contagieuses d'homme à homme, comme les teignes, la gale, les poux ;

---

[1] Voir Dubousquet-Laborderie, *Causes des décès par maladies épidémiques et contagieuses et leur prophylaxie* (Congrès d'hygiène, 1889).

6° Les maladies contagieuses *par imitation* comme l'hystérie, l'épilepsie, la chorée ou danse de Saint-Guy, et les tics.

Dans ce cours élémentaire, nous ne parlerons, bien entendu, que des maladies les plus communes.

La prophylaxie ancienne des épidémies était des moins compliquées. Elle consistait *in fuga contagii*, et, jusqu'à l'époque de Montaigne (qui, préfet de Bordeaux, se sauva devant la peste) on résumait cette prophylaxie au moyen de trois adverbes et de trois verbes : *mox, longe, tarde; cede, recede, redi :*

> Tire-toi vite à l'écart,
> Va loin et retourne tard !

Contagion. — On entend par *contagion* l'acte par lequel une maladie se communique, d'un individu malade à un individu sain ou en apparence sain, au moyen d'un contact, soit immédiat ou direct, soit médiat ou indirect.

L'homme, dès sa naissance, est soumis à deux ordres d'influences, qui se divisent en influences héréditaires et en influences présentes, dépendant du milieu où il vit. En naissant, nous portons tous en nous les germes qui donnent, à notre moral comme à notre corps ou organisme, les tendances les plus diverses ; nous apportons (comme le dit H. Spencer) un capital vital différent. Mais, dès notre naissance aussi, nous sommes entourés d'agents extérieurs multiples, variés, complexes, doués d'une très grande force. Au lieu de respirer à l'air vivifiant, à la lumière du soleil qui donne la chaleur et la vie, nous pouvons être exposés à respirer dans un air vicié, où les miasmes, les infiniment petits, bactéries, vibrions, microbes, sont pour nous des sources fécondes de maladies. C'est sur ces influences du milieu extérieur que l'hygiène a une puissante action ; grâce à elle l'homme, exposé à tant d'ennemis, peut sortir victorieux de la lutte.

La notion de la contagion est certainement vieille comme le monde : les médecins de tous les temps et de tous les pays se sont efforcés de rechercher et de saisir ses problèmes ; mais (il faut bien l'avouer) la médecine a été devancée quelquefois par le hasard et l'opinion publique. Il y a des siècles qu'en Italie on considérait la phtisie comme contagieuse et qu'on pratiquait la désinfection des locaux et vêtements des phtisiques. Or, la contagion de cette maladie n'a été démontrée, scientifiquement, que dans ces dernières années.

Si l'on a pris sur le fait l'agent contagieux seulement pour quelques maladies (charbon, choléra des poules, etc.), nous savons, cependant, que bien des maladies sont transmissibles, sans avoir sous les yeux le mode exact de contage : la science a encore, sous ce rapport, tout à faire. Quoi qu'il en soit, et même sans avoir saisi le corps du délit, l'idée de contagion a, par elle seule, une valeur immense au point de vue hygiénique : grâce à cette simple donnée d'observation, bon nombre de maladies ont disparu par l'hygiène et bon nombre, encore, dans l'avenir, disparaîtront. Malheureusement, l'éducation hygiénique des populations est toute à faire : c'est aux savants à attirer l'attention des pouvoirs publics sur les mesures capables de soustraire le peuple aux influences nocives, à le protéger efficacement contre la négligence et la routine (Auguste Ollivier).

Les idées *microbiennes* (mode de contage par les infiniment petits) ont été fertiles en applications pratiques; en nous enseignant l'antisepsie, qui n'est guère que l'expression quintessenciée d'une propreté exquise.

Les microbes avaient été déjà soupçonnés par l'antiquité : il n'y a qu'à consulter les auteurs anciens pour se convaincre que, par la seule observation, ils étaient arrivés à avoir, parfois, des idées absolument nettes sur les différentes formes de contagion. Moïse était (nous l'avons vu) un microbien; Varron et Columelle (37 avant Jésus-Christ et 1er siècle) parlent d'insectes invisibles et d'effluves qui se dégagent des marais; Ovide, Virgile savaient qu'en certaines circonstances la terre émet des exhalaisons pestilentielles : ce dernier, en décrivant une épizootie, chante l'inoculation à l'homme de la pustule maligne ou charbon par les brebis. Dans Lucrèce (50 avant Jésus-Christ) nous lisons qu'il se détache de la matière des animalcules si petits que le tiers de leur grosseur est un atome invisible :

> « Primum animalia sunt jam partim tantula, eorum
> « Tertia pars nulla ut possit ratione videri. »

Lucrèce nous explique la cause des maladies contagieuses par la présence, dans l'air, d'une infinité de corpuscules qui engendrent la maladie et la mort. Les maladies pestilentielles, dit-il, nous sont transmises d'un climat étranger, par la voie de l'air, ou sortent de la terre elle-même, qui nous les renvoie ensuite. On trouve aussi, dans les auteurs médicaux anciens, une sorte de prescience de la doctrine parasitaire : *putrefactio unius, generatio alterius* (Arétée); *tota natura verminosa* (Sylvius de Le Boë), etc.

Conditions de la contagion. — Un très grand nombre de maladies semblent produites par la multiplication, dans notre organisme, d'un élément extrèmement petit, qu'on ne peut voir qu'au microscope, à un très fort grossissement. Mais il faut savoir aussi (et c'est là le point le plus pratique) que, pour se développer et multiplier, cet infiniment petit a besoin d'un terrain et d'un milieu favorables Il ne pénètre profondément dans nos tissus et au plus intime de notre être qu'après avoir séjourné, plus ou moins longtemps, dans nos appartements, sur nos meubles, nos vêtements, notre peau ; or, pendant ces divers séjours, nous pouvons avoir sur lui une action puissante et destructive. De là, des déductions hygiéniques importantes.

Ce qui rend l'organisme propre à l'éclosion et à la multiplication des germes, ce sont toutes les causes de dépression physique et morale. Les âges extrêmes, les

excès, les privations, la malpropreté, l'encombrement, les
veilles, les chagrins, agissent de la même façon, en nous
prédisposant aux maladies. Pour qu'une maladie contagieuse se développe, il faut que l'organisme soit consen-
tant (Trousseau). La maladie n'est pas le microbe, mais
la réaction de l'organisme vis-à-vis du microbe (C. de
Gassicourt). *Sanis omnia sana* (Celse). Pour donner le
moins de prise aux microbes, il faut être toujours (et particulièrement en temps d'épidémie) dans des conditions,
matérielles et morales, aussi bonnes que possible. Ceux
qui résistent le mieux sont les hommes sobres, que la
peur et une mauvaise hygiène ne débilitent pas. Il faut
prendre, à tout instant, les plus grands soins de propreté,
pour débarrasser le corps, les cheveux, la barbe des
impuretés et germes capables de s'y déposer. Il ne faut
pas se contenter de se laver les mains et la figure ; on
aura recours à des bains fréquents, à des ablutions journalières.

Variole. — La variole est une fièvre éruptive importée
d'Orient en Europe au VIe siècle ; la première description en fut donnée par Grégoire de Tours (539-593) qui
en parle comme d'une fièvre quarte avec pustules (*febris
quartana cum pustulis*). Le savant chroniqueur nous
dépeint la marche de l'éruption, depuis les papules jusqu'aux désordres produits par la suppuration ; il savait
que les yeux pouvaient être intéressés ; qu'il y a du
délire, des pertes de connaissance et des hémorragies.

Le génie épidémique de la variole est, aujourd'hui, heureusement modifié par les progrès de l'hygiène et surtout par l'immortelle découverte de la vaccine (Jenner, 1769-1823).

D'après Augustin Thierry, la variole ravagea la France en 580-582 : Grégoire de Tours fut lui-même atteint. Elle fut un des fléaux du moyen âge et des temps modernes jusqu'à Jenner. Ce dernier avait bien eu quelques précurseurs. Les Chinois, depuis des siècles, inoculaient du pus pris sur les pustules de varioleux, intervention fort dangereuse, du reste, imitée chez nous au XVIIIe siècle ; c'est à Jenner que revient le mérite d'avoir fait des expériences décisives et d'avoir substitué aux inoculations une méthode simple et sans danger.

Jenner, né à Berkeley, comté de Glocester, était un naturaliste distingué, qui entr'autres découvertes éclaircit un point obscur d'ornithologie (la ponte du coucou dans le nid des autres oiseaux dont il expulse les propriétaires); le 14 mai 1796, il commença les recherches qui devaient le mener à la découverte de la vaccine. En France et en Angleterre, existait dans le peuple ce vague préjugé que les gens s'inoculant la *picote* du pis des vaches ne contractaient pas la variole. Mais il fallait à ce préjugé une consécration scientifique : Jenner, en 1798, publia son premier travail, après avoir inoculé un enfant avec du virus pris aux doigts d'une femme accidentellement atteinte par la picote en trayant des vaches. Ce fut en 1800 (à l'instigation de Thouret, doyen de la Faculté de médecine et du marquis de la Rochefoucauld-Liancourt) que l'on fit les premiers essais de vaccination en France.

Il existe encore, au sujet du traitement de la variole, une idée fausse à combattre. Sous prétexte de faire suer le malade, on le gorge de boissons chaudes; on le charge de couvertures et d'édredons, on considère comme dangereux de le changer de linge. Bien au contraire, la propreté extrême, le changement journalier, plutôt de la fraîcheur que de la chaleur, et une sudation des plus modérées, constituent le seul traitement véritablement hygiénique du varioleux.

La variole est contagieuse pendant tout son cours, et surtout au moment de la suppuration et de la dessiccation des pustules (Chauveau), par contact direct (Portal gagna la variole en recevant une gifle d'un varioleux), ou indirect (absorption possible des poussières qui se détachent des croûtes). Le poison variolique est très tenace; il peut résister pendant plusieurs années. Nous savons que des fossoyeurs ont contracté la variole en exhumant des varioleux après un très long temps.

La vaccination est la première et la plus essentielle précaution à prendre contre la variole. Il est prudent de se faire revacciner tous les six ou huit ans, surtout en temps d'épidémie. Il faut, d'ailleurs, toujours revacciner jusqu'à résultat certain. S'il y a des cas épidémiques, il est nécessaire de vacciner les enfants dès leur naissance; s'il n'y a pas d'épidémie, on attendra qu'ils aient quelques semaines. Toute personne ayant été en contact avec un varioleux évitera d'approcher d'autres personnes et surtout des enfants, avant de s'être désinfectée et d'avoir changé de linge.

Voici quelques résultats, enregistrés par J. Besnier, au sujet des vaccinations et revaccinations :

1° L'influence des piqûres a son importance. Il y a plus de succès avec de nombreuses piqûres qu'avec une ou deux. Six piqûres donnent une plus grande proportion de succès que quatre.

2° La saison froide et humide est, en général, défavorable. Il faudrait changer l'époque des vaccinations et revaccinations des établissements scolaires, qui est en octobre et novembre, après la rentrée des élèves.

3° Les deux espèces de vaccin (vaccins de génisse et d'enfant) ont fourni un nombre à peu près égal de succès ;

4° Les succès obtenus après une première revaccination augmentent rapidement, avec l'âge, chez les enfants et les adolescents, et atteignent leur maximum de quinze à vingt ans. Dans l'âge adulte, ils sont moins nombreux que chez ces derniers, et ils n'augmentent plus, avec les années, que d'une manière lente et insensible ;

5° Chez les sujets vaccinés à la naissance et non revaccinés, la réceptivité variolique, comme la réceptivité vaccinale, atteint son *maximum* dans l'adolescence, c'est-à-dire de quinze à vingt ans, et diminue au contraire chez les adultes.

Toutes ces raisons militent en faveur des revaccinations chez les jeunes sujets. D'une statistique, faite à Buda-Pesth en 1886, il ressort clairement que les gens non vaccinés fournissent un nombre de décès beaucoup plus considérable. L'hôpital des varioleux à Buda-Pesth a reçu, du 1er janvier au 1er décembre 1886, 2,144 varioleux. Les vaccinés ont donné une mortalité de 18 pour 100, et les non vaccinés une mortalité de 63 pour 100.

Un des documents les plus complets et les plus pratiques qui aient été publiés sur la vaccination est une brochure de la Société française d'Hygiène, 30, rue du Dragon.

Varioloïde. — La varioloïde est une forme atténuée de la variole, qu'on observe chez les vaccinés. Les précautions hygiéniques sont les mêmes pour la varioloïde que pour la variole : car cette affection bénigne peut donner à des personnes non vaccinées les formes morbides les plus graves.

Sur quinze cas de variole ou varioloïde, observés par l'un de nous, la varioloïde n'avait atteint que des personnes vaccinées ; sur trois cas de mort par variole, l'un était un Italien qui n'avait pas été vacciné ; l'autre un Belge, dans les mêmes conditions, et le troisième une jeune fille de dix-huit ans qui avait été vaccinée une seule fois, à l'âge de deux ou trois mois, et portait à un bras une cicatrice très douteuse.

Varicelle. — Maladie très légère, très bénigne, qui ne donne aucune immunité contre les deux premières. Elle est caractérisée par des taches rosées qui se remplissent, vingt-quatre heures après leur début, d'un liquide clair d'abord, puis opalescent.

Rougeole. — C'est une fièvre éruptive, originaire de l'Asie et qui apparut en Europe peu après la variole (Rhazès, médecin arabe, 850). Contrairement au préjugé qui en fait une maladie bénigne, c'est une maladie grave, surtout dans la population misérable des grandes villes. Chez les enfants mal surveillés et mal soignés, cette fièvre éruptive devient trop souvent mortelle, par ses complications pulmonaires ou intestinales, dues surtout au froid, à l'humidité, aux logements encombrés et malsains.

Dans certains quartiers populeux, dans les cités ouvrières, la rougeole tue un grand nombre d'enfants. Tous les ans, on peut l'observer : la rougeole revient dans les mêmes quartiers et les mêmes maisons. Chez les enfants scrofuleux et lymphatiques, qui constituent la majorité de la population enfantine urbaine, la rougeole a des conséquences graves : elle suscite la phtisie, qui sommeille dans tous les organismes affaiblis. On a dit *qu'elle accablait lâchement les petits et les faibles*, ce qui est fort exact. C'est une des maladies les plus communes, par cela même qu'elle est essentiellement contagieuse, depuis le coryza initial, le larmoiement,

jusqu'à·la complète desquamation. Son germe se transmet par les personnes, les vêtements, les tapis, etc. Un
étranger porte la rougeole aux Iles Fœroé, jusque-là
indemnes, et 6,000 habitants sur 8,000 sont contagionnés.

La gravité du mal diminue avec l'âge : sur
1,000 décès par rougeole, on ne trouve que 8 décès
survenus après quinze ans. La rougeole fait à Paris
trois fois plus de victimes qu'il y a vingt ans, toute proportion de population gardée. Il faut en chercher la
cause dans l'accroissement des agglomérations scolaires,
et surtout dans les consultations des hôpitaux et des
bureaux de bienfaisance, où les enfants viennent avec
un abcès. et s'en reviennent avec une maladie contagieuse.

Il faudrait, dans les hôpitaux et les bureaux de bienfaisance, plusieurs salles de consultations où, avant de
laisser entrer les enfants, on ferait un triage préalable.
Les personnes qui ont été en contact avec des rubéo-
liques doivent changer de linge et se laver soigneusement. Enfin, il faut isoler complètement les malades.

Scarlatine. — C'est une fièvre éruptive, parfois fort
grave. Ses complications les plus communes sont l'angine, l'albuminurie et une élévation de la température
telle, que la vie devient incompatible avec cette augmentation de calorique. Pendant le cours de la maladie
et avant la fin de la desquamation, souvent fort longue,

il faut éviter toute cause de refroidissement. Il ne faut pas sortir avant le quarantième jour, chose difficile à obtenir des malades et des familles ; pour avoir enfreint ce principe, que de scarlatineux sont morts ! On a dit qu'une première atteinte conférait l'immunité : cela n'est pas toujours exact, et l'on voit assez souvent des cas évidents de récidives.

La scarlatine, qui paraît être une maladie moderne, puisqu'il n'en est pas question avant le xvie siècle, est, d'ailleurs, excessivement variable comme allures et comme gravité ; en Angleterre, elle est plus meurtrière qu'en France. Elle est contagieuse pendant toute sa durée et surtout au moment de la desquamation ; les pellicules cutanées qui se détachent du corps paraissent le principal agent de la contagion. Les germes peuvent sommeiller, remisés dans les appartements, les vêtements, les meubles, pendant des années, et se réveiller dans des conditions que nous ne connaissons pas. Une dame veuve habitant avec sa fille, en Bretagne, dans un village absolument indemne de scarlatine, reçoit, au mois d'août 1877, une lettre d'une jeune amie qui avait été institutrice de sa fille et qui se trouvait en Allemagne à ce moment. Dans sa lettre, l'institutrice disait qu'elle venait d'avoir la scarlatine, qu'elle était convalescente, mais que la desquamation était si abondante que, tout en écrivant, elle avait été forcée de secouer son papier à plusieurs reprises, tant il y avait de pellicules. Quelques jours après, la mère et la fille sont prises de scar-

latine : la mère succombe, la fille guérit avec peine (Sanné).
D'autres faits tendraient à prouver que la scarlatine est
contagieuse depuis les prodromes jusqu'à la desquamation définitive : les plus grandes précautions sont donc
à prendre dès le début. On a vu des cas dans lesquels la
contagion s'est faite par des chambres occupées deux
mois auparavant par des scarlatineux. Hildenbrand,
cité par Cadet de Gassicourt (*Maladies de l'enfance*),
rapporte ce qui lui est arrivé à lui-même : « Un habit
noir que j'avais en visitant une scarlatineuse, et que je
portai de Vienne en Podolie, sans l'avoir mis depuis
plus·d'un an et demi, me communiqua, dès que je
fus arrivé, cette maladie contagieuse, que je répandis
dans cette province, où elle était jusqu'alors presque
inconnue. »

Le germe scarlatineux est donc très résistant, et il est
nécessaire de prendre contre lui les mesures les plus
prudentes : isolement absolu des scarlatineux et des personnes qui les soignent. Les parents ne doivent pas hésiter
à se séparer pendant au moins six semaines du reste de
leur famille, quand ils donnent des soins à un enfant
atteint. Il faut se laver avec un liquide antiseptique, et
faire passer à l'étuve les vêtements portés pendant le
cours de la maladie. On ne laissera rentrer à l'école les
scarlatineux, de même que les enfants atteints de variole
et de rougeole, qu'après deux ou trois bains savonneux
qui les auront débarrassés de toute desquamation épidermique.

Erysipèle (d'un mot grec qui veut dire *gagner de proche en proche*). — C'est une maladie qu'on peut assimiler aux fièvres éruptives ; mais, contrairement à ces maladies, il lui faut une porte d'entrée (comme une plaie naissante, souvent imperceptible, un petit bouton écorché, une égratignure, une pustule, une dénudation épidermique quelconque). Cependant, les plaies nettes faites au bistouri, avec un couteau, y exposent plus que les plaies contuses, les mâchures ; les chances d'érysipèle sont d'autant plus grandes que les plaies siègent aux régions où le derme est plus épais, comme au cuir chevelu, à la face, au nez tout particulièrement. Les causes prédisposantes sont toutes les dépressions physiques et morales, l'accouchement, le diabète, les chagrins. Les topiques et pansements malpropres font naître l'érysipèle, qui est plus fréquent aux mois de mars, avril, mai que pendant les autres mois de l'année ; les courants d'air semblent avoir une certaine influence sur sa production. Ce qui prouve bien que cette maladie est due à un germe, à un microbe, c'est que, dans les salles de chirurgie, où autrefois l'érysipèle était très fréquent et très dangereux, il est devenu beaucoup plus rare depuis l'emploi des pansements antiseptiques, qui isolent et désinfectent les plaies.

Contrairement aux fièvres éruptives, l'érysipèle ne confère pas l'immunité ; tous les médecins connaissent les érysipèles à répétition. Les germes, portés dans un pli ou une anfractuosité de la peau, y sommeillent, pour se réveiller à un moment donné ; c'est à des faits de ce genre que Verneuil a donné le nom de *microbisme latent*, expression juste qui, donne bien l'idée de ce silence des germes pendant des mois et de longues années quelquefois.

Dans les érysipèles à répétition, il paraît y avoir une sorte d'atténuation de la maladie, et comme une vaccination ; lorsqu'on soigne des malades atteints pour la deuxième, troisième, quatrième, cinquième fois, tous affirment que leurs atteintes antérieures avaient été plus violentes.

Les personnes affectées de maladies de peau ou de la moindre plaie s'abstiendront d'approcher d'un érysipélateux ; celles qui viennent de le visiter éviteront d'aller près de femmes en couches ou de personnes venant de subir une opération quelconque. La désinfection rigoureuse de la chambre et des vêtements, l'isolement absolu du malade s'imposent dans cette maladie.

Oreillons. — Maladie assimilable aux fièvres éruptives et de nature microbienne probable ; bénigne chez les jeunes enfants, elle peut entraîner des complications graves chez les adolescents (lycées, casernes). C'est une maladie générale, au cours de laquelle on a signalé des méningites et d'autres complications, moins graves, peut-être, mais pourtant sérieuses pour l'avenir. Contre cette maladie, on devra prendre des précautions d'isolement et de désinfection. Les oreillons débutent par la tuméfaction de l'une ou des deux parotides, glandes situées près de l'oreille.

Coqueluche. — Maladie de nature infectieuse, qui frappe surtout les enfants. Son nom date du XIVe siècle, époque à laquelle il y eut une toux épidémique ; les médecins conseillèrent de se tenir chaudement la tête, que les malades enveloppaient dans des capuchons dits *coqueluchons*. La coqueluche est souvent grave par les complications pulmonaires et l'affaiblissement qu'elle occasionne, particulièrement chez les enfants débiles et scrofuleux, qu'elle dispose à la phtisie. Elle est très contagieuse, et diverses épidémies en ont été meurtrières. En 1578, elle tue un grand nombre d'enfants. En 1724, elle envahit toute l'Europe, et va se perdre au Pérou. Dans une épidémie, en Suède, de 1749 à 1764, 40,000 enfants périrent. C'est donc une maladie contre laquelle il faut prendre, dès le début, des mesures d'isolement et de désinfection.

Jusqu'à présent il n'y a pas de spécifique de la coqueluche : le meilleur moyen de guérir les enfants est de les éloigner à vingt lieues au moins du lieu où ils l'ont contractée. Il faut aussi les bien nourrir pendant tout le cours de la maladie, pour éviter le grand affaiblissement qu'elle cause par les vomissements. On profitera de la fin de la quinte pour donner des substances très alibiles sous un petit volume, et l'on fera faire aux enfants de très nombreux petits repas, immédiatement après les quintes.

Diphtérie (d'un mot grec qui veut dire *membrane*). —
C'est une maladie générale, un empoisonnement, une
infection, dont la caractéristique est l'existence de
fausses membranes dans le pharynx, le larynx et les
bronches, et connue aussi sous le nom d'*angine couen-
neuse*, de *croup* (le croup est la diphtérie du larynx).
Une blessure, une dénudation épidermique peuvent
servir de porte d'entrée à l'agent infectieux. C'est une
des maladies qui tuent le plus d'enfants. L'encombrement, la misère, les logements humides, les dépressions
morales et physiques y prédisposent. Comme toutes les
maladies contagieuses, elle a une prédilection marquée
pour les quartiers pauvres, les maisons malsaines et
encombrées.

Il faut éloigner du diphtérique tous les enfants, et
ne laisser dans la chambre du malade qu'une ou deux
personnes, pour donner les soins nécessaires. Celui qui
soigne un diphtérique a besoin d'une nourriture très
substantielle. Il faut éviter de manger dans la chambre
du malade, et de rester longtemps auprès de lui. Il faut
éviter d'embrasser un enfant diphtérique et de respirer
trop près de lui. Il faut faire fonctionner, dans la chambre
du malade, un vaporisateur à vapeurs désinfectantes
(acide phénique, thymol); il est même prudent de se
gargariser, toutes les deux heures, avec de l'eau boriquée,
phéniquée, et de se laver la figure avec la même solution. Après la maladie, tous les linges seront passés à
l'étuve ou rigoureusement désinfectés; les tapis, literie,

rideaux seront battus et lavés. Les parquets et les murs seront nettoyés. On fera pendant quelques heures brûler du soufre dans la chambre.

Delthil et plusieurs autres observateurs admettent une analogie très grande entre la diphtérie de la volaille appelée vulgairement *pépie* et celle de l'homme [1]. La contagion de l'une à l'autre semble possible, les fumiers de basse-cour servant d'élément de généralisation et de contagion. Bouchard citait à ce sujet des cas observés par lui : toutes les poules ayant la pépie en même temps qu'existaient des cas de diphtérie. Delthil a vu un enfant atteint de croup, après avoir joué auprès d'un fumier, dans une cour de maison où, pour une cause inconnue, on ne pouvait plus élever de pigeons. A Paris, il meurt, par an, plus de 2,000 personnes atteintes de cette maladie. En Saxe, 20,000 individus ont succombé à cette infection en quatre ans. Le germe de la maladie est des plus résistants et peut subsister pendant plus d'un an.

Phtisie. — La phtisie, cette maladie si meurtrière, qui, à Paris, entre au moins pour un large cinquième dans la mortalité générale, n'a été rangée, expérimentalement, au nombre des maladies contagieuses que depuis quelques années. La phtisie fait, en France, 160,000 victimes par an, et exemple environ un quart

---

[1] Voir Dubousquet-Laborderie, *Contagion de la diphtérie de l'animal à l'homme* (Société de médecine pratique, 1891).

des jeunes gens appelés sous les drapeaux. L'agent infectieux est un *bacille*, organisme infiniment petit, puisque,
d'après le Dr Debove, il en faudrait cinq milliards pour
faire un millimètre cube ; ce bacille, qui paraît être l'agent
contagieux, se trouve dans les crachats, qu'il importe
donc de désinfecter et de détruire soigneusement. La
phtisie est loin d'être aussi contagieuse que les maladies
que nous venons de passer en revue ; elle demande impérieusement, pour sa transmission morbide, un terrain
préparé d'avance soit par l'hérédité, soit par une débilité
déjà ancienne. Dans une statistique dressée avec soin
par le professeur Leudet, on ne voit que 7 conjoints
contagionnés sur 74 ménages. Les causes qui préparent
le terrain favorable sont : l'hérédité, l'alcoolisme, les
excès, les privations, toutes les maladies débilitantes,
les veilles prolongées et surtout les *rhumes dits négligés*.
La première précaution est donc de soigner les rhumes.

Si le sort a placé l'un de vous, lecteurs, auprès d'un
phtisique, il vous faut une bonne nourriture, le moins
de fatigue possible ; vous coucherez dans une autre
chambre que celle du malade. Il ne faut jamais partager son lit ; vous aurez soin que ses crachats ne restent
jamais exposés à l'air. Avec ces précautions, bannissez
toute crainte de contagion. Voici, d'ailleurs, les instructions données par le Conseil d'hygiène et de salubrité de la Seine :

1° L'agent de transmission le plus actif réside dans les
crachats ;

2° Ceux-ci ne doivent être projetés ni sur le sol ni sur les linges, où ils sèchent et se transforment en poussières dangereuses ;

3° Il faut recommander aux malades de cracher dans des vases contenant de la sciure de bois ; ces vases seront vidés une fois par jour et lavés à l'eau bouillante. Leur contenu sera jeté au feu et brûlé. Dans les grandes agglomérations (écoles, ateliers, casernes, hôpitaux) on devra veiller à l'application de ces mesures ;

4° En cas de location d'une chambre garnie longtemps habitée par un phtisique, et surtout en cas de décès, il sera nécessaire de désinfecter au soufre la chambre et la literie ;

5° Les vêtements des phtisiques ne seront utilisés par d'autres personnes qu'après avoir été lessivés ou passés à l'étuve.

Fièvre typhoïde et choléra. — La contagion de la fièvre typhoïde et du choléra n'est pas prouvée par des faits irréfutables, bien qu'en certaines observations fournies par des médecins de valeur cette contagion semble exister. Nous avons vu un très grand nombre de malades atteints de fièvre typhoïde, et suivis depuis le début jusqu'à la fin de leur maladie. Jamais nous n'avons observé un cas certain de contagion directe. A côté d'un typhique dans une famille on observe (il est vrai) d'autres membres de la famille, frappés en même temps ou à la suite du premier ; mais toujours on peut incriminer des causes flagrantes d'insalubrité. Dans ces deux maladies, l'eau d'alimentation semble jouer le plus grand rôle. Dans les épidémies cholériques que nous avons observées, nous n'avons pas constaté non plus de cas tendant à faire admettre la contagion directe.

La *fièvre typhoïde* est une des maladies qui font le plus de victimes. Dans la léthalité parisienne, elle tient le quatrième rang, avec 8,000 décès en cinq ans. Dans l'armée nous avons vu quelles étaient sa fréquence et sa gravité.

La fièvre typhoïde est très anciennement connue. Elle fut signalée par les anciens auteurs sous les noms les plus divers : *phrénitis* (Grecs et Romains), fièvre pestilente et maligne, grave, putride, bilieuse, lente et nerveuse, adynamique et ataxique, entéro-mésentérique, gastro-entérite, dothinentérie (chaque nom répondant à un des nombreux symptômes de la maladie) ; ce n'est que depuis les travaux de Louis, de Chomel et d'Andral qu'on la désigne sous le nom de fièvre typhoïde (*forme de typhus*). Les causes prédisposantes sont : le jeune âge, pendant lequel on peut dire qu'elle est bénigne jusqu'à quatorze et quinze ans ; le défaut d'acclimatement chez les personnes venues, depuis peu, de la campagne (ouvriers, domestiques, écoliers, jeunes soldats) ; l'encombrement, la malpropreté des maisons et des habitants ; les excès, les privations, enfin, en général, toutes les causes débilitantes.

On voit communément la fièvre typhoïde renaître, dans les mêmes maisons, à époque périodique (juillet, août, septembre); il faut en inférer que ces maisons sont malsaines à divers points de vue : leurs habitants vivent habituellement dans l'encombrement et la misère.

L'agent infectieux est à rechercher :

1° Dans l'eau d'alimentation venant de cours d'eau pollués, de sous-sols et de puits infectés.

Les personnes buvant ces eaux sans aucune précaution d'ébullition et de filtration paient le plus lourd tribut à la maladie typhoïde ;

2° Dans les matières fécales et déjections des malades (qui paraissent d'autant plus nuisibles qu'elles ont subi une fermentation dans les fosses ou sur les linges restés longtemps exposés dans les appartements, dans les égouts), etc. ;

3° Probablement aussi dans la décomposition rapide des excréments, favorisée par la chaleur, la stagnation et le manque de renouvellement d'air dans les habitations.

L'étude des épidémies donne raison à ces trois modes d'infection : sans remonter très loin on retrouve ces trois causes dans différentes épidémies dont les relations ont été faites par des médecins autorisés. Il ne faut pas, bien entendu, mettre de côté les causes prédisposantes: car en fait de maladies infectieuses, on doit tenir le plus grand compte du terrain individuel.

L'influence de l'eau comme moyen de transport du principe typhogène, déjà signalée par de nombreux médecins, a été vérifiée scientifiquement dans les plus récentes épidémies.

Il y a quatre ou cinq ans, le Dr Dionis des Carrières (d'Auxerre) montrait un ruisseau transportant la fièvre typhoïde au loin, et il a pu la suivre comme à la piste. En 1884, éclate à Mayence une épidémie que les médecins allemands ont très justement attribuée à l'eau d'alimentation ; certaines maisons (pourvues d'eau mauvaise) étaient frappées, à côté d'autres respectées par le fléau. Dans l'épidémie qui atteint le 12e chasseurs à Rouen en 1885 ; dans celle qui s'abat sur la garnison de Compiègne (1886), on retrouve l'eau comme facteur primordial. Il en est de même pour l'épidémie de Zurich en 1885. Dans l'épidémie qui sévit à Paris en 1882-1883, le quartier de la Santé, pourvu d'eau convenable, demeura presque indemne.

C'est une épidémie observée à Pierrefonds en 1886 qui a conduit surtout à chercher la preuve matérielle de la nocuité des eaux polluées. Pendant les mois d'août et de septembre, vingt-trois personnes de Paris ou de Versailles sont venues habiter à Pierrefonds trois maisons contiguës. Vingt d'entre elles eurent la fièvre typhoïde ; quatre appartenant à la famille d'un haut fonctionnaire de l'Université succombèrent (trois jeunes filles de quinze, vingt et vingt-trois ans, ainsi que leur domestique âgée de vingt ans). De 1874 à 1883, ce groupe de maisons avait été visité cinq fois par la fièvre typhoïde. Or, ces maisons sont alimentées par une eau qui passe au-dessous des fosses d'aisances ou longe leurs parois. Ces fosses ne sont pas étanches ; l'une d'elles, commune à deux des maisons infectées, n'avait pas été vidée depuis trente ans. Les puits qui alimentent d'eau ces deux maisons sont distants de cette fosse, l'un de 9 mètres, l'autre de 20 mètres, et sont placés à $1^m,70$ au-dessous du niveau de la fosse. De plus, le terrain est sableux, perméable comme une éponge, et le voisinage des puits et des fosses assure un mélange permanent des matières avec l'eau d'alimentation. Une coutume locale vient encore augmenter les dangers ; on conduit directement dans ces fosses perméables l'eau qui tombe des toitures, de sorte qu'après les pluies abondantes l'eau envahit les fosses, dilue les matières et les entraîne dans le terrain sableux environnant et les puits qui y sont creusés. La maladie qui avait fait succomber les quatre personnes citées plus haut avait commencé du 25 au 30 septembre, et dans l'eau de la maison infectée il y avait des bacilles, organismes infiniment petits, considérés comme pathogènes de la fièvre typhoïde. On en a compté 25,000 par litre d'eau le 13 octobre ; le 29, le nombre était beaucoup moindre, et le 21 novembre il n'en restait plus traces. Cette eau contenait donc des bacilles, un mois après l'explosion de la maladie. Tout n'était pas encore fixé comme preuve expérimentale, et il fallait encore démontrer la valeur spécifique de ces bacilles; ce qu'ont fait MM. Chantemesse et Vidal en pratiquant des piqûres avec un fin trocart dans la rate de malades atteints de fièvre typhoïde. Les gouttes de sang ainsi obtenues ont donné des bacilles absolument identiques à ceux de l'eau de Pierrefonds.

A la fin de 1886, éclate, à *Clermont-Ferrand*, une épidémie intense de fièvre typhoïde, et dans l'eau d'alimentation les germes typhogènes ont été encore retrouvés. Les gens qui sont restés indemnes faisaient usage d'eau bouillie. Dans une communication où ils exposaient les résultats de leurs recherches, Chantemesse et Vidal ont parlé de tous ces faits, fort intéressants: la coïncidence des épidémies de fièvre typhoïde à Paris avec la distribution d'eau de Seine dans les réservoirs est aussi particulièrement instructive: l'eau de Seine est un véritable poison, son introduction dans les réservoirs coûtant chaque fois la vie à un certain nombre de Parisiens.

C'est dans ce sens que J. Arnould a pu s'écrier, sans exagération : *Le cadavre d'une victime de la fièvre typhoïde est presque l'effet d'un meurtre.*

En raison de sa fréquence et de sa gravité, on doit prendre contre la fièvre typhoïde toutes les mesures hygiéniques possibles ; or, il est certain qu'elle diminue et disparaît avec la qualité de l'eau, avec la propreté, l'aération des maisons et des villes. Dans toutes les maisons où la fièvre typhoïde fait régulièrement son apparition, nous avons toujours constaté, en ce qui nous concerne, l'existence de fosses et de latrines absolument mauvaises et répandant dans les escaliers et les logements des odeurs insupportables. Donner de l'eau pure aux habitants, et non de l'eau venant de fleuves pollués, comme l'est la Seine ; forcer les propriétaires à avoir des fosses étanches et à les désinfecter, surtout en temps d'épidémie : voilà des mesures les plus urgentes à prendre. Les médecins allemands, à la Société de médecine interne de Berlin, reconnaissent aussi que la fièvre typhoïde diminue notablement devant une meilleure hygiène ; Gerhardt exposait qu'à Gotha cette fièvre avait disparu depuis que la ville a été pourvue d'eau de source. Il en est ainsi à Vienne. Les puits sont considérés, en Allemagne, comme très nuisibles, et, comme il est reconnu que le ciment ne suffit pas pour rendre les fosses imperméables, on préconise partout les fosses mobiles et le tout à l'égout. Halle est pourvu, depuis 1868, d'eau pure, et la fièvre typhoïde n'y fait plus que de très rares apparitions ; à Dantzig, depuis 1872, il y a eu aussi diminution rapide et permanente. Dans soixante villes d'Allemagne, où des améliorations hygiéniques sérieuses ont été introduites, le nombre des décès typhoïdes a constamment diminué.

Les précautions individuelles sont de ne boire que des eaux bouillies, si l'on en soupçonne tant soit peu la provenance.

Il faut aussi surveiller le lait, qui a paru jouer un rôle prépondérant dans la genèse de plusieurs épidémies, soit que ce liquide ait été mouillé avec de l'eau souillée de déjections, soit que les vases aient été lavés avec cette eau malpropre, ou que les vaches aient été traites par des personnes soignant des typhoïdiques.

On doit, en temps d'épidémie, se soutenir par une nourriture substantielle, et bien aérer son appartement. Les patrons commerçants, en faisant coucher leurs employés dans des chambres malsaines et sans air, exposent ces personnes à la contamination : ce que nous avons vu trop souvent se produire. Il est bon, enfin, de se promener fréquemment au grand air, et d'éviter tous les excès qui débilitent et prédisposent à la maladie.

Les locataires qui souffrent des mauvaises odeurs venant de latrines feront bien d'exiger immédiatement des réparations et des désinfections : en cas de refus du propriétaire, ils doivent s'en plaindre à la Commission des logements insalubres, qui siège dans toutes les mairies.

En cas de maladie, désinfecter les matières, les vases, les latrines, aérer la chambre, sinon directement, au moins par les pièces à côté ; changer le malade de linge chaque jour. Après la guérison ou le décès, désinfecter à l'étuve tous les objets qui ne peuvent être lavés.

Le *choléra* (d'un mot grec *bile qui coule*), est originaire des bords du Gange, où il existe à l'état permanent. Les Indiens et les Chinois le connaissaient de temps immémorial. Il est douteux que les Grecs et les Romains en aient constaté l'existence, bien que, dans leurs ouvrages, on trouve des descriptions qui semblent s'y rapporter (Hippocrate, Celse, Galien, Paul d'Egine). A Nîmes, en 1664, à Londres, en 1670, il y eut une sorte de dysenterie qui a bien des analogies avec le choléra. Ce n'est pourtant qu'en 1817 qu'il fit son apparition en Europe. Il a frappé la France en 1832, 1849, 1853, 1854, 1865, 1866, 1873 et 1884. Le choléra et la fièvre typhoïde semblent avoir bien des points de ressemblance, surtout au point de vue des causes qui les engendrent et des modes de propagation. Mêmes causes prédisposantes, mêmes modes de transmission. Dans plusieurs cas, nous avons vu, lors de l'épidémie de 1884, les symptômes des deux maladies se confondre.

Dans une communication à l'Académie de médecine, l'un de nous a cité ce fait curieux concernant une dame âgée de trente ans, femme d'un chef de drague stationnée à l'un des endroits les plus malsains de la Seine. Cette dame, pendant plusieurs jours, avait présenté tous les signes classiques de la fièvre typhoïde, lorsque, dans le courant de la deuxième semaine, elle fut atteinte de diarrhée et de vomissements. En trois jours, l'amaigrissement fut extrême et elle succombait en complète cyanose avec toutes les manifestations du choléra [1].

A Saint-Ouen, où le choléra de 1884 a fait, comme à Aubervilliers, le plus grand nombre de victimes proportionnellement au nombre d'habitants, il a sévi dans les mêmes maisons que fréquente habituellement la fièvre

____

[1] Dubousquet-Laborderie (Académie de médecine, 1885).

typhoïde. Sur 35 cas observés d'une façon particulière, 19 se sont produits dans des maisons déjà contaminées par l'épidémie typhique. Tous les cholériques soignés ou envoyés à l'hôpital étaient, à part deux, dans des conditions déplorables d'hygiène : habitant des taudis, alcooliques, soumis aux privations et aux excès. Dans une seule maison où il y avait eu précédemment 5 cas de fièvre typhoïde, dont trois mortels, furent soignés deux cholériques. Dans une autre, où il y avait eu des cas de fièvre typhoïde, nous constations 4 cas de choléra, dont un mortel. Les mêmes causes qui engendrent et entretiennent la fièvre typhoïde semblait donc apporter un appoint incontestable à la genèse du choléra[1].

Quels sont les agents d'infection ? D'abord les déjections, les objets qui ont servi aux cholériques ; l'influence de l'eau est considérée comme certaine. Quelles personnes frappe le choléra ? Les débilités, les enfants, les malheureux ! Ne retrouve-t-on pas là tous les modes de propagation, toutes les habitudes épidémiques de la fièvre typhoïde ? Comme le germe de la fièvre typhoïde, le germe du choléra est résistant. Il conserve, pendant des semaines, des mois, peut-être des années, ses propriétés nocives. Le professeur Proust a vu le danger persister au-delà de dix mois, surtout si les objets ont été soustraits à l'air libre ou enfermés dans des caisses, sur des vaisseaux et par conséquent dans les habitations elles-

---

[1] Voir Dubousquet-Laborderie, Communication à l'Académie de médecine, 1885 (Doin, éditeur), Congrès d'hygiène, 1889.

mêmes. Pour éclore, ce germe ne demande que des conditions climatériques et telluriques qui nous échappent et un milieu favorable, qui est notre organisme en état de *réceptivité*. On a dit que la contagion par l'air ne se faisait qu'à petite distance, parce qu'on a observé des cas où un côté de la rue restait indemne, tandis que le fléau frappait l'autre côté de la rue. Pendant l'épidémie de 1884, nous constations, cependant, que des cas éclataient, çà et là, souvent à plusieurs kilomètres les uns des autres : il nous est difficile de ne pas admettre la contagion par l'air à de grandes distances, à moins que le choléra sorte de la terre. L'absorption se fait peut-être par les voies respiratoires, mais sûrement par les voies digestives, comme en témoigne le fait cité par M. Marey : des aliments préparés dans des maisons de cholériques et emportés dans d'autres maisons ont communiqué la maladie à la plupart de ceux qui en ont mangé. L'eau d'alimentation, en plusieurs circonstances, a paru engendrer le choléra. Contamination par des aliments et des eaux pollués, absorption par les voies digestives, encore de nouvelles analogies avec la fièvre typhoïde.

Quant à la prophylaxie, nous allons voir que les mêmes mesures qui chassent la fièvre typhoïde, chassent aussi le choléra. D'après les faits observés en 1884. Nous croyons à une corrélation possible entre la fièvre typhoïde et le choléra et que les précautions à prendre contre ces maladies sont identiques. En Crimée, n'a-t-on pas vu le typhus, la fièvre typhoïde et le choléra tuer nos soldats en même temps et ces maladies diminuer ou s'éteindre aussi avec un déplacement du camp, un changement de terrain? On a remarqué que, dans sa marche, le choléra respecte les villes placées sur les hauteurs et par suite bien ventilées. Il s'arrête peu dans les villes bien entretenues, et séjourne en faisant de nombreuses victimes dans les villes sales, où le service de la voirie est mal fait, où les maisons sont malpropres, où les égouts sont insuffisants et mal entretenus. Paris s'améliore continuellement au point de vue de l'hygiène générale et a vu diminuer ainsi le nombre de décès par choléra : en 1832, plus de 18,000 décès; en 1849, plus de 19,000 ; en 1853-1854, 7,630 décès ; en 1865-1866, 2,760; en 1873 et en 1884, 1,100 décès environ. Il faut faire cette remarque que la population de Paris n'a fait que s'accroître depuis 1832 : la diminution de mortalité n'en est donc que plus satisfaisante. En 1884, l'epidémie éclate et fait le plus grand nombre de victimes dans les quartiers encombrés, malsains ; il ne faut pas être surpris que Toulon et Marseille aient été si cruellement frappés, lorsqu'on lit les rapports si détaillés de MM. les professeurs Brouardel et Proust, où ils exposent l'état de la voirie de ces villes.

En temps d'épidémie, il faut que chaque habitant veille à son logement et aux latrines de la maison. Il faut éviter les grandes agglomérations, comme réunions de troupes, foires, fêtes, qui deviennent des foyers épidémiques; il faut interdire les amas d'immondices, surveiller les maisons suspectes, nettoyer et désinfecter les égouts, fosses, cabinets, plombs, ruisseaux de décharge; prohiber les vidanges et ne les autoriser qu'à l'aide de tonneaux hermétiques, après une puissante désinfection de la matière. L'Administration devrait prendre à tâche de surveiller toutes les fosses fixes et de forcer les propriétaires à des soins de propreté et de salubrité qu'ils hésitent trop souvent à prendre.

La déclaration de tout cas est obligatoire à la mairie ou au commissariat. La loi des 16 et 24 août 1790, loin d'être vexatoire, est la seule garantie de sécurité des habitants d'une maison : cette loi n'est pas assez respectée. Dans les hôtels et logements garnis, la chambre qu'a occupée un cholérique ne peut être donnée à un autre locataire qu'après une rigoureuse désinfection.

Dans la dernière épidémie, les familles refusaient le transport des cholériques dans les hôpitaux, ignorant que, dans les logements encombrés, les chances de maladie augmentent considérablement et que les malades sont mieux soignés, à coup sûr, là où tout est préparé pour un traitement rapide et de tous les instants. L'inhumation immédiate est, enfin, nécessaire : ce qui est presque toujours fort difficile à faire comprendre aux parents : ils viennent supplier les médecins de faire surseoir aux convois, et ce n'est qu'avec bien des peines qu'on arrive à leur faire saisir les dangers auxquels ils s'exposent en gardant leurs cadavres. Parfois, ils ne veulent pas se rendre aux conseils qu'on leur donne : dans ce cas, il

faut passer outre, car il y a là une nécessité de salubrité générale que le médecin doit faire respecter, quitte
à s'attirer le mécontentement et l'inimitié de ses clients.
C'est en désinfectant et en condamnant les locaux contaminés pendant au moins vingt-quatre heures qu'on
peut arrêter une épidémie. Ce qui prouve bien la valeur
d'une rigoureuse désinfection par les vapeurs sulfureuses,
c'est que l'on ne voit pas un seul cas se reproduire dans
les locaux et maisons désinfectés. En temps d'épidémies,
les lavoirs publics doivent aussi faire l'objet d'une surveillance particulière.

Les précautions individuelles sont : le calme moral,
la tempérance, une bonne nourriture. Il ne faut pas
se laisser débiliter par la peur ; éviter ce préjugé ridicule
de croire qu'on se préserve en buvant une quantité inac-
coutumée de rhum ou de boissons alcooliques. Rien n'est
plus dangereux. Au mois de novembre 1884, l'un de
nous vit mourir d'un cas foudroyant un jeune homme
qui avait assisté la veille à un baptème, et avait bu plus
que de coutume. Bien au contraire, il faut éviter tout
excès ; s'en tenir à sa nourriture habituelle. Il est nécessaire de ne boire que des eaux bouillies ou des eaux
minérales et de rejeter de l'alimentation l'eau de cours
d'eau, de puits ou de citernes. Il est bon de ne manger
que des légumes cuits et des fruits bien mûrs, soigneusement lavés avec de l'eau non suspecte. Toutes les fois
qu'un cas éclate dans une famille, il est de toute nécessité
de faire disparaître immédiatement les déjections et les

linges du malade, après les avoir désinfectés. Après la maladie, on fera passer à l'étuve ou aux vapeurs de soufre tous les objets de literie. En temps d'épidémie, il faut savoir que toute diarrhée peut être le commencement d'une attaque de choléra (*diarrhée prémonitoire*) : il est donc urgent de l'arrêter au plus vite par une potion au laudanum et ratanhia; voici l'une de nos formules [1] :

Extrait de ratanhia	4 grammes.
Elixir parégorique...............	XXXV gouttes.
Sirop de grande consoude.......	} ãã 20 grammes.
Sirop de coings.................	
Rhum..........................	} ãã 50 grammes.
Hydrolat de menthe.............	

Une cuillerée à soupe toutes les heures.

De la rage. — L'histoire de la rage est très obscure, bien que ce mal paraisse avoir été connu des Grecs. Dans Homère et Xénophon, en effet, on trouve quelques passages qui semblent s'y rapporter. Hippocrate en parle, mais d'une façon peu précise. Aristote, au contraire, la décrit avec précision. Celse en donne une description détaillée et expose qu'elle est transmissible du chien à l'homme, ce dont les auteurs plus anciens ne parlaient pas. A diverses époques, la rage a exercé de nombreux ravages en Europe. Boerhaave, célèbre médecin hollandais (1668-1738), fut le premier qui donna des rensei-

---

[1] Voyez aussi le *Formulaire de médecine pratique* du Dr Monin.

gnements précis sur la rage des chiens. Romberg est l'auteur qui a le mieux défini la rage, en la nommant une *toxo-névrose*.

La période d'incubation (ou temps qui s'écoule entre la morsure et l'explosion des accidents) est très variable : ce qui a une très grande importance au point de vue du traitement. Malgré l'opinion populaire, la rage ne se transmet pas d'homme à homme (bien que le fait soit matériellement possible), mais d'un animal à l'homme. Le chien et le chat sont les deux animaux qui la transmettent le plus souvent. Les blessures larges et profondes faites par les morsures du loup sont exceptionnellement dangereuses. Pasteur a remarqué que la durée de l'incubation était beaucoup plus courte après la morsure de cet animal. D'une statistique de Brouardel, il résulte que la mortalité pour morsures à la face, de 1862 à 1872, aurait été de 88 morts pour 100 mordus, proportion effrayante, que le traitement inauguré par M. Pasteur a semblé heureusement restreindre.

L'agent contagieux réside dans la salive : aussi ne faut-il pas croire que la morsure seule puisse donner la rage ; il suffit d'une simple écorchure, quelquefois invisible, pour que la transmission ait lieu. Le lait des vaches enragées ne donne pas la rage. Brouardel a cité le cas d'un enfant né deux jours avant l'explosion de l'hydrophobie chez sa mère et qui ne présenta aucune atteinte de la maladie. Il ne faut pas s'imaginer non plus que toute personne mordue soit irrévocablement condamnée à la rage : quelquefois, la dent de l'animal s'essuie à travers les vêtements avant de pénétrer dans les chairs : c'est pourquoi les blessures faites au visage, aux mains, qui sont à découvert, sont beaucoup plus dangereuses. Mais il ne faut pas vivre dans une sécurité trompeuse : on s'empressera de prendre, en tout cas, toutes les mesures préventives.

Immédiatement après la morsure, il faut se soumettre à une cautérisation énergique au fer rouge : on ne doit pas hésiter à se faire cautériser même et surtout le visage. Il faut absolument rejeter tous ces remèdes plus ou moins vantés qui donnent une fausse sécurité et n'ont jamais guéri la rage que chez ceux qui ne l'avaient pas.

La méthode de Pasteur est fondée sur le principe suivant : la période d'incubation de la rage chez les lapins, inoculés au moyen de la trépanation (opération qui consiste à percer les os du crâne), avec des parcelles du système nerveux central frais d'un chien mort de rage, parcelles qu'on dépose sur le cerveau des lapins. — est de quinze jours. Il faut savoir que le principe rabique se trouve dans le cerveau et la moelle épinière des animaux atteints d'hydrophobie. Cette période d'incubation de quinze jours est diminuée, raccourcie, par l'inoculation de la rage d'un lapin à un autre, de telle façon qu'après une série de 25 lapins elle est réduite et après une nouvelle série de 25 animaux, elle est fixée à sept jours. Cette période de sept jours n'a pu être encore réduite par la transmission à une autre série de 40 lapins.

Pasteur a constaté que c'est à cette période de sept jours que la virulence est à son plus haut degré. Des chiens, chez qui la période d'incubation est de quinze à seize jours (lorsqu'ils sont inoculés avec du virus rabique provenant de chiens atteints de rage naturelle), tombent malades au bout de huit à dix jours, après inoculation avec le virus de sept jours. La virulence augmente donc avec la réduction de la période d'incubation.

On prépare le virus atténué en divisant la moelle des animaux rabiques en morceaux de 6 centimètres, avec des instruments rigoureusement désinfectés ; puis, on accroche ces morceaux aux bouchons de bouteilles où l'on a mis de la potasse caustique. Au bout de quatre à cinq jours, les morceaux sont complètement secs et la virulence devient nulle après quatorze jours.

Au bout de neuf, huit, sept jours, on ne peut plus produire la rage chez les lapins : mais au sixième jour la virulence augmente de plus en plus jusqu'aux moelles d'un jour. La diminution de la virulence dépend de la température : plus la température est humide, moins la virulence diminue. Pour l'inoculation, on prend des morceaux de moelle secs de quelques millimètres, on les émulsionne dans du bouillon de poulet *stérilisé*, c'est-à-dire où l'on a empêché la production des germes ; puis on commence les inoculations avec le virus le plus faible (quatorze jours) et l'on passe, peu à peu, au plus fort. On finit la série des inoculations par le virus le plus fort, qui rend un lapin enragé au bout de six à sept jours et un chien le huitième ou neuvième jour.

Dans un nombre considérable d'expériences, Pasteur a pu rendre ainsi des animaux réfractaires à la rage et sans un seul insuccès. Les inoculations faites à l'homme sont absolument basées sur le même principe : on inocule le contenu d'une petite seringue sous la peau des parties latérales du thorax.

Pour la durée de l'incubation, les statistiques établissent que c'est surtout dans les deux mois qui suivent les morsures que la rage se manifeste. Mais l'incubation est variable, beaucoup plus courte quand il s'agit de morsures de loups ou de blessures profondes faites par d'autres animaux : il est donc de toute nécessité que le traitement soit commencé le plus tôt possible après la morsure.

Au moment où la méthode Pasteur (pour laquelle il fut dépensé tant de temps, de science et de travail) est si vivement attaquée et discutée, il est bon de connaître les résultats obtenus. Or, les statistiques démontrent d'autant plus l'efficacité de la méthode que, sur le petit nombre de personnes mordues qui n'ont pas été traitées, on compte dix-sept décès. Sur les vaccinés qui ont succombé, la plupart des malades étaient des enfants mordus au visage ou portant de profondes blessures. Dans ces cas, le traitement ordinaire n'ayant pas paru suffisant, l'Institut Pasteur applique le *traitement intensif*, c'est-à-dire emploie des moelles rabiques plus fraîches, à des intervalles plus rapprochés. Une assez bonne preuve de la valeur du traitement Pasteur, c'est que les médecins qui l'aident dans son œuvre n'ont pas hésité à subir la vaccination antirabique, pour se mettre à l'abri des dangers d'une inoculation, par piqûre, des virus qu'ils manient journellement.

Charbon et pustule maligne, œdème malin et fièvre charbonneuse. — Le charbon est la maladie type des affections infectieuses ou virulentes. La connaissance de cette maladie et des travaux qu'elle a fait naître sert de base à toutes les notions fondamentales que nous possédons actuellement sur les maladies parasitaires. *« Presque tous les problèmes généraux que soulève la théorie parasitaire des maladies virulentes ont demandé au charbon leur solution, et c'est là proprement le terrain où se sont livrées les grandes luttes décisives. Existence constante dans cette maladie d'un microbe spécial, démonstration que c'est ce microbe, et lui seul, qui est la cause de la maladie, étude des conditions de vie et de reproduction de ce microorganisme, de ses deux états morphologiques, l'un bacillaire éphémère et vulnérable, l'autre sporulaire, fait pour la résistance et la durée ; grâce à ces notions, l'étiologie de la maladie charbonneuse devenue aussi claire et aussi précise qu'elle était obscure auparavant ; la prophylaxie à son tour rendue plus pénétrante et plus efficace, ont fait du charbon la base et* *l'assise inébranlable sur laquelle repose la doctrine parasitaire des maladies contagieuses : les notions une fois définitivement conquises, on a pu aller plus loin et aborder, l'on sait avec quel succès, l'étude étiologique.* » (Straus, *Leçons sur le charbon.*) Nous avons emprunté à ces leçons du Dr Straus de nombreux renseignements pour exposer cette importante question.

Le charbon des animaux paraît avoir existé de tout temps : les épizooties, dont parlent Moïse, Homère et Virgile, (ce dernier avait vu la transmission de la pustule maligne à l'homme), n'étaient très probablement que des affections charbonneuses. Le feu sacré, *ignis sacer*, qui attaquait l'homme et les animaux ; les *anthrax*, dont parlent les anciens Grecs, devaient être des dénominations englobant différentes affections, mais aussi le charbon. Plus tard, on désigna encore sous le nom de *charbon* des maladies très diverses : Chabert, le premier, à la fin du xviiie siècle, écarte toutes les affections gangréneuses, érysipélateuses, furonculeuses, ulcéreuses, œdémateuses, comprises sous le nom de charbon, et établit trois formes principales de la maladie : la fièvre charbonneuse, le charbon essentiel et le charbon symptomatique. Cette division est encore admise : quand la maladie évolue sans s'accompagner de pustules, de tumeurs, *c'est la fièvre charbonneuse, le charbon interne;* lorsqu'il existe des pustules, des tumeurs extérieures, *c'est le charbon essentiel,* caractérisé par la pustule maligne, que ne précèdent ni fièvre ni phénomènes morbides : ceux-ci n'éclatent qu'après la manifestation cutanée.

Le charbon est dit *symptomatique* quand la fièvre et des phénomènes généraux ouvrent la scène et que la tumeur ne se montre que plus tard. Chabert a donc fait faire le premier grand pas à cette question si importante et si fertile en merveilleuses applications. Nous allons suivre à grands traits les différentes phases de l'histoire de cette maladie. En 1842, Delafond, qui avait été chargé d'aller étudier dans la Beauce la *maladie des moutons*, fit un travail où il considère la maladie comme produite par une alimentation trop copieuse : il donne comme raisons la richesse des plaines de la Beauce en aliments azotés, et la décroissance de la maladie à mesure qu'on s'avance vers la Sologne, où les prairies sont maigres et le sol sablonneux. Du travail de Delafond, rien n'a subsisté et il semble qu'il ait plutôt jeté une nouvelle confusion dans un sujet si difficile.

Déjà, en 1823, Barthélemy, professeur à l'École d'Alfort, avait institué, le premier, des expériences méthodiques, en inoculant le sang de rate, en faisant avaler du sang charbonneux à des animaux ; il avait démontré ainsi la virulence du sang charbonneux, et prouvé que cette virulence a beaucoup plus d'action sur les herbivores que sur les carnivores.

Dans les années qui suivirent, Leuret, à l'École d'Alfort, Gaspart, Dupuy, Magendie, firent des expériences ; mais de leurs recherches ressortit encore une confusion, en ce sens qu'on considéra le virus du charbon comme putride et identique à celui des matières animales putréfiées.

L'idée de *spécificité*, c'est-à-dire d'un virus produisant toujours les mêmes effets et non d'autres, ne se dégage pas encore. En 1845, Gerlach, dans un travail important, expose que le contage est de nature volatile, puisque les émanations gazeuses des cadavres et l'inhalation d'air contaminé par des émanations charbonneuses donnent la maladie. Mais il reconnaît que la transmission est d'autant plus évidente qu'il y a contact direct, à la faveur d'une plaie de la peau des moutons ; que la virulence réside surtout dans le sang ; qué le virus est résistant et ne disparaît que s'il y a complète putréfaction. Nous sommes encore loin des spores, ces agents véritables de la contagion : mais il y a progrès, puisque la production du charbon par la respiration et l'ingestion de fourrages contaminés est admise.

L'Association médicale et vétérinaire d'Eure-et-Loir s'occupait, depuis déjà longtemps, de recherches sur le charbon, qui sévissait continuellement en Beauce et y anéantissait les troupeaux. Les résultats de ses recherches furent communiqués à l'Académie de médecine, en 1852, par Boutet (de Chartres). Du document de 1852, se dégage l'unité de la maladie charbonneuse chez les divers animaux (mouton, vache, cheval) et la facilité de l'inoculer au lapin : ce qui rend plus pratiques les expériences. Mais la nature septique et putride du charbon continue à fausser la conception étiologique, comme en fait foi le *Traité des maladies charbonneuses* de *Raimbert* (1859), où cet auteur consacre un chapitre à la nature putride du virus charbonneux.

Cette erreur, même après la découverte de la bactéridie ou microbe spécifique, ne fut dissipée que par Davaine et Pasteur, qui montrèrent que, non seulement les liquides et les tissus putréfiés ne communiquent pas le charbon, mais au contraire sont tués au point de vue de la virulence charbonneuse. Quant à l'origine spontanée du mal, elle avait des conséquences graves, puisque, la maladie naissant d'elle-même, il devenait impossible et inutile d'isoler les animaux pour les mettre à l'abri de la contagion : on ne songeait pas plus à détruire les produits morbides qu'à prendre aucune mesure prophylactique.

Nous voici enfin arrivés à la période vraiment féconde : en août 1856, Rayer fait une communication à la Société de Biologie, où il dit que le *sang de rate* présente au microscope de petits corps filiformes, ayant environ le double en longueur d'un globule sanguin. C'est la première fois qu'on signale la *bactéridie :* Davaine accompagnant Rayer, à Chartres, faisait les examens du sang ; en 1863, dans une note à l'Institut, il rappelait qu'il avait toujours trouvé ces corps filiformes. De leur côté, Bollinger, Pollender, Brauell (de Dorpat), Leisering, se livrèrent à des recherches dont plusieurs sont remarquables.

En 1860, Delafond, à la suite d'une maladie charbonneuse qui sévissait sur les chevaux des Petites-Voitures, cherche à démontrer que les produits filiformes sont des cryptogames et relate les premiers essais de culture qui aient été faits : il mettait le sang charbonneux dans de petits vases plats, à une température de 8 à 15 degrés ; à la suite de nombreuses expérimentations, il exposa qu'il est très probable que, dans le sang vivant d'animaux charbonneux, circulent et se multiplient prodigieusement, jusqu'à la mort de l'animal, des filaments de nature végétale, pouvant s'accroître encore lorsque le sang retiré des vaisseaux est mis dans des conditions favorables. Delafond a donc trouvé la *culture :* mais, malgré sa préoccupation de trouver les spores et les graines, il n'y parvint pas.

Depuis 1863, Davaine continuait ses recherches, et, après une série de luttes qu'il eut à soutenir, il fit ressortir de ses travaux : 1° la démonstration de la spécificité du charbon et la distinction absolue qu'il faut en faire d'avec les diverses septicémies expérimentales ; 2° la probabilité presque certaine que c'est la bactéridie qui est la cause du charbon.

Malgré la découverte de la bactéridie, on ne pouvait encore s'expliquer comment les animaux s'infectent sur certains sols, dans certaines étables. On avait bien voulu faire intervenir les mouches, qui, puisant le virus sur des cadavres charbonneux, le transmettaient aux animaux ; mais cette hypothèse était insuffisante pour donner la raison de ces épizooties charbonneuses qui détruisent un troupeau en quelques jours. La découverte de la spore de la bactéridie allait donner l'explication de ces faits.

En 1869, Pasteur, en étudiant la flacherie des vers à soie (maladie causée par la multiplication, dans l'intestin des vers à soie, d'un microbe spécial), avait reconnu que les parasites se reproduisaient par des sortes de noyaux résistant à une longue dessiccation : ce qui explique la persistance des épidémies. Cohn (de Breslau) découvre aussi la reproduction par spores d'un bacille spécial (*bacillus subtilis*), très analogue à celui du charbon; Koch enfin met en évidence la même reproduction du bacille charbonneux. Dans le sang et les humeurs des animaux vivants, la bactéridie se multiplie très vite d'une manière *unique*, par scissiparité ou segmentation du bâtonnet en plusieurs articles. Mais cette même bactéridie, dans le sang des animaux morts ou dans des liquides nutritifs appropriés (comme le sérum du sang, l'humeur aqueuse), se reproduit par spores *à la condition que la température soit à un certain degré et que l'air puisse arriver librement sur ces milieux de culture*. La spore, pour son développement, a donc besoin de l'air — c'est pour cela qu'on la nomme *aérobie* (vie par l'air) — et d'une température convenable (35 degrés). Avec ces deux conditions, les spores redonnent naissance à la bactéridie ou agent infectieux. Elles résistent à l'eau, à la sécheresse, sans perdre leur virulence ni la faculté de reproduire des bactéridies. Koch a pu inoculer du sang lentement desséché, après quatre ans. La bactéridie au contraire ne résiste pas à la dessiccation, à la privation d'air et à l'eau.

Au point de vue prophylactique, cette découverte porte de précieux résultats, un cadavre charbonneux pouvant donner naissance à la dissémination d'innombrables spores, qui souillent le sol, les étables, les eaux, les fourrages. Koch relate que, dans un domaine, la mortalité annuelle des moutons tomba de 21 pour 100 à 2 pour 100 à la suite de la simple interdiction d'enterrer aucun cadavre dans les champs et pâturages. On comprend maintenant comment le charbon se transmet d'un animal malade à un animal sain, par inoculation de la bactéridie et aussi par les spores qui se trouvent sur le sol, les fourrages, ou dans les étables et les eaux. Pasteur, avec sa rigoureuse méthode, a apporté le couronnement à cette série de recherches et de découvertes en préservant les troupeaux par la vaccination avec du virus atténué. Comme il avait cultivé la levure de bière, le ferment lactique, le ferment butyrique, dans des liquides appropriés à ces germes, il cultiva et atténua la bactéridie du charbon dans de l'urine stérilisée alcaline, puis dans du bouillon de veau ou de bœuf, légèrement alcalin. C'est ainsi qu'il obtient une certaine quantité de virus : en l'atténuant par une série de cultures, il a pu doter l'agriculture d'un préservatif contre le charbon, cette ruineuse maladie.

Telles sont les phases par où a passé l'étude du charbon ; exposé un peu long, que rendent nécessaire les
théories microbiennes, dont on sait la grande portée au
point de vue de l'hygiène contemporaine.

Le charbon est très commun chez les moutons surtout
(sang de rate), les bœufs et les vaches, moins chez les
chevaux. Les bêtes se contagionnent, le plus souvent, en
mangeant des fourrages imprégnés de spores provenant
de cadavres mal enfouis. Ils se contagionnent d'autant
plus facilement que tous les herbivores portent, à la
langue et dans la bouche, de petites plaies faites par les
herbes dures qu'ils mangent : ces plaies servent de portes
d'entrée au germe infectieux. Mais comment les spores
remontent-elles sur le sol après l'enfouissement des
bêtes? Bien des hypothèses ont été faites à ce sujet :
la plus probable est celle qui considère les vers de terre
comme les agents de transport, les spores étant rame-
nées par eux à la surface du sol.

Mais, en supposant même que les vers de terre ne
soient pas les coupables, dans la maladie charbonneuse,
il est un fait bien connu, c'est qu'après la mort le sang
sort par la bouche, les narines, les plaies, les orifices
naturels et peut infecter ainsi le sol et tous les endroits
où le cadavre est déposé avant l'enfouissement. Un fait
à noter aussi, c'est que la maladie est particulièrement
commune pendant les mois les plus chauds de l'année :
ce qui n'est pas surprenant, puisque nous venons de voir
que la chaleur favorisait l'éclosion du charbon. En

Beauce, on désigne sous le nom de *champs maudits* les pâturages dangereux. En France la Beauce, la Brie, la Champagne, la Franche-Comté, la Bourgogne, l'Auvergne, le Limousin ; en Autriche, les bords du Danube, les plaines de la Hongrie sont les contrées les plus frappées. La fameuse peste de Sibérie (de 1864 à 1866), qui n'était autre que le charbon, a causé la mort d'innombrables troupeaux et de plusieurs milliers d'hommes. Dans le seul gouvernement de Novogorod, de 1867 à 1870, 500,000 têtes de bétail et 528 hommes succombèrent au charbon. C'est, en résumé, la maladie qui tue le plus d'animaux : dans les pays où elle exerce ses ravages, elle est aussi très dangereuse pour les hommes.

Les précautions à prendre, relatives aux animaux, sont : la vaccination préventive, l'aération et la propreté des étables. Quand un animal succombe au charbon, il ne faut pas traîner le cadavre sur le sol, mais le brûler ou l'enfouir très profondément, en le recouvrant d'une épaisse couche de chaux. Inutile de dire qu'il ne faut, sous aucun prétexte, manger de viandes infectées. Après un cas de charbon, il est nécessaire de désinfecter les étables avec le plus grand soin.

Les personnes les plus exposées à contracter le charbon sont : les bergers, les vétérinaires, les bouchers, les équarisseurs, les tanneurs, les corroyeurs, les criniers. On cite des cas de contagion remarquables : infection par du crin venu d'Amérique, par des laines coupées depuis longtemps ; une femme a une pustule maligne en portant des bas de laine. Des mouches, en se posant sur des excoriations imperceptibles, sur des plaies extrêmement petites, transportent l'infection, sans qu'il y ait eu contact des personnes avec des animaux charbonneux.

Chez l'homme, le charbon se présente sous trois formes :

1° Pustule maligne ;

2° Œdème malin ;

3° Fièvre charbonneuse.

La *pustule maligne* est essentiellement contagieuse des animaux à l'homme, rarement de l'homme à l'homme. Après une période d'incubation, qui varie de quelques heures à quatre ou cinq jours, apparaît, au lieu contaminé, une bulle, avec démangeaisons très vives. La bulle se rompt et laisse voir un fond noirâtre, de mauvais aspect, reposant sur un noyau très dur ; la peau forme, tout autour, un cercle rouge, couvert de petites vésicules. Le jour même ou le lendemain, le malade est pris de nausées, de vomissements, d'affaiblissement extrême et peut mourir dans l'asphyxie. Les parties découvertes sont les plus exposées. Il suffit d'une simple écorchure : dans certains cas même, il semble que le virus ait pénétré sans effraction. Les auteurs ont décrit certaines fièvres pestilentielles qui n'étaient dues qu'à la pénétration des spores charbonneux dans le tube digestif. On a remarqué que la pustule petite est suivie d'infection plus grave que la pustule étendue (comme s'il se faisait une sorte de décharge du poison dans le dernier cas).

L'*œdème malin* est beaucoup plus dangereux que la pustule. Il siège à la face, aux paupières, plus spécialement à la région des mamelles. L'œdème est blanchâtre, indolent ; au bout de vingt-quatre heures, il durcit et augmente. Comme point de départ, on ne trouve aucune vésicule, aucune escarre. Les phénomènes infectieux durent trois à cinq jours. Lorsqu'on promène la main sur cet œdème, on trouve que la peau n'est plus lisse, mais comme chagrinée. Ces saillies sont dues à des vésicules microscopiques qui représentent la couronne vésiculeuse de la pustule maligne. Il n'y a jamais de liquide purulent, pas plus, d'ailleurs, que dans la pustule maligne. Quand l'œdème siège à la poitrine, il existe une très grande gêne respiratoire.

Maunoury (de Chartres) prétend (et c'est un signe qui a sa valeur) que, si l'on frotte la peau avec un linge, et qu'on y verse ensuite de l'ammoniaque, on voit se former, *dans le cas d'œdème malin*, de petites escarres noires en aussi grand nombre qu'il y avait de vésicules ; et que, si l'on verse une solution de nitrate d'argent, après avoir frotté vivement, on obtient des pustules dans le cas d'œdème ordinaire, et des vésicules dans le cas d'œdème malin.

La *fièvre charbonneuse*, chez l'homme, est tout à fait accidentelle, même dans les pays où règne la pustule maligne. Elle a été mal précisée ; mais il y a des faits d'intoxication indéniable, par exemple après l'ingestion des viandes charbonneuses. On observe de la lassitude, de la courbature, des douleurs épigastriques, du météorisme, des douleurs péri-ombilicales caractéristiques, de la diarrhée, souvent sanguinolente, une extrême dépression. Un abaissement notable de la température succède à la fièvre.

On a pu confondre la fièvre charbonneuse avec la fièvre typhoïde ; mais on a noté que, dans ces épidémies, il se fait des éruptions critiques consistant en tumeurs inflammatoires, comme l'anthrax, sur lesquelles il se fait rapidement de la gangrène.

Dans le cas de pustule maligne, il faut détruire le foyer profondément, par l'extirpation, suivie de cautérisation avec la potasse caustique, le sublimé corrosif, le chlorure de zinc. Des injections interstitielles de teinture d'iode ont été employées avec succès.

Les bergers, les bouviers, charretiers, corroyeurs, criniers, bouchers, équarisseurs, doivent être avertis de la transmission possible. Les bergers reconnaîtront le sang de rate, chez les animaux, aux symptômes suivants : l'animal, qui paraissait en bonne santé, s'arrête tout à coup, semble ivre et chancelle : sa bouche se couvre d'écume, il rend de l'urine et des excréments sanguinolents, se couche ou tombe et meurt. Ces symptômes se succèdent très rapidement, en quelques minutes, une demi-heure. Après la mort, il sort un sang noir de la bouche, des narines et des orifices naturels, comme des plaies que peut porter l'animal : le corps se ballonne considérablement.

Les ouvriers qui travaillent les peaux, laines, crins, feront bien de les désinfecter avant tout travail ou de ne les toucher qu'avec des gants. On a souvent observé la pustule maligne, à la nuque, chez les ouvriers qui transportent sur leur cou nu des viandes ou peaux infectées.

Ténia ou ver solitaire, trichine, lombrics, oxyures vermiculaires, kystes hydatiques. — Le *ténia* ou *ver solitaire* se présente chez l'homme sous deux formes, le ténia armé et le ténia inerme. Le premier a pour origine indubitable la viande de porc ; le second est devenu beaucoup plus fréquent depuis l'usage de la viande crue du bœuf, où il vit à l'état de cysticerque. Il diffère du ténia armé par sa tête, dépourvue de crochets ; il atteint également une grande longueur.

Le ver solitaire vit, pendant une phase de son existence, chez l'homme, et pendant une autre chez le porc. L'homme le transmet au porc, et le porc à l'homme. Un œuf de ténia ayant été ingéré par un porc, sa coque est détruite par les sucs intestinaux ; l'embryon qu'il contient est ainsi mis en liberté. Cet embryon est arrondi et porte, au niveau de sa petite extrémité, six crochets, d'où le nom d'*hexacanthe* (six épines) qui lui a été donné. A l'aide de ces crochets, il perfore la tunique de l'estomac ou de l'intestin du porc, et chemine à travers les tissus ou les vaisseaux sanguins. Il s'arrête enfin dans le tissu musculaire, et y acquiert le volume d'un gros pois, à forme allongée, ressemblant à un petit rein. Sur un point de sa paroi, il se produit bientôt une petite dépression conique, au fond de laquelle naît un bourgeon, qui augmente rapidement de volume. Quand ce bourgeon est complètement développé, il affecte la forme d'un cône à sommet arrondi et à base munie de quatre ventouses hémisphériques. Au-dessus des ventouses, apparaissent alors deux cercles de crochets qui ont la forme de poignards. Pendant que ce développement s'effectue, le bourgeon, qui constituera plus tard la tête du ténia adulte, s'enfonce, de plus en plus, dans la cavité de l'embryon, tandis qu'au-dessous des ventouses se forme une sorte de pédicule qui représente un cou et sur lequel apparaissent des sillons transversaux lui donnant un aspect annelé. Dans cet état, l'animal porte le nom de *cysticerque* et les viandes qui le contiennent sont dites *ladriques*. L'animal peut rester à l'état de cysticerque pendant fort longtemps, immobile dans le tissu cellulaire du porc. C'est seulement quand l'homme mange de la chair *crue ou insuffisamment cuite* d'un porc ladre qu'un changement se produit dans son évolution.

Parvenu dans l'intestin de l'homme, l'animal dégaine sa tête et son cou. Le cou s'allonge rapidement : la tête se fixe à l'aide des ventouses et des crochets. La longueur totale varie de 3 à 6 mètres. Les anneaux les plus postérieurs augmentent de taille et portent les organes mâles et femelles. Lorsque les œufs sont mûrs, les anneaux se fécondent réciproquement et l'embryon se forme dans l'œuf, pendant que ce dernier est encore dans l'anneau. Plus tard, les anneaux contenant des œufs suffisamment avancés se détachent et sont rejetés avec les selles des malades, soit isolément, soit plusieurs ensemble. On les nomme *cucurbitains*, à cause de leur ressemblance avec les graines de courge. Le tissu de ces anneaux ou cucurbitains ne tarde pas à se putréfier, et les œufs sont mis en liberté. Grâce à leur coque épaisse ils sont résistants et peuvent supporter le séjour à l'air ou dans l'eau. Qu'un de ces œufs arrive, avec des eaux impures ou avec des légumes crus, dans l'estomac du porc, il en sortira un embryon hexacanthe, qui subira les transformations et émigrations dont nous venons de parler. Le nom de *ver solitaire* n'est pas absolument exact : car on cite des cas fréquents où plusieurs vers ont été trouvés sur la même personne.

Les précautions hygiéniques se résument uniquement dans la cuisson de la viande de porc. Les personnes qui mangent de la charcuterie et de la viande crue ou à peine cuite sont particulièrement sujettes au ténia.

La *trichine* a été décrite précédemment (viandes trichinées), et nous n'y reviendrons pas.

Les *lombrics* sont des vers intestinaux de 15 à 20 centimètres de long, d'un blanc sale ; ils habitent la première portion de l'intestin et peuvent remonter, à tel point qu'au lieu d'être rendus par l'anus ils sont vomis par la bouche et par le nez. Les lombrics sont quelquefois très nombreux, et l'on voit des enfants en rendre parfois des centaines. On ne sait pas exactement comment les œufs des lombrics pénètrent dans notre corps : mais il est très probable que nous les avalons avec des eaux polluées, l'eau servant de véhicule aux germes.

Les *oxyures vermiculaires* sont beaucoup plus petits. Ils se présentent sous la forme de filaments d'un demi-centimètre à un centimètre. Ils habitent la partie la plus inférieure de l'intestin, l'anus et la marge de l'anus, où ils occasionnent des démangeaisons fort gênantes.

Mêmes modes de transmission et mêmes précautions hygiéniques que pour les lombrics.

Les *kystes hydatiques* sont des sortes de poches, pleines d'un liquide transparent comme du cristal de roche, qu'on observe dans le foie, le poumon, le péritoine. Elles sont produites par l'évolution des œufs d'un ténia spécial, l'*échinocoque*, qui vit à l'état adulte chez le chien et dont la longueur ne dépasse pas 5 centimètres.

Les œufs sont introduits dans l'organisme avec l'eau ou les légumes pollués : les Islandais et Groënlandais, qui vivent en promiscuité avec leurs chiens, sont très sujets à cette maladie.

Les précautions se résument dans une bonne cuisson des légumes et l'interdiction de boire des eaux mal filtrées provenant de sources ou de cours d'eau suspects.

Fièvres intermittentes ou palustres. — La fièvre intermittente est une *maladie endémique* ou *due à des*

causes particulières aux régions où elle règne, prenant
à certaines époques la forme épidémique. Elle est due
aux miasmes ou effluves qui se dégagent des marais et
des eaux stagnantes, peut-être à un micro organisme
(Laveran), ou à des alcaloïdes volatils. Elle a été connue
de tout temps, mentionnée par Hippocrate, méthodique-
ment décrite par Celse, Galien et les médecins Arabes.
A partir des XVIe et XVIIe siècles, elle a été bien étudiée
par différents auteurs, Lancisi, Ramazzini, Lanzoni,
Dekkers, le Boë, Pringle, etc. En France, la Sologne, la
Bresse, les environs de Rochefort ; en Italie, les marais
Pontins, les rizières de Lombardie ; les bords du Danube ;
la Corse, l'Algérie, le Tonkin, Panama, Madagascar, sont
les contrées les plus atteintes. En Grèce, la fièvre intermittente règne de nos jours comme pendant l'antiquité,
ce qui a fait dire à Littré : « La Grèce antique et la Grèce
moderne sont, à vingt-deux siècles de distance, affligées
par les mêmes fièvres : cela prouve que les conditions
climatologiques n'y ont pas essentiellement changé : car
l'homme, qui en est un des réactifs les plus sensibles, y
donne aujourd'hui la même réaction. »

La fièvre intermittente a fait périr des millions
d'hommes ; dans certains pays, hommes et animaux
sont également frappés. Dans les marais Pontins, un
habitant répond à un voyageur qui lui demande comment on peut vivre en pareil pays : « Nous ne vivons
pas, nous mourons. » On n'a pas idée de l'état misérable de ces tristes populations. M. Lévy dépeint ainsi

l'habitant de pays à fièvre : « Sa vie est une longue agonie ; dès sa vingtième ou trentième année, il penche vers le déclin ; ses facultés se dégradent, et communément la mort vient fermer à cinquante ans cette carrière de souffrances. » En Afrique, l'action continue des miasmes conduit, sans accidents bien notables, à la cachexie paludéenne : l'enfant, en naissant, y porte déjà les stigmates de la maladie et meurt avant six ou sept ans.

En 1670, une épidémie palustre enleva les deux tiers des habitants de Leyde ; en 1762, 30,000 nègres et 800 Européens moururent ainsi au Bengale ; en 1741, 12,000 Anglais furent réduits au tiers dans les Indes ; en Afrique, en 1837, une compagnie du 11e de ligne, composée de 82 hommes, entra tout entière à l'hôpital, à l'exception d'un sous-officier et d'un officier. De nombreuses populations, de grandes armées ont littéralement fondu devant ce fléau.

On peut établir les trois propositions suivantes, basées sur l'expérience des faits :

1° L'intensité de l'infection miasmatique est en raison inverse de la distance du foyer ;

2° Excepté les circonstances où les vents chassent les miasmes dans une direction déterminée, leur pesanteur les entraîne vers le sol ;

3° Un pays de fièvre est d'autant plus dangereux que l'air est plus calme : car les vents dispersent les germes.

Ces propositions nous expliquent pourquoi dans les pays de fièvre, les habitants des coteaux et des lieux élevés sont moins atteints que ceux qui vivent dans les endroits bas, encaissés, dépourvus de ventilation. Les bas quartiers des villes sont toujours plus éprouvés; à Rome, dans certains quartiers, la fièvre atteint inévitablement les habitants des étages inférieurs ; en Corse, les classes les plus aisées se logent toujours aux étages supérieurs (M. Lévy). En raison de sa lourdeur, le miasme ne s'élève pas à plus de 5 ou 600 mètres; un bois, une muraille peuvent l'arrêter. On coupe un bois, situé entre des marais et une ville : et la population de cette ville, jusque-là indemne, est frappée par la fièvre. En voyageant dans les marais Pontins, on voit sortir de terre, çà et là, des échafaudages de 4 à 5 mètres de haut supportant une cabane, où les bergers se réfugient le soir. En Grèce, dans les jungles de l'Inde, on retrouve les mêmes précautions. Les Indiens de l'Amérique du Sud suspendent leurs hamacs à de grandes hauteurs ; à Panama, les ingénieurs, profitant de cet enseignement, ont fait construire des cabanes comme celles des marais Pontins. Enpédocle (d'Agrigente), qui vivait au ve siècle avant Jésus-Christ, avait observé que les habitants de Sélimonte, ville de Sicile, étaient sujets à une endémie qu'il attribua très judicieusement aux eaux stagnantes d'un fleuve sans courant. Il fit détourner deux cours d'eau voisins pour les jeter dans le lit du fleuve, et l'endémie disparut. Sa ville natale était périodiquement ravagée par des fièvres coïncidant chaque année avec le retour du sirocco qui soufflait sur la ville entre deux petites montagnes. Il fit élever une haute muraille entre les deux montagnes et la ville fut préservée.

L'action des marais diffère suivant leur nature : un mélange d'eaux douces et d'eaux salées (marais de Rochefort) est surtout nuisible. Les grands mouvements de terre (par exemple lorsqu'à Paris on construisit les fortifications, et après la guerre de 1870 les nouveaux forts), les travaux de défrichement (en Sologne, en Bresse) donnent naissance aux fièvres intermittentes. Les excès, les privations, les fatigues, toutes les causes de dépression prédisposent à l'infection palustre. Les paysans sont particulièrement atteints après les travaux pénibles de la fauchaison et de la moisson. L'époque de desséchement des marais (juillet à octobre), favorise l'action morbigène, et c'est pendant ces quatre mois qu'il y a le plus de mortalité. Les années les plus malsaines sont : dans les pays secs, les années pluvieuses, et dans les pays humides les années de grande chaleur et de sécheresse.

Proust remarque que, dans les contrées où la fièvre est endémique, il se produit une augmentation de cas au printemps et en automne, surtout quand commencent les pluies, parce que le sol est alternativement détrempé par l'eau et ensuite desséché par le soleil.

C'est surtout avant le lever et après le coucher du soleil que le miasme palustre est le plus dangereux.

Les précautions à prendre dans les pays à fièvre intermittente peuvent être classées en deux catégories :

1° Celles relatives à l'assainissement ;

2° Celles relatives à l'habitant lui-même.

L'assainissement consiste à dessécher les marais, à drainer le sol, à maintenir une surface d'eau toujours égale, si l'on ne peut dessécher complètement ; à faire des plantations d'arbres (eucalyptus en Algérie et dans le Midi, tournesol dans le Nord) qui drainent le sol par l'active évaporation effectuée par leurs feuilles, et arrêtent les effluves en les tarissant.

Le Dr G. Burdel, qui a grandement contribué à l'assainissement de la Sologne en poussant à la culture de la vigne dans ce pays, a constaté que la constitution des jeunes gens s'est améliorée d'une façon étonnante depuis que les habitants font usage du vin qui est, après la quinine, le plus puissant préservatif des fièvres. Le Dr Burdel demande que l'on encourage, autour de chaque ferme et de chaque petit village, la viticulture et qu'on accorde à tout vigneron un dégrèvement d'impôt. Assainissement, philanthropie, économie sociale seront satisfaits par une mesure de ce genre. Il est démontré que le vin joue, à l'égard de la fièvre, le rôle d'un véritable médicament : la garnison de Romorantin qui n'aime pas l'eau claire (comme toutes les garnisons d'ailleurs) a constamment échappé aux fièvres qui décimaient la contrée, alors même que la constitution médicale régnante se trouvait éminemment paludéenne[1].

---

[1] Dr Monin : *Les fièvres en Sologne.*

Dans les pays de marais, l'habitant doit se couvrir de vêtements chauds de laine ou de flanelle. Les habitations seront construites sur les hauteurs ; les fenêtres placées du côté opposé aux marécages. Il est excellent d'entourer les habitations et les villages de grands arbres (comme les peupliers) qui forment rideau et font écran par rapport aux effluves paludéennes. Il ne faut pas sortir après le coucher et avant le lever du soleil, moments les plus dangereux, qu'évitent avec soin les habitants de la maremme toscane. On s'abstiendra de boire des eaux non filtrées, et le mieux sera de les faire bouillir. On ne devra jamais se baigner dans les marais. Les refroidissements, les indigestions, les fatigues, les excès préparent l'organisme à l'invasion du mal.

Les femmes enceintes et nouvellement accouchées doivent s'éloigner des contrées infectées, et les habitants, les voyageurs ne doivent jamais coucher sur la terre nue. De grands feux assainiront l'atmosphère chaque soir : on fera bien même de faire, dans chaque maison, une grande flambée, pour entraîner les germes fébrigènes. Le café noir, qui agit comme tonique, est excellent, et l'ingestion d'une petite dose de quinine chaque jour (30 centigr.) a donné de bons résultats en Algérie et en Italie.

Parasites végétaux et animaux. — Les parasites végétaux sont des champignons très inférieurs, qui s'implantent sur la peau, dans les cheveux, la barbe et causent des affections plus ou moins tenaces et plus ou moins sérieuses.

Les parasites animaux vivent sous notre peau (gale) ou bien à sa surface (poux, puces, punaises).

Les TEIGNES sont produites par des végétaux microscopiques de différentes formes, qui se développent et se multiplient sur des terrains préparés par la misère, la malpropreté, l'encombrement. On les voit surtout chez les enfants des classes pauvres, dont la propreté du corps et l'entretien de la chevelure sont négligés. En 1865, le Dr Bergeron, médecin de Sainte-Eugénie, disait que les départements où la teigne devient de plus en plus rare sont ceux du Nord-Est, parce que, dans ces départements, la classe ouvrière est mieux dirigée et a le plus d'aisance. La teigne, comme la plupart des maladies contagieuses, est entretenue et propagée par l'incurie, l'ignorance, la malpropreté et la misère.

On fera couper les cheveux des enfants tous les mois : chaque semaine, on leur nettoiera la tête avec de l'eau savonneuse. On veillera aux ciseaux, rasoirs, que chaque perruquier devra désinfecter (par l'eau bouillante additionnée d'une solution antiseptique) toutes les fois que ces instruments auront servi et devront servir. On préviendra ainsi un mode de transmission très fréquent.

LA TEIGNE FAVEUSE est une maladie de la campagne plutôt que de la ville ; elle est caractérisée par des croûtes jaunâtres, formant de petits godets, exhalant une odeur fade comparable à celle de la moisissure, à celle de la souris ou de l'urine de chat. Les cheveux sont poudreux ; ils perdent leur coloration normale en devenant gris, ternes, et s'enlèvent par poignées. La démangeaison est souvent fort pénible. dans la teigne faveuse.

La contagion se fait par l'air, par les objets dont on se sert pour la coiffure, par contact direct, ou par contact avec des animaux atteints de favus (chiens, chats). Il faut avoir soin de ne pas laisser approcher les enfants de leurs camarades atteints de favus ; veiller aux soins de propreté et d'entretien des cheveux.

Un même champignon, le *trichophyton* (végétal parasite du cheveu), produit, dans les cheveux ou la barbe, la *teigne tondante* ou le *sycosis ;* sur la face et les autres parties du corps, l'*herpès circiné* (en cercle). La teigne tondante se manifeste par la cassure des cheveux au ras de la tête. Quand on tire les cheveux, ils se brisent près de leur point d'implantation. La trichophytie de la barbe, souvent accompagnée de pustules, s'appelle *sycosis*. L'herpès circiné se présente sous la forme d'anneaux, qui occasionnent, au début, des cuissons et démangeaisons. La teigne tondante est assez fréquente dans les écoles de Paris. Mêmes modes de contagion et mêmes précautions que pour le favus.

La PELADE est caractérisée par des plaques rondes, où la peau est lisse et blanche comme une bille de billard.

La chevelure des enfants est d'autant plus à surveiller

sous ce rapport, que les plaques de pelade peuvent longtemps passer inaperçues, lorsque les cheveux sont longs. L'agent de contagion de la pelade n'est pas bien connu : il y a même des dermatologistes qui ne la considèrent pas comme contagieuse ou qui admettent une forme de pelade par trouble du système nerveux. Hardy estime qu'on doit prendre les mêmes précautions vis-à-vis de la pelade que pour les autres teignes. Lailler pense que la pelade est moins contagieuse que le favus et la teigne tondante : mais qu'il y a des exemples indiscutables de transmission de la maladie et qu'il est prudent d'exclure des écoles les enfants atteints. Gaucher rejette la contagion et considère la pelade comme un trouble de nutrition du cuir chevelu. L'exclusion temporaire des enfants atteints est la règle de prudence adoptée, toutefois, par les établissements d'instruction publique ; mais il y a là une question d'hygiène scolaire importante à élucider. Ollivier, considérant la contagion comme problématique, n'envisage pas l'existence de la pelade comme un motif suffisant pour entraver l'instruction des enfants ; car la maladie dure parfois de un à deux ans. Il est difficile d'adopter une règle de conduite précise, en face d'opinions si diverses. Nous pensons qu'il faut, dans le doute, et quand ce ne serait que pour le traitement, continuer à exclure les peladeux des écoles publiques.

Feulard a fait des recherches récentes sur les teignes en France, travail qui n'avait pas été tenté depuis celui du Dr Bergeron en 1865 ; pour établir une statistique nouvelle, il a compulsé les documents militaires et comptes rendus des Conseils de revision. Ses recherches ont porté depuis 1873 jusqu'en 1885. Pendant cette période, 3,872 hommes (*un régiment !*) ont été exemptés pour teignes (principalement le *favus*). Tous les départements sont atteints et, en particulier, le Pas-de-Calais, le Nord, la Seine-Inférieure, les Côtes-du-Nord, le Finistère, l'Aveyron, le Tarn, l'Hérault, les Landes, les Basses-Pyrénées. Les départements du Centre et de l'Est sont peu atteints. Ces groupes sont sensiblement les mêmes que ceux indiqués par Bergeron ; mais il y a dans la morbidité diminution de plus de moitié depuis 1865. On peut espérer que ce mouvement de décroissance continuera ; mais il importe encore de l'aider par des mesures générales. Au nombre des mesures, est l'inspection médicale des écoles, qui, en surveillant les enfants et en faisant avertir les parents, éteindra forcément les foyers contagieux. Mais, que de préjugés, que de mauvais vouloir et d'incurie rencontrent ces modestes fonctionnaires ! Malgré leurs avertissements, les teigneux restent teigneux des mois, des années. Malgré les recommandations de conduire les enfants aux consultations gratuites, les parents négligent tout traitement, de telle sorte que, faute du certificat de rentrée à l'école, les enfants perdent un temps précieux et grossissent ainsi le nombre des illettrés.

La GALE est occasionnée par un acarien de la famille

des arachnides, le *sarcoptes scabiei*, visible à l'œil nu, bien que ort petit. Les mœurs de cet insecte sont assez intéressantes pour être rapportées. Le mâle se loge dans les dépressions les plus superficielles de la peau, à l'intérieur de petites bulles qui se trouvent elles-mêmes au voisinage de *sillons* qu'habite la femelle. Cette dernière, après l'accouplement, déchire la peau avec ses mâchoires très puissantes, et, creusant une galerie sous-dermique, y dépose ses œufs et meurt. Chaque femelle pond jusqu'à cinquante œufs reproduisant de nouveaux acarus, qui eux-mêmes se reproduisent après quinze jours. On a calculé qu'un mâle et une femelle donnent, en trois mois, 150,000 descendants : ce qui explique l'envahissement rapide de toute la surface du corps. Les sillons, qui se présentent sous la forme de petites érosions de 1 à 2 centimètres de long, existent aux poignets, aux espaces interdigitaux, à l'aisselle, à la ceinture. Les démangeaisons, vives surtout le soir et pendant la nuit, donnent lieu, par le grattage, à des éruptions diverses, qui viennent compliquer et souvent masquer la maladie primitive.

Il faut se défier des personnes qui se grattent et éviter de se mettre en contact avec elles. La gale n'est cependant pas aussi contagieuse qu'on se l'imagine généralement : il faut un contact assez prolongé pour contracter la maladie. L'acarus voyage peu sur la peau, il ne sort que la nuit, ce qui explique la contagion fréquente par un lit malpropre. Des draps, des habits, des gants, peuvent aussi donner la gale. C'est au théâtre, en voiture, en wagon, que l'acarus peut s'introduire dans nos vêtements et de là dans notre peau elle-même.

On a dit que la gale ne remontait guère qu'au xive siècle ; mais il a été prouvé que les médecins grecs, romains et arabes en avaient eu connaissance et que plusieurs avaient même indiqué le soufre comme le meilleur traitement. Autrefois, la gale, mal soignée et persistante, entraînait des conséquences graves, par les éruptions et les plaies suppurantes que causaient les grattages ; mais aujourd'hui, grâce à la frotte par la pommade soufrée, on la guérit en quelques heures. Après guérison, il est essentiel de ne pas remettre les vêtements portés pendant la maladie : pour les débarrasser des acares qu'ils peuvent contenir, il est indispensable de les passer à l'étuve. Les animaux ont aussi des acariens : mais ils ne se propagent heureusement pas sur la peau de l'homme.

Poux, puces, punaises. — Les poux sont la cause très fréquente de maladies de peau, comme l'impétigo, le prurigo, les teignes. Par les excoriations et plaies que se font les enfants en se grattant, ils provoquent l'engorgement et parfois la suppuration des ganglions de la tête et du cou. Cependant, il est encore des gens qui considèrent ces parasites comme un indice de santé et hésitent à nettoyer leurs enfants, malgré les conseils du médecin et des personnes sensées.

Les poux se propagent par le changement des coiffures,

si habituel chez les écoliers; par les vêtements et les chapeaux accrochés trop près les uns des autres dans les écoles. La transmission se fait encore par les œufs ou *lentes*, que l'air peut emporter.

On devra peigner les enfants au peigne fin au moins tous les trois jours : s'ils ont des poux, employer un peigne trempé dans du vinaigre, qui enlève et décolle les lentes attachées aux cheveux. Contre les poux du corps, on prendra des bains sulfureux et on fera passer les vêtements à l'étuve ou aux vapeurs sulfureuses.

Pour se débarrasser des punaises et des puces, dans certains logements encombrés et mal tenus, il faut des soins extrêmes de propreté. On enduira les murs et les boiseries d'essence de térébenthine, de pétrole ou d'une solution de bichlorure de mercure à 1 pour 100; on saupoudrera partout avec de la poudre fraîche de pyrèthre. Une fumigation de soufre est aussi l'un des meilleurs moyens à employer, à condition de bien fermer les issues.

Attaques de nerfs, hystérie, nervosisme, danse de Saint-Guy, épilepsie et tics. — Les attaques de nerfs, l'hystérie, le nervosisme, la danse de Saint-Guy ou chorée, l'épilepsie, les tics ne se propagent pas par l'introduction dans notre organisme d'un principe morbigène; mais ils peuvent éclater chez des personnes prédisposées, soit par imitation inconsciente, à la suite de la vue de ces maladies, soit par imitation volontaire, après divers essais pour répéter et reproduire les accès dont on a été témoin. Les femmes et les enfants sont surtout exposés à cette sorte de contagion visuelle ou transmission nerveuse.

Chorée ou danse de Saint-Guy. — Parmi les maladies nerveuses devenues épidémiques par imitation, figure au premier rang la danse de Saint-Guy, qui, primitivement (vers le XIVe siècle) désignait une forme de maladie nerveuse nommée actuellement *folie extatique* ou *démonomanie convulsive* (résultant d'hallucinations faisant croire aux malades qu'ils sont possédés du diable). La démonomanie convulsive a sévi longtemps sous forme épidémique et désolé surtout l'Allemagne et les Pays-Bas. Vers 1350, une foule de démoniaques se rendaient, en Souabe, à la chapelle de Saint-Guy, qui avait la réputation de guérir cette maladie. En 1374, la peste noire vint encore ajouter ses horreurs aux misères déjà si grandes de cette triste époque, si bien définie par Michelet : un long passé morbide. La terreur du fléau n'était pas encore passée, qu'une multitude de gens, prédisposés à la contagion nerveuse par la frayeur et les privations, se précipita sur les provinces rhénanes, comme une véritable invasion de danseurs frénétiques. Ils faisaient des gestes désordonnés, ils avaient des traits contractés, horribles à voir, un teint cadavérique ; ils étaient d'une maigreur effrayante : au milieu de leurs danses furibondes, ils se foulaient aux pieds et mouraient autant de contusions que de convulsions. Les chroniques du temps nous ont laissé sur cette épidémie des récits incroyables. Ces étranges malades traversèrent l'Allemagne en sautant et gambadant, et se dispersèrent dans les Pays-Bas. Eh bien ! tous ces malheureux atteints de la danse de Saint-Guy furent considérés comme des *possédés* jusqu'à Paracelse (1403-1541) qui, réagissant contre les idées superstitieuses et mystiques de son temps, fit rentrer la chorée dans le cadre des maladies en énonçant, le premier, cette grande vérité scientifique : *Avant la fin du monde, un grand nombre d'effets, réputés surnaturels, s'expliqueront par des causes toutes physiques.* Vers la fin du xve siècle on commença à distinguer la *grande danse* de Saint-Guy de la *chorée* ou *petite danse* de Saint-Guy, maladie spéciale à l'enfant, caractérisée par une agitation désordonnée, un défaut de coordination dans les mouvements volontaires. La grande chorée a, d'ailleurs, disparu : de nos jours, ce n'est plus que la petite que nous avons en vue.

La chorée ou danse de Saint-Guy des enfants apparaît surtout au printemps et à l'automne, pendant les temps froids et humides ; elle est plus rare en hiver et beaucoup plus commune en été ; dans les pays tropicaux, elle est, pourtant, fort peu observée. Les filles sont plus fréquemment atteintes que les garçons : le nervosisme et le rhumatisme y prédisposent. Les enfants nés de parents nerveux ou alcooliques constituent un terrain tout préparé à la contagion imitative. Les médecins des hôpitaux d'enfants relatent parfois ces sortes de contagions : il est donc nécessaire d'isoler les sujets atteints de chorée et de les renvoyer des écoles, pour que la vue de leurs mouvements désordonnés ne frappe pas l'imagination si impressionnable des enfants, qui sont les vibrants jouets des nerfs.

Les attaques de nerfs, le nervosisme, les vapeurs, l'hypnotisme dépendent le plus souvent de l'hystérie, névrose très fréquente chez la femme, plus rare chez l'homme. L'hystérie a été connue de tout temps ; Démocrite, Platon, Hippocrate, Galien en parlent : mais cette maladie a été entourée d'obscurité et de merveilleux jusqu'à Charles Lepois, médecin de Pont-à-Mousson, (1563-1633), qui en fit une étude vraiment médicale.

L'antiquité et le moyen âge considéraient les hystériques comme des démoniaques et des possédées, que l'on torturait sous prétexte de sorcellerie. Un des premiers médecins qui s'élevèrent contre ces absurdes et barbares supplices fut Jean Wier, médecin né à Grave-sur-Meuse, en 1515. En dépit du danger qu'il y avait, alors, à protester contre les mœurs de son temps, comme Rabelais et Estienne Dolet, ses sublimes contemporains, il flétrit les agissements du clergé ; il combat les moines qui s'érigent en juges et ne disputent que par *ergots et fagots.* Il pense que leur devoir *est de s'estudier plus tost à guérir qu'à faire périr.* Il se moque des *encapuchonnés,* qui ne pouvaient, il faut bien le dire, que penser et agir suivant la triste science de l'époque !

On voit, en effet, figurer dans plusieurs procès célèbres des médecins appelés comme *experts*, qui, subissant l'ignorance générale, reconnurent comme possédées et sorcières des malheureuses qui n'avaient évidemment que le tort d'être malades. Le nom de Jean Wier doit être rapproché de celui de Pinel, le bienfaiteur des fous [1] : de tels hommes ne doivent pas être oubliés par l'histoire. Depuis les travaux de Briquet, Voisin, Dubois d'Amiens, Calmeil, Brachet, Landouzy père, Legrand Du Saulle, Moreau (de Tours) ; depuis, surtout, les patients travaux de Charcot et de l'école de la Salpêtrière, tous les phénomènes, si variés et si bizarres, de l'hystérie, qui avaient tant effrayé le moyen âge, sont connus et classés maintenant.

On voit des cas d'hystérie chez les petites filles ; mais, ordinairement, les attaques ne s'observent guère qu'après quinze à seize ans et jusqu'à quarante-cinq et cinquante ans. Les causes prédisposantes sont très nombreuses ; parmi les plus communes, il faut citer l'hystérie, l'épilepsie, l'aliénation mentale, l'alcoolisme, l'exaltation, le surmenage intellectuel chez les ascendants. Les statistiques établissent que, sur cent mères hystériques, cinquante transmettent leur maladie.

L'alcoolisme des parents est aussi une cause prédisposante des plus fréquentes, par nous constatée en maintes occasions. L'oisiveté, des lectures mal dirigées,

---

[1] Voir pour la biographie de cet illustre réformateur, *Misères nerveuses*, par le Dr E. Monin (page 236).

les conversations dans des milieux où le besoin d'excitation et d'agitation est constant et continu favorisent
l'apparition du mal chez les sujets prédisposés. La chlorose, l'anémie ou pâles couleurs, si fréquentes dans les
grandes villes, préparent l'invasion de la maladie : l'hystérie est beaucoup plus rare à la campagne, où l'air et
les rudes travaux des champs constituent d'excellents
dérivatifs. La contagion nerveuse est très fréquente dans
les hôpitaux de femmes, où il est n'est pas rare de voir
plusieurs malades avoir, en même temps, des attaques,
à la vue d'une voisine qui vient d'en être frappée.

L'histoire nous rapporte d'ailleurs, ici, des exemples
remarquables de la contagion *par imitation :* les ursu-
lines de Loudun, atteintes d'accidents hystériques, accu-
sèrent Urbain Grandier de les avoir ensorcelées, et le
trop célèbre Laubardemont fit condamner Urbain au
bûcher ; quant aux convulsionnés de Saint-Médard, leur
histoire, écrite par Henri Martin, nous présente des faits
nombreux de cette contagion imitative, chez des femmes
prédisposées par une exaltation mystique poussée au
suprême degré. La science a éclairci tous ces phénomènes, si extraordinaires pour nos pères : écartant toute
idée de merveilleux, elle a pris pour elle, dans le dis-
tique griffonné par un railleur sur la porte du cimetière
de Saint-Médard, ce qui s'appliquait au roi :

> De par le roy, défense à Dieu
> De faire miracle en ce lieu.

La grande attaque d'hystérie est caractérisée : 1° par

des contorsions et de grands mouvements, qui rappellent les attitudes des clowns dans les cirques; par des attitudes que l'on prend sous l'empire de la frayeur, de l'amour, de la prière (attitudes passionnelles). L'attaque se termine par des hallucinations, avec visions effrayantes de rats, de vipères, de singes, d'animaux fantastiques. Pendant l'attaque d'hystérie, la face n'est pas grimaçante comme pendant l'attaque d'épilepsie. A l'hystérie se rattachent la léthargie, la catalepsie, le somnambulisme, l'hypnotisme, ainsi qu'une très grande variété d'états nerveux, bien connus à notre époque.

L'éducation joue un très grand rôle dans le traitement préventif de l'hystérie. Les enfants et surtout les jeunes filles prédisposés par l'hérédité aux maladies nerveuses seront soumis de bonne heure aux exercices du corps : marche, gymnastique. Il faudra les faire vivre à la campagne ; leur éviter les impressions vives causées par les lectures ou par les conversations. Sous aucun prétexte, on ne doit mener les jeunes filles à ces réunions (trop fréquentes encore, aujourd'hui, malgré les interdictions) où l'hypnotisme, le somnambulisme, la suggestion jouent le principal rôle ; où l'on ne parle que de phénomènes relatifs à cette névrose. L'état hypnotique est très voisin de l'hystérie et peut, comme cette dernière, devenir contagieux. On a bien fait de prohiber ces réunions, mauvaises pour la santé publique; la médecine seule devrait retenir dans son domaine l'hypnotisme et tous les états analogues. Encore ne doit-elle pas en faire abus!

Si l'hystérie est déclarée, il faut soustraire la malade à son entourage : l'isolement, si justement préconisé par le professeur Charcot, est la base de tout traitement rationnel.

L'ÉPILEPSIE a reçu différents noms. Les Romains l'appelaient *mal comitial*, parce que, si quelqu'un tombait, atteint de ce mal, pendant les assemblées ou comices, on rompait ces comices, l'accident étant considéré comme de sinistre augure. On l'a appelée *maladie divine* ou *sacrée*, comme provenant d'une punition divine ; *mal d'Hercule*, parce qu'Hercule en aurait été atteint ; *mal caduc* (du latin *cadere*, tomber); *haut mal; mal de Saint-Jean, grand mal*. L'épilepsie a été connue, du reste, de toute antiquité. Hippocrate lui a consacré un livre et divers aphorismes; Celse en parle et Cœlius Aurélianus en donne une bonne description. Les sibylles de l'antiquité étaient tout simplement des hystéro-épileptiques.

Tout le monde a pu voir un épileptique, un de ces malheureux qui poussent un cri, tombent sur la voie publique, la face grimaçante, l'écume sanguinolente aux lèvres, en proie à des convulsions de tous les muscles du corps. Contrairement à l'hystérique, qui peut choisir l'endroit de sa chute, l'épileptique tombe n'importe où : il se fait quelquefois des blessures très graves en tombant sur des pierres, dans le feu. Des épileptiques se sont noyés, sans avoir pu éviter à temps une masse d'eau. Un sommeil profond succède à l'attaque, dont le malade ne garde pas souvenir.

Les causes prédisposantes sont celles de toutes les maladies nerveuses. Les chagrins, l'alcoolisme sont des causes provocatrices. Les gens nerveux, prédisposés à l'épilepsie par l'hérédité, par l'alcoolisme des parents, devront éviter pour eux-mêmes toute cause de surexcitation morale ou physique : ils se tiendront éloignés de tout ce qui peut les émouvoir, comme les attaques d'épilepsie des parents ou des étrangers. Quand un épileptique, vrai ou simulateur (la simulation est plus fréquente qu'on ne pense), tombe dans la rue, il se forme autour de lui un cercle de curieux, où se trouvent des enfants et des femmes nerveux et impressionnables. L'un de nous a assisté à la contagion nerveuse, au cours d'un événement de ce genre. Dans le nombreux cercle des badauds, se trouvait une jeune fille qui fut, elle-même, prise d'une attaque d'hystérie ; la mère de cette malade, âgée de cinquante-huit ans, avait eu des attaques nerveuses, et le père faisait des excès alcooliques depuis sa jeunesse.

Les parents devront donc absolument empêcher leurs enfants d'assister à pareils spectacles. Les sujets nerveux s'abstiendront de café, d'alcool, de liqueurs, de vin pur, de tout ce qui peut apporter une perturbation à un système nerveux déjà excitable.

Les *tics* sont des mouvements convulsifs habituels, des contractions convulsives de certains muscles, surtout de ceux de la face, qui donnent à la physionomie un air grimaçant, grotesque ou effrayant. Les grimaces ainsi produites donnent au visage des aspects variés, que les enfants, toujours un peu singes, cherchent volontiers à imiter. Saint-Simon, dans ses mémoires, raconte que la cour de Louis XIV fut interdite à une dame qui, après avoir imité, étant enfant, les grimaces d'une maîtresse de pension, n'était plus parvenue à s'en défaire. Le Dr Cohn, de Breslau, rapporte aussi le fait curieux d'une véritable épidémie de strabisme dans une école de jeunes filles où l'institutrice louchait habituellement. Par imitation, les élèves (pendant les récréations !) avaient imaginé de placer leur doigt à quelque distance du nez, de façon à fixer ce doigt et à lutter à celle qui resterait le plus longtemps dans cette situation...

Cet exemple nous prouve qu'il faut prendre des précautions pour éviter, dans les écoles, la contagion nerveuse. Les épileptiques en seront écartés d'une façon absolue. Quant aux enfants atteints d'autres névroses convulsives, il ne faut leur permettre le retour à l'école qu'après complète guérison.

CHAPITRE XI

DÉSINFECTION ET DÉSINFECTANTS

Désinfection. — **Définition et historique.** — Pour
la rédaction de ce chapitre, nous prendrons surtout
comme guide l'excellent *Traité des désinfectants et de
la Désinfection* du Dr Vallin.

Désinfecter, *c'est supprimer la souillure des milieux
ou des matières qui peuvent nuire à la santé de l'homme
et des animaux...* La pratique de la désinfection a fait
faire d'immenses progrès à l'hygiène depuis quelques
années : c'est par elle surtout que nous pourrons prévenir les maladies contagieuses et infectieuses.

La répugnance et le dégoût qu'éprouve l'homme en
respirant de mauvaises odeurs l'ont conduit, depuis
les temps les plus reculés, à les masquer par des aro-
mates et des parfums. Mais il ne faut pas croire que la
désinfection soit seulement nécessaire dans les cas où
il y a de mauvaises odeurs ; ce serait une erreur gros-
sière. Il est vrai qu'une odeur infecte est presque toujours dangereuse à la longue ; car, d'après les beaux

travaux de Chevreul, toutes les odeurs nauséabondes peuvent être décomposées en éléments chimiques définis, ammoniaque, acide butyrique, valérianique, caproïque, etc... qui sont tous de véritables poisons. D'une façon générale, toute mauvaise odeur rend la désinfection nécessaire ; mais une foule d'émanations, de miasmes, d'effluves (*choléra, dysenterie, fièvre typhoïde, fièvre intermittente ; rougeole, scarlatine, etc.*) ne présentent aucune odeur et n'en sont pas moins fort dangereux.

Dans toutes les religions, on brûle des parfums pendant les cérémonies : ce qui entraîne une pensée évidente de purification. De tout temps, le soufre fut employé comme désinfectant. Dans Homère, Ulysse, après avoir massacré les prétendants à la main de Pénélope et fait pendre les esclaves infidèles, commande à sa nourrice chérie de lui apporter du soufre et du feu pour purifier l'air de son palais. Dès Hippocrate, le soufre était appelé *antiloïmique* (antipestilentiel). Les Romains reconnaissaient aussi au soufre des propriétés thérapeutiques désinfectantes. Nous lisons dans Tibulle que ce poète en brûlait autour du lit de Délie, sa maîtresse malade :

Ipseque ter circumlustravi sulfure puro.

Les bergers se servaient du soufre pour blanchir la laine et pour purifier les troupeaux. Ovide recommande aux pasteurs de brûler du soufre dans les étables, jusqu'à ce que la fumée de la flamme azurée provoque le bêlement des brebis. Les Egyptiens faisaient de la désinfection en embaumant les cadavres. Les multiples bandelettes, qu'ils mettaient autour des momies, empêchaient les germes de l'air d'arriver jusqu'à la chair : le goudron, la créosote, l'acide pyroligneux, dont étaient enduites les bandelettes, représentent, d'ailleurs, de puissants antiseptiques.

Pendant la peste d'Athènes, on allumait de grands feux dans les rues remplies de mourants et de morts, afin de purifier l'air. L'hygiène des Hébreux nous montre aussi une foule de cérémonies où se pratiquait une rigoureuse désinfection.

Il faut arriver jusqu'à Pringle, l'auteur des *Observations sur les maladies des armées* et d'*Un Mémoire sur les substances septiques et antiseptiques* (1750), pour trouver une étude vraiment scientifique sur la question. C'est à partir du xviii⁰ siècle, époque de la création de la chimie ; c'est avec Priestley, Lavoisier, Scheele, Gay-Lussac, Guyton-Morveau, Fourcroy, que l'étude des substances chimiques commença à apporter de sérieuses contributions à la médecine et à l'hygiène. Malgré les immenses progrès accomplis depuis les travaux de Renault (d'Alfort), de Tyndall, de Pasteur, de Davaine et d'A. Guérin, sur les virus et les germes de l'air, tout est loin d'être connu encore, et la désinfection loin d'être pratiquée comme elle devrait l'être. N'est-elle pas la médecine préventive par excellence ; l'efficace prophylaxie de la plupart des maladies?

Plan de ce chapitre. — Le Dr Vallin divise de la façon suivante la question des désinfectants :

1° *Moyens mécaniques* : enlèvement des matières produisant l'infection, nettoyages, lavages, ventilation.

2° *Absorbants, désodorants* ou agents fixant les produits de la décomposition.

3° *Antiseptiques* ou agents qui retardent ou empêchent les décompositions.

4° *Antivirulents* ou agents qui détruisent, neutralisent les virus, les germes contagieux, soit à l'extérieur, soit à l'intérieur de l'organisme.

Nous ne parlerons que des désinfectants présentant un emploi pratique, laissant de côté ceux qui relèvent de la médecine proprement dite.

Nous terminerons en exposant les moyens les plus pratiques de désinfection pour les habitations, les maladies, les vêtements et la literie.

1° Moyens mécaniques. — Il est presque inutile de dire que la première condition de la désinfection est l'enlèvement et la suppression de l'infection.

Le *lavage* à l'eau simple est le moyen le plus simple de désinfection. Sans doute, il est très avantageux d'ajouter à l'eau des substances antiseptiques ou neutralisantes, mais, comme le dit le Dr Vallin, les lavages à l'eau simple sont comme le préambule de toute désinfection. Nous l'avons dit, à propos de l'hygiène scolaire : il est nécessaire de laver toutes les habitations collectives (planchers, plafonds, parois) avec des éponges ou des linges mouillés, pour empêcher la dissémination des poussières, agents de contagion indiscutables. MM. Marié-Davy et Miquel, dans leurs belles recherches sur les germes de l'air, ne trouvent plus qu'un nombre très faible de bactéries, après une pluie qui a purifié l'air. L'humidité fixe les germes et produit ce qu'a observé Tyndall dans sa chambre à expériences. (Dans une cage de verre dont les parois sont enduites de glycérine, les corpuscules contenus dans la cage tombent peu à peu et sont fixés par la glycérine : l'air y devient optiquement pur, et un faisceau lumineux, projeté à travers la chambre à expériences, ne permet plus d'y voir ces innombrables poussières en mouvement lorsqu'un rayon solaire traverse une chambre obscure.)

Quand une atmosphère est encombrée de gaz, émanations et produits infects, un des moyens les plus rationnels est, tout d'abord, de renouveler l'air, *de faire de la ventilation :* ce qui justifie une boutade d'un médecin à qui on demandait quel est le meilleur désinfectant : — « C'est celui qui sent le plus mauvais, parce qu'il oblige à ouvrir immédiatement les fenêtres. »

Dans les habitations collectives (écoles, prisons, etc.) les planchers et les murailles se recouvrent d'écailles, de squames poreuses, imprégnées de tous les miasmes dégagés de la respiration et de la transpiration. Avant de désinfecter, il faut commencer par gratter et enlever tous ces résidus dangereux.

2° Absorbants, désodorants, agents fixateurs. — Plusieurs corps et composés chimiques fixent les gaz et émanations qui se dégagent des décompositions organiques.

Le *charbon* absorbe par porosité ; les gaz et miasmes gazeux se logent dans ses pores, comme l'eau se loge dans l'éponge. La surface totale d'un morceau de charbon pesant 1 gramme est d'environ 8 mètres carrés, ce qui explique son très grand pouvoir absorbant. Le charbon absorbe d'autant plus qu'il est plus récemment éteint : car, peu à peu, l'humidité le pénètre, puisqu'il augmente rapidement de poids quand il est exposé à la vapeur d'eau ou simplement à l'air.

Les *poussières sèches, la terre sèche légère de jardin* sont aussi des agents fixateurs, très employés en Angleterre pour la désinfection des matières fécales. Mélangée à parties égales avec les déjections, la terre sèche, au bout de deux mois, ne présente aucune odeur et peut être employée de nouveau. Dans beaucoup de localités, en Angleterre, la terre retourne trois fois aux *closets*, avant d'être employée comme engrais. Mais le procédé est peut-être illusoire et dangereux ; car il est bien difficile d'admettre que les germes morbides soient ainsi détruits. Les cendres, le plâtre, le talc agissent aussi comme absorbants.

Les absorbants chimiques sont, d'après Fermond, rangés dans l'ordre suivant par rapport à leur puissance de fixation : sulfate de cuivre, chlorure de soude, sulfate de zinc, azotate de plomb, sulfate de fer, chlorure de chaux.

3° **Antiseptiques.** — On nomme ainsi *toute substance qui empêche la décomposition.*

Les conditions qui favorisent et accélèrent la décomposition sont : l'humidité, la chaleur, la présence de l'air, par les germes qu'il contient. Les conditions inverses, c'est-à-dire le froid et la chaleur intenses, la sécheresse ou la soustraction de l'humidité retardent ou empêchent les décompositions : il faut donc ranger parmi les antiseptiques le dessèchement, le froid, la chaleur et l'occlusion hermétique.

Soustraction de l'humidité. — La chaleur intense et le dessèchement rapide sont des moyens puissants d'empêcher la putréfaction, bien que la chaleur modérée l'active. La chaleur sèche est un des meilleurs procédés pour enlever l'eau contenue dans les tissus.

On rencontre en Afrique, au Pérou, dans les Pampas, des momies blanches (cadavres d'hommes et d'animaux) que la dessiccation a rendues imputrescibles. Les corps sont poreux et légers comme du liège. A Vismejo, au Pérou, un Anglais découvrit, en 1787, sur le sable brûlant d'une baie, un très grand nombre de cadavres d'hommes, de femmes et d'enfants ainsi momifiés, restes d'une tribu d'Indiens fuyant les Espagnols. On conserve par la dessiccation les fruits, les fourrages, les plantes médicinales : au Brésil et à la Plata, la *carne secca* est la viande desséchée dont se nourrissent les populations éloignées des centres de ravitaillement. Mais il ne faut pas trop compter, non plus, sur la puissance destructive de la sécheresse, qui ne fait le plus souvent que suspendre la vie des graines et des germes. Les germes, desséchés pendant longtemps, peuvent reprendre leur virulence, lorsqu'ils arrivent sur un terrain favorable, où les conditions de chaleur et d'humidité (*les muqueuses et la peau de l'homme*) favorisent leur reviviscence.

Froid. — Le froid met aussi obstacle à la fermentation putride, d'autant plus prompte que la température se rapproche plus de 35 à 38 degrés.

Un exemple bien connu de la conservation par le froid est la découverte, à la fin du siècle dernier, d'un mammouth préhistorique, enfermé, depuis des milliers d'années, dans de la glace. M. Milne-Edwards fait ainsi la relation précise de ce fait : « En 1799, un pêcheur toungouse remarqua, sur les bords de la mer Glaciale, près de la Léna, au milieu des glaçons, un bloc informe qu'il ne put reconnaître. L'année d'après, il s'aperçut que cette masse était un peu plus dégagée, mais il ne put encore en deviner la nature. Vers la fin de l'été suivant, il vit à nu l'une des défenses et tout le flanc d'un monstreux animal; enfin la cinquième année, les glaces ayant fondu plus vite que de coutume, cette masse énorme vint échouer. Le pêcheur en enleva les défenses, et les vendit pour une valeur de 50 roubles ; on fit, en même temps, un dessin grossier de l'animal et les

iakoutes du voisinage en dépecèrent les chairs pour nourrir leurs chiens ; des bêtes féroces vinrent aussi s'en
repaître. Mais deux ans après, lorsqu'un naturaliste,
Adams, se rendit sur les lieux, l'animal, quoique fort
mutilé, conservait encore des débris de chair et de peau,
couverte de crins noirs ayant jusqu'à quinze pouces de
long, et d'une espèce de laine rougeâtre, si abondante,
que ce qui en restait ne put être transporté que difficilement par dix hommes. On connaît, d'ailleurs, des
exemples de mammouths si bien conservés dans les
glaces, que les chairs n'étaient pas corrompues et que
les poils adhéraient à la peau. » Depuis le siècle dernier, les côtes de la mer Glaciale ont été explorées, et on
y a retrouvé, en parfait état de conservation, des milliers
d'éléphants, de rhinocéros, de buffles, etc...

Les essais industriels tentés, lors de l'Exposition de
1878, par le *Frigorifique*, dont la cale, divisée en grandes
chambres, était maintenue à une température de 0°, par
l'évaporation de l'oxyde de méthyle, permirent de conserver pendant longtemps des poissons et des viandes
d'origine tropicale. A la Morgue de Paris, grâce à l'initiative de Brouardel, on éternise certains cadavres destinés
aux expertises avec un froid de — 18 degrés, produit par
l'évaporation du gaz ammoniac, liquéfié sous pression.

En 1879, M. Pasteur, profitant de l'hiver excessif, soumit des germes à un froid de plus de 30 degrés : mais les
germes reprirent leur vitalité au dégel, ce qui prouve
qu'il ne faut pas attacher une grande confiance à ce mode

de désinfection, qui n'est pas plus absolu que le dessèchement. Le froid fait évidemment cesser certaines
épidémies (peste, fièvre jaune) : mais d'autres lui résistent, comme la rougeole que l'on voit sévir avec intensité en plein hiver. Le froid agit en empêchant la putréfaction, mais ce n'est pas un désinfectant proprement
dit : il ne tue pas les germes, il en suspend l'action seule.

Soustraction du contact de l'air. — Lorsqu'on sous-
trait les corps au contact de l'air, ils peuvent se conserver indéfiniment. Le procédé des conserves Appert est
fondé sur ce fait. Les momies égyptiennes ont pu se
conserver quarante siècles, parce que les germes de l'air
ne pouvaient pénétrer à travers les bandelettes et les
cercueils emboîtés. La chirurgie doit de magnifiques
succès aux pansements qui soustrayent les plaies aux
germes extérieurs. Le chirurgien français Alphonse Guérin a rendu d'immenses services en imaginant l'enveloppement ouaté, qui tamise les germes, les empêche d'arriver sur les plaies et permet cette perfection dans les pansements, dont les plus brillants résultats de la chirurgie
sont actuellement tributaires.

Mais les véritables antiseptiques ou désinfectants
sont ceux qui détruisent les germes. La distinction
n'est pas toujours facile à faire entre les *antiseptiques*
et ce que nous appelons les *antivirulents ;* car plusieurs antiseptiques sont également antivirulents,
comme l'acide phénique, l'acide chromique, etc. Mais,
pour faciliter l'étude, on rattache chaque corps au

groupe auquel il appartient le plus naturellement. Au groupe des antiseptiques appartiennent : le sublimé corrosif ou bichlorure de mercure, le chlore, le sel marin, le chlorure de zinc, le chloral, l'alun, le chlorure d'aluminium, l'acétate d'alumine, l'acide sulfurique, l'acide sulfureux, l'acide arsénieux, l'acide borique, le silicate de soude, l'acide pyrogallique, l'acide acétique et le vinaigre, l'acide picrique, l'acide phénique, le goudron, les huiles de houille, la créosote, la naphtaline, le térébène, le thymol, l'acide salicylique, l'essence de Wintergreen, l'eucalyptus, la résorcine, l'acide benzoïque et les benzoates, le tannin, l'alcool, l'éther azoteux, le chloroforme.

4° **Antivirulents ou neutralisants.** — Ce sont les désinfectants par excellence, qui neutralisent en même temps les virus, les germes, les miasmes, les effluves, en un mot tout ce qui porte en soi un principe contagieux.

A ce groupe appartiennent : la chaleur, les acides sulfurique, nitrique, chromique, sulfureux, hypo-azotique, chlorhydrique, le chlore et les chlorures, l'iode, le brome, l'oxygène, l'ozone, le permanganate de potasse, l'acide phénique.

On peut considérer la chaleur comme le désinfectant par excellence : elle détruit les virus, les miasmes. L'expression « le feu purifie tout » est absolument vraie. Le désinfectant qui, après la chaleur, semble réunir les meilleures conditions est l'acide sulfureux obtenu par

la combustion du soufre. C'est le désinfectant de choix,
en raison de son emploi facile et peu coûteux, pour
détruire les germes contenus dans nos habitations,
vêtements, meubles, literie, etc. Une petite quantité de
soufre dégage beaucoup d'acide sulfureux, puisque un
kilogramme, en brûlant à l'air, rend 700 litres de gaz :
les vapeurs sulfureuses ont, du reste, une force de pénétration considérable.

Applications hygiéniques. — Nous ne pouvons passer
ici en revue toutes les applications des désinfectants à
la chirurgie et à l'hygiène publique et privée ; nous nous
bornerons à indiquer les procédés et les formules les
plus simples pour désinfecter les habitations, les meubles,
la literie, les aliments, et pour le traitement des malades
et de leur entourage.

**Désinfection de l'habitation, des meubles, de la literie,
des vêtements.** — D'une façon générale, tout désinfectant doit réunir les conditions suivantes :

1° N'être ni nuisible ni toxique ;

2° Ne pas altérer la solidité et la couleur des tissus ;
ne pas exposer à des dangers d'incendie ;

3° Empêcher la décomposition et détruire les germes
d'une façon permanente ;

4° Détruire les mauvaises odeurs et ne pas dégager
lui-même une odeur trop désagréable ;

5° Être bon marché et d'un maniement facile.

Nous avons déjà dit que la chaleur pouvait être considérée comme le plus puissant des désinfectants.

Grancher a exposé, en 1886, dans un rapport, le résultat d'expériences concluantes en faveur de la désinfection par la vapeur humide à une température de 115 degrés. Ces expériences, faites en collaboration avec Gariel, prouvent que la désinfection à air sec, encore usitée dans nos hôpitaux, est un procédé défectueux et peu sûr, qui ne tue pas les germes les plus contagieux. Au contraire, la vapeur humide, sous une pression de 0 kil. 75, à 115 degrés, après avoir agi pendant un quart d'heure, a absolument détruit les microbes et leurs spores (microbes du charbon, du rouget, de la tuberculose). Quand ces conditions sont réalisées, les microbes succombent, même à l'intérieur d'un matelas. Mais les appareils sont coûteux et ne deviendront jamais des moyens pratiques de désinfection pour les habitations. Il serait cependant à désirer que les étuves sèches soient remplacées par les étuves à vapeur humide et que dans toutes les localités importantes on puisse ainsi faire désinfecter les vêtements et les objets de literie.

Dans les grandes villes, on a installé des usines publiques de désinfection, situées dans des terrains isolés. L'usine est divisée en deux parties, l'une pour la réception des objets contaminés, l'autre pour l'enlèvement des objets désinfectés. Trois étuves, toujours sous pression, fonctionnent constamment. Un paquet arrive (matelas, sommiers, literie, vêtements) : on l'introduit dans la première partie de l'usine pour le faire sortir du côté opposé. Le personnel qui apporte et désinfecte les objets ne peut communiquer, sous peine de renvoi, avec le personnel en contact avec le public. De plus, des équipes spéciales se transportent à domicile, où elles pratiquent des pulvérisations au sublimé ou à l'acide phénique et enveloppent, dans des sacs imperméables, les objets à emporter à l'usine. Le coût ordinaire de ces opérations, gratuites pour les indigents, s'élève à 1 franc par heure et 5 francs par mètre cube.

Comme désinfectants usuels, on a essayé, puis rejeté le chlore, le brome, l'acide phénique, le chlorure de zinc, le chlorure de calcium, l'acide chlorhydrique, qui, en revers de leurs avantages, présentent de nombreux inconvénients.

Le brome, très vanté en Allemagne, n'émet pas des vapeurs se répandant également dans toute la pièce de l'habitation et ayant une force de pénétration suffisante ; cela ressort d'expériences faites par Dujardin-Beaumetz et Pasteur.

Le chlore décolore, même à sec, les étoffes et ne fait guère que suspendre l'activité des germes.

Le sulfate de nitrosyle, désinfectant très énergique, dégage de l'acide hypoazotique, qui altère les tissus et les métaux. Il ne serait applicable que dans les caves, fosses d'aisances, pièces où il n'y a rien à abîmer.

Les solutions d'acide phénique, de chlorure de zinc,

de calcium, d'acides chlorhydrique, borique, salicylique, azotique, etc., ne pénètrent pas dans tous les interstices et sont inapplicables aux meubles, à la literie, aux vêtements.

L'acide sulfureux est le désinfectant qui remplit le mieux les conditions énumérées plus haut, comme l'ont établi les expériences de MM. Dujardin-Beaumetz, Pasteur, Roux et Vallin, ainsi que celles, très concluantes, de M. le médecin major Aubert.

Les vapeurs sulfureuses pénètrent dans les fentes, les joints et tous les interstices. On peut donner naissance à l'acide sulfureux soit par la combustion du soufre, soit par l'acide sulfureux anhydre liquéfié, soit enfin par la combustion du sulfure de carbone. L'acide sulfureux anhydre n'expose pas à l'incendie, mais il est trop coûteux et dangereux pour l'opérateur. La combustion du sulfure de carbone produit une source abondante d'acide sulfureux ; mais elle est plus onéreuse que la combustion du soufre ordinaire. L'acide sulfureux anhydre entraîne une dépense de 12 fr. 50 pour une pièce de 100 mètres cubes et le sulfure de carbone coûterait par 100 mètres cubes 1 fr. 25, tandis que la fleur de soufre ne coûte que 1 fr. 25 le kilogramme (Aubert). L'ancien procédé consistant à brûler du soufre est donc le moins coûteux et présente une sûreté d'action très puissante. Mais, comme le fait remarquer le Dr Aubert, le soufre brut étant très impur et les vapeurs entraînant les impuretés, qui terniraient et saliraient les métaux et les meubles, il vaut mieux se servir du soufre en canon ou du soufre sublimé.

La quantité à faire brûler par mètre cube est de 30 grammes. Le degré de pénétration ne laisse rien à désirer. (Un papier tournesol mis dans l'intérieur d'un traversin, au centre d'un matelas, au centre de couvertures de laines pliées en quatre, est rougi le lendemain).

Voici les conclusions qu'on peut tirer des expériences faites :

1° La désinfection des appartements privés, des écoles, des casernes, se fait rapidement, à bon marché et sans inconvénients pour les meubles, literie, vêtements, par la combustion du soufre.

2° Le soufre sublimé ou en canon est un produit peu coûteux, qu'on fait brûler sur des plaques de tôle ou de fonte, ou dans de grands vases évasés, en terre, qu'on isole des planchers par un lit de sable d'une épaisseur et d'une étendue convenables.

3° On activera la combustion du soufre en l'arrosant avec de l'alcool et en l'entourant de copeaux de sapin.

4° Une désinfection prophylactique de ce genre devrait être instituée d'une façon régulière dans les casernes et mensuellement dans les écoles.

5° Il est nécessaire, avant toute fumigation, de boucher toutes les ouvertures : le contact des vapeurs doit durer au moins quinze heures.

6° C'est par ce procédé qu'on devrait désinfecter tous

les locaux où il y a eu des maladies ou décès d'origine contagieuse.

On fera bien de renouveler les papiers de tenture, toutes les fois qu'il y a eu, dans une chambre, un malade atteint d'affection grave (diphtérie, variole, fièvre puerpérale). Si l'on ne peut les renouveler, il faut pulvériser, contre les tentures, des solutions d'acide phénique à 2 pour 100, de chlorure de zinc à 15 ou 20 pour 1,000, de thymol à 1 pour 1,000.

Dans les habitations où l'on a l'habitude de faire des badigeonnages à la chaux, il est nécessaire de gratter soigneusement l'ancien enduit avec des instruments humides ou après humectation : deux ouvriers ont contracté la variole pour avoir gratté et renouvelé les enduits de chaux d'une salle de varioleux restée inoccupée pendant un an. Les enduits au lait de chaux s'écaillent, s'encrassent, servent de réceptacles aux germes : on fera bien d'incorporer à l'enduit 1 kilogramme d'acide borique pour un hectolitre, l'acide borique ne coûtant guère plus de 2 francs le kilogramme. Les boiseries non peintes, les planchers doivent être brossés à la potasse et au savon, puis mouillés avec une solution d'acide phénique ou de chlorure de zinc à 2 pour 100. Le simple lavage à grande eau est un mode puissant de désinfection : mais *il faut inonder* tout le local avec tables, bancs, etc. En 1870-71, le Dr Brouardel était chargé d'un service de varioleux dans un hôpital improvisé au quai de Javel ; il reçut l'ordre d'évacuer immédiatement les varioleux, pour recevoir les blessés du siège. Pressé par le temps, et craignant que les blessés ne contractassent la variole, il fit lancer par les infirmiers, à l'aide d'une pompe, une grande quantité d'eau sur les murs, le sol, les parois, le matériel, pendant une journée : aucun des blessés ne contracta la variole ultérieurement. Quand on a le temps, il est mieux de laver avec du chlorure de chaux (5 pour 100), ou avec une lessive de potasse ou d'eau seconde. Mais le moyen le plus certain est, encore et toujours, de brûler du soufre.

Dans les fosses d'aisances des maisons, écoles, casernes, il est nécessaire de jeter, chaque jour, une substance désinfectante. Le professeur Layet recommande pour les écoles un mélange à parties égales de sulfate de cuivre et de sulfate de fer, la première substance venant ajouter son action antiseptique à l'action purement désinfectante de la seconde.

Le sulfate de cuivre coûte : le kilogramme 1 fr. 20.

— — fer — — 0 fr. 35.

On a aussi employé la solution de chlorure de zinc (0 fr. 80 le litre) ; mais, à défaut de ces substances, recommandons de jeter, chaque jour, dans le tuyau de chute des cabinets d'écoles, une tasse à café de chlorure de chaux, qui agit sur les effluves putrides au fur et à mesure qu'elles se dégagent. Le chlorure de chaux, ou hypochlorite de chaux, se prépare dans l'industrie en très grande quantité et se prête bien à la désinfection des fosses. Si l'on juge plus convenable l'emploi d'un liquide, on fait dissoudre la poudre de chlorure dans de l'eau à parties égales.

L'hypochlorite de soude (liqueur de Labarraque) et l'hypochlorite de potasse (eau de Javelle) ne conviennent que pour désinfecter de petites étendues, comme les pierres d'évier, le dallage des cuisines.

Pour assainir les habitations, il serait excellent d'établir partout où il est possible, sur le trajet des tuyaux de chute, des siphons ou tubes en **U**, pour empêcher le reflux des gaz de l'égout dans l'intérieur des maisons.

Les ordures ménagères et les rebuts de la maison doivent être placés dans des caisses bien fermées ; chaque soir, on répandra sur ces débris une légère couche de chlorure de chaux. Il ne faut jamais laisser séjourner dans les logements aucune ordure ménagère.

Les immondices, fumiers, résidus, exposés à la décomposition dans les cours et au voisinage des maisons, doivent être prohibés ; avant de les enlever, il est prudent de les arroser avec une solution d'acide sulfurique au centième. On désinfecte enfin les bouches d'égout avec le chlorure de chaux.

Précautions relatives au malade et à l'entourage. — La première précaution à prendre est de désinfecter les selles, surtout quand il s'agit de fièvre typhoïde, une seule selle pouvant infecter le réseau des égouts d'une grande ville (Budd). On emploiera, en vingt-quatre heures, 15 à 30 grammes de chlorure de zinc, de sulfate de cuivre ou de sulfate de zinc, par litre d'eau. Le désodorisant le plus actif est le chlorure de zinc ; 1 à 5 grammes pour 100 font disparaître l'odeur et agissent en même temps comme neutralisant des germes.

L'acide sulfurique (50 grammes pour 1,000) dénature aussi très bien les matières. L'acide chlorhydrique (à 1 pour 20) est employé encore avec avantage. Il est bon de verser un verre du désinfectant, à l'avance, dans le vase du malade.

Les urinoirs, les vases et tables de nuit s'imprègnent rapidement d'une odeur ammoniacale fort désagréable et des plus tenaces. L'acide chlorhydrique au dixième fait disparaître l'odeur et détruit la matière organique. Quant aux tables de nuit, on les désinfecte en y faisant brûler, dans un vase en fer, 5 grammes de fleurs de soufre : mais il faut prendre le soin de ne pas fermer hermétiquement la porte du meuble. Si le malade dégage de mauvaises odeurs, on le lavera deux fois par jour avec une solution, tiède ou froide suivant les cas, d'acide borique à 4 pour 100 ou de thymol à 1 pour 1,000.

Quand on soigne un malade atteint de maladie contagieuse, les germes nocifs peuvent pénétrer dans notre organisme par les voies digestive et pulmonaire. La bouche, les amygdales et la gorge servent de réceptacles à des éléments microscopiques qui, à un moment donné, peuvent nous infecter à notre tour. Il est donc très prudent de se rincer la bouche et de se gargariser très souvent avec des substances désinfectantes, comme des solutions à l'acide borique 2 ou 3 pour 100, ou au thymol 1 pour 1,000. Les personnes qui sont en contact avec les malades sortiront, à l'air pur, plusieurs fois dans le jour, ne prendront pas leurs repas dans la chambre du malade et assureront une ventilation convenable par le secours des pièces voisines. On fera bien aussi de laisser toujours les tabliers des cheminées ouverts.

La ventilation agit en expulsant et en dispersant les gaz et germes morbigènes ; elle active l'action comburante de l'oxygène de l'air sur les produits organiques en suspension dans l'atmosphère. Pour établir le renouvellement de l'air, au lieu de mettre la veilleuse sur une table, on la placera dans la cheminée, où elle assurera la ventilation ; par ce simple moyen, M. Vallin affirme que le matin, au réveil, l'odeur de *renfermé* paraît beaucoup moins sensible. Il faut veiller avec soin aux courants d'air qui occasionnent des complications pulmonaires, surtout chez les malades atteints de fièvre typhoïde. On ne laissera jamais séjourner dans l'appartement les déjections ni les linges souillés. Le séjour prolongé, auprès des malades, des personnes chargées de les soigner, est nuisible pour elles comme pour les malades, qui ont pourtant un indispensable besoin d'assistance. Il faut se tenir à la portée du fébricitant, dans une pièce voisine, pour ne pas l'empêcher de dormir et pour éviter de contribuer à la pollution de l'atmosphère par la respiration et l'évaporation cutanée. Il faut bien penser que les fatigues auxquelles on s'expose en soignant les malades préparent le terrain à l'infection : il est bon de réagir contre ces causes d'affaiblissement par une alimentation réparatrice et un repos régulier. Combien de malheureuses mères de famille ne voit-on pas tomber à leur tour, après de nombreuses nuits passées auprès de leurs enfants ou de leurs maris malades ! La diphtérie et la fièvre typhoïde sont fréquemment contractées dans ces conditions. Il en est de même de la phtisie.

MM. Miquel et Marié-Davy ont établi, dans leurs recherches sur les germes de l'air, que ces germes disparaissent après la pluie. Il y a donc grand avantage à assurer un certain degré d'humidité dans la chambre du malade, par des pulvérisateurs qui lancent un liquide antiseptique. Dans les cas de diphtérie, de variole, et dans toutes les maladies contagieuses, ces pulvérisations sont fort utiles au malade et à l'entourage. On peut encore mettre les liquides désinfectants dans des vases, posés sur des veilleuses, en nombre proportionné à la capacité de la pièce. On se sert, pour ces pulvérisations et vaporisations, de solutions phéniquées, salicylées, boriquées, thymiques, eucalyptées, créosotées, etc. L'acide phénique s'emploie à 2 1/2 ou 5 pour 100, mais il a une odeur désagréable, que ne supportent pas facilement certaines personnes ; on peut diminuer cet inconvénient par l'addition d'essences de menthe, de lavande, de verveine, de thym.

L'acide thymique ou thymol, préconisé par Pasteur, s'emploie à la dose de 1 pour 1,000.

Le thymol est du thymate de soude qui a l'odeur du thym, dont on peut l'extraire, du reste.

L'acide borique n'a pas d'odeur : il n'a que de faibles propriétés antiseptiques. Il s'emploie à 4 pour 100 et se dissout bien dans l'eau chaude.

On peut désinfecter les linges avec les mêmes solutions.

Après la maladie, on emploiera, pour les linges, vêtements, literie, deux modes de désinfection qui n'altèrent ni la couleur ni la solidité des tissus : 1° Immersion dans l'eau bouillante pendant une heure ; 2° étuve sèche et mieux encore, étuve à vapeur humide (Grancher et Redard). A défaut d'une étuve, on se servira d'un four de cuisine ou de boulangerie. Les vêtements de laine seront aussi désinfectés à l'étuve ou par les vapeurs sulfureuses.

Après les maladies contagieuses, on se contente trop souvent de battre à l'air les meubles, matelas et tapis. Outre les dangers que ce procédé peut faire courir aux opérateurs et aux voisins, il faut le considérer comme absolument insuffisant. On doit faire brûler du soufre dans la pièce, en y laissant tous les meubles, tapis, rideaux etc., ou les faire passer à l'étuve. Si on les bat, cette opération ne doit être faite que dans des appareils mécaniques bien fermés, à air comprimé, munis de ventilateurs et de tuyaux d'aspiration pour les poussières. On connaît l'influence des poussières comme cause productrice des maladies contagieuses, notamment de la variole.

Désinfection des plaies. — Trois principales indications à remplir :

1º Nettoyer la plaie avec le plus grand soin ;

2º Empêcher, à l'aide d'antiseptiques et de pansements occlusifs, le contact de l'air et la décomposition des liquides sécrétés par la plaie.

3º Absorber et désinfecter les émanations et les liquides dont la décomposition n'aura pu être évitée.

Le lavage complet, abondant, de la plaie, est la première nécessité. On peut laver la plaie avec une solution de permanganate de potasse à 1 pour 1,000, d'acide borique 4 pour 100, d'acide phénique à 2 1/2 pour 100. Si l'on n'a pas sous la main un antiseptique quelconque, il est prudent de ne laver la plaie qu'avec de l'eau bouillie préalablement.

Pour désodoriser, on peut se servir de charbon réduit en poudre fine, de plâtre fin, de poudre d'amidon bien fraîche, de lycopode, de cendres fines, de poudre de feuilles de noyer desséchées.

En attendant l'arrivée du médecin, il faut couvrir la plaie avec de la charpie, de la ouate, un linge fin plié en plusieurs doubles, pour empêcher les germes de l'air de s'y déposer.

Quant aux piqûres et morsures venimeuses, A Gautier,

qui a fait l'étude du venin des serpents, compare les venins aux ptomaïnes ou alcaloïdes qui naissent dans la décomposition des cadavres. La puissance du venin n'est pas détruite par une température de 128 degrés : ce qui le distingue complètement des virus ordinaires. Pour lui, les alcalis fixes caustiques ont seuls une action spécifique sur les différents venins : ce n'est donc pas à l'ammoniaque auquel il faut avoir recours, *mais à une solution de* 10 *grammes d'eau et* 20 *centigrammes de potasse à l'alcool ;* quelques gouttes de la solution suffisent pour neutraliser le venin.

L'ammoniaque est utile pour désinfecter les piqûres d'insectes, d'abeilles ou de frelons, mais à la condition d'en arroser la petite plaie.

Quand le virus peut entraîner une maladie mortelle (charbon, rage), il faut détruire la plaie au fer rougi à blanc, en dépassant les limites du mal et en cautérisant profondément. Les blessés ne devraient jamais hésiter à subir cette opération, qui seule peut empêcher le virus d'envahir l'organisme. Il est de toute nécessité que cette intervention soit faite le plus vite possible après la blessure.

Désinfection des aliments et des boissons. — On devrait détruire tous les aliments suspects ; mais la cherté des vivres, pour les classes peu aisées, des circonstances spéciales (armées en campagne, villes assiégées, voyages), ne permettent pas toujours d'avoir recours à ce moyen radical : il faut donc chercher à diminuer le mal par certaines précautions.

La chaleur, comme nous savons, est le moyen le plus certain de détruire tous les germes ; la trichine meurt à 70 degrés, après un quart d'heure ; il est probable que les germes du charbon, les échinocoques et les principes des maladies virulentes sont tués aussi par une température de 70 à 100 degrés. Mais la chaleur ne pénètre que difficilement au centre de volumineux morceaux de viande : les gigots, les viandes rôties atteignent à peine 50 degrés à leur centre (*Vallin*). L'ébullition ou l'exposition au feu doit durer au moins trois quarts d'heure par kilogramme, pour qu'il n'y ait pas empoisonnement par les trichine. Des jambons soumis, pendant deux heures, à un froid de 12 degrés au-dessous de 0 peuvent être mangés impunément.

Dans les viandes déjà cuites, le danger est bien plus grand ; elles se putréfient, car il s'y développe des alcaloïdes ou ptomaïnes, qui résistent à plus de 100 degrés.

L'enveloppement avec la poudre de charbon, l'humectation des viandes avec des solutions saturées d'acide salicylique et borique, sont des moyens illusoires ou dangereux. Souvent, on désinfecte le poisson, les crevettes, les homards, langoustes, etc., en les lavant avec une solution de chlorure de chaux, moyen qui devrait être sévèrement puni, comme toutes les falsifications dangereuses.

Je ne reviendrai pas sur l'emploi de l'acide salicylique

pour la conservation du lait, du vin, de la bière, du beurre, du poisson ; on sait que cette méthode a été justement condamnée par les Conseils d'hygiène.

La désinfection ou rectification des alcools mauvais goût, véritables toxiques, est tentée actuellement dans l'industrie ; plusieurs de ces essais ont réalisé déjà des progrès certains ; mais on se demande si la suppression du mauvais goût sera une garantie absolue de la disparition de la toxicité. *That is the question.*

Désinfection obligatoire des malades. — **Nécessité de l'organisation de l'hygiène en France.** — Il faut remonter à Jean le Bon (1350) pour trouver, en France, un premier essai de réglementation de l'hygiène publique ; mais, comme le fait observer Vallin, dès les temps les plus reculés, il y a eu des lois et des règlements pour la désinfection des écuries, des étables, des voitures publiques contaminées, et pour l'interdiction de mener les animaux malades sur les marchés et chemins publics. En 1737 et 1739, parurent à Lyon deux ordonnances pour arrêter la morve des chevaux, maladie contagieuse du cheval à l'homme. Actuellement, dans notre pays, en dehors des épidémies et des prescriptions quarantenaires, il n'existe aucune loi prescrivant l'isolement des malades et les désinfections rigoureuses. Un scarlatineux, un rougeoleux, érysipélateux, ou varioleux, en pleine desquamation, peut circuler librement et propager la maladie autour de lui : dernièrement, l'un de nous a voyagé, toute une journée, en chemin de fer, avec un varioleux dont le visage était couvert de croûtes. Si une maladie contagieuse éclate dans une maison, les parents ne sont pas tenus d'en faire la déclaration : après la maladie ou le décès, le plus souvent, il n'est pris aucune mesure de désinfection ; les vêtements peuvent être vendus et les hôteliers peuvent louer la chambre immédiatement après le décès d'un locataire atteint d'une maladie contagieuse. La collectivité a le droit incontestable de se protéger contre l'imprévoyance et l'incurie d'un seul. Il ne peut être question d'atteinte à la liberté individuelle, si une loi intervient pour assurer l'hygiène générale et empêcher la propagation des épidémies. Proteste-t-on, parce qu'il est défendu d'atteler un cheval morveux, de mener un mouton charbonneux au marché ou de laisser revenir à l'école les enfants malades avant que tout danger de contamination ait disparu? Les hommes étant, jusqu'ici, moins protégés, chez nous, que les chevaux et les moutons, il faut espérer que bientôt l'autorité publique prendra des mesures pour réglementer un état de choses fort contradictoire et fort dangereux (*Vallin*).

Dans ces dernières années, plusieurs municipalités ont fait des tentatives en ce sens; mais le mouvement est loin d'être général.

En 1879, la municipalité de Marseille ordonne la désinfection des hardes des varioleux. Les chambres occupées par les malades sont désinfectées et les ingrédients chimiques fournis aux indigents. Au Havre, on est entré aussi dans cette bonne voie ; mais, d'une façon générale, il faudrait que la désinfection fût rendue obligatoire et qu'il y eût une sanction pénale contre tout contrevenant. Ce n'est pas seulement en temps d'épidémie qu'il faut redoubler d'attention ; on doit s'efforcer d'arrêter sur place la propagation de tout cas contagieux. On pense y parvenir en rendant obligatoire pour le médecin-traitant la déclaration des affections contagieuses.

A Paris, *une ordonnance du préfet de police concernant la salubrité des logements loués en garni* (1878), ne fait pas mention de désinfections et ne fait que rendre obligatoire la déclaration du cas par le logeur. Cependant, les commissaires de police sanctionnent et imposent les prescriptions du membre du Conseil d'hygiène délégué pour juger de la maladie.

En 1880, le préfet de police publie une première *instruction sur les précautions à prendre concernant la variole*, beaucoup plus explicite sur les mesures à prendre. Ces instructions préfectorales ont été complétées et étendues, dernièrement, à tous les cas morbides pouvant faire craindre une contamination quelconque.

Le gouvernement des PAYS-BAS est assurément celui de tous les gouvernements qui ait édicté la loi la plus complète sur la désinfection obligatoire. Nous résumons les principaux articles de sa *loi de prévoyance contre les maladies contagieuses* (1872) :

1° Le bourgmestre est autorisé, après avis médical,

à faire transporter tout cas contagieux dans les hôpitaux, si toutefois l'état du malade le permet. Le transport est à la charge des communes, si le malade est indigent ;

2° Désinfection rigoureuse des locaux : s'il y a opposition de la part des habitants, l'exécuter d'office et condamner le local pour un temps désigné par le médecin ;

3° Désinfection de tous les locaux aux frais de la commune, s'ils offrent un danger de contagion ;

4° Désinfection de tout objet contaminé ou même destruction, après acquisition par le bourgmestre ;

5° Pourvoir à tous les soins de propreté publique, après avis préalable aux intéressés ;

6° Transport des malades dans des véhicules spéciaux, désinfectés après chaque transport ;

7° Les habitants des maisons et bateaux contagionnés ne pourront envoyer les enfants à l'école qu'après désinfection, sur un certificat médical.

En Belgique, on a organisé à Bruxelles un Bureau d'hygiène qui fonctionne avec la plus grande précision. Tout médecin appelé auprès d'un malade contagieux envoie immédiatement du Bureau d'hygiène *un avis sanitaire* donnant l'adresse du malade et les mesures à prendre : isolement, désinfection, état de la maison, des égouts, de l'eau d'alimentation. Le Bureau d'hygiène met à la disposition des médecins et particuliers des bulletins dits *d'assainissement des rues, impasses, habitations insalubres.* Ces bulletins contiennent

l'énonciation des principales causes d'insalubrité : humidité, air confiné, encombrement, fumiers, stagnation,
mauvais état des égouts, malpropreté des chambres,
cours, logements, construction défectueuse des urinoirs,
cabinets d'aisances, ruisseaux de décharge, etc. Chacun
peut remplir un bulletin, qui sert immédiatement à
attirer l'attention sur les causes d'insalubrité combat-
tues sans délai en mettant les frais à la charge des propriétaires. Les contrevenants sont punis de peines de
police : car l'autorité locale a le droit de prendre et de
prescrire toutes les mesures nécessaires à la salubrité
publique.

C'est surtout à l'étranger, à Bruxelles particulièrement,
qu'on peut juger de ce que peut faire une police sanitaire
bien organisée. De 1864 à 1884, la moyenne de mortalité
par maladies infectieuses était dans cette ville de 6,2
pour 1,000 ; en 1886, elle est tombée à 4,1, ce qui
représente pour la ville de Bruxelles environ 400 habitants de plus conservés, chaque année. (Professeur
Grancher.)

En Angleterre, la loi *Public Health act* impose
toutes les mesures capables d'assurer l'hygiène publique.
Elle est très complète et très bien appliquée. Il y a des
pénalités sérieuses, encourues par toute personne qui,
atteinte d'une maladie contagieuse, s'expose à répandre
la maladie en se promenant dans les rues, en entrant
dans un lieu public, en montant dans une voiture sans
avoir averti le conducteur qu'elle est dans tel état de

santé. La loi va plus loin encore, en punissant toute personne, qui, étant chargée de soigner un malade, ne l'empêche pas de s'exposer à semer la maladie ; qui aura vendu ou exposé des vêtements infectés ; qui n'aura pas désinfecté les voitures ayant servi au transport des maladies contagieuses ; qui aura fait de fausses déclara-tions sur l'existence des maladies infectieuses. Des médecins spéciaux (*officers of health*) sont chargés d'inspecter les maisons et les malades.

Aux États-Unis, le *National Board of Health* va jusqu'aux mesures les plus sévères, lorsque les intérêts de la collectivité sont compromis par la négligence ou l'imprudence d'un de ses membres. Les officiers de police, les shérifs, les constables doivent assurer l'exécution des règlements sanitaires. Aucune indemnité n'est due aux propriétaires des objets contaminés par sa faute, et, en cas de destruction de ces objets, on n'indemnise que s'il est parfaitement prouvé que la contagion a eu lieu malgré toutes les précautions prises. Il est recommandé de poursuivre, aussi sévèrement que des assassins, ceux qui cherchent à dissimuler des cas infectieux et notam-ment les cas de variole. Une instruction imprimée est en-voyée immédiatement dans toute maison où il se déve-loppe un cas de variole. Sur la maison, on doit appo-ser un écriteau avec le mot *variole* : en temps d'épidémie, tous les journaux publient des instructions concernant la désinfection et les précautions à prendre, avec les pénalités encourues.

En Suisse, il y a une loi concernant les mesures contre les épidémies offrant un danger général.

En Norwège, une loi impose la déclaration et la désinfection. Les infractions sont punies d'une amende de 11 francs à 1,000 francs.

Au Danemark, prescriptions identiques.

En Allemagne, la déclaration des maladies contagieuses est obligatoire et les mesures nécessaires sont prises par la police. Un règlement sur le service médical des armées en campagne (1869) prescrit de laver dans une solution de chlorure de chaux, d'acide phénique, de sulfate de zinc à 1/120, de chlorure de zinc 1/240, les linges de corps et la literie. On les laisse séjourner dans les solutions pendant douze à quinze heures, puis on les lave de la manière ordinaire. On détruit par le feu tous les objets de pansement, et l'on pratique des fumigations de chlore ou de soufre dans les locaux occupés par les malades atteints de fièvre typhoïde, de typhus, de variole, de choléra.

Si l'on compare les mesures prophylactiques adoptées à l'étranger à ce qui est fait en France, il est facile de voir que nous sommes bien peu armés contre les maladies contagieuses et qu'il y a insuffisance de moyens, impuissance médicale et administrative en présence des épidémies. Aussi, tout ce qui est contagion fait chez nous, particulièrement à Paris, plus de victimes qu'ailleurs : il faut, de toute nécessité, que l'organisation de l'hygiène, dans notre pays, vienne enfin amoindrir ces maladies sur lesquelles on peut avoir une action puissante et qui déciment la population, dans l'état actuel de notre législation sanitaire.

Les grandes lignes de l'organisation de l'hygiène publique peuvent se résumer en quelques paragraphes :

1° Déclaration obligatoire *et payée* de tous cas contagieux ;

2° Désinfection rigoureuse et attentivement surveillée pendant la maladie et après la maladie ou le décès ;

3° Obtenir l'isolement des malades toutes les fois que cela sera possible *sans attenter à la liberté*. Rien n'est dangereux, en effet, comme l'encombrement dans les maisons et logements pauvres, où se trouvent trop souvent quatre ou cinq enfants auprès d'un petit frère atteint de diphtérie, par exemple. L'intérêt de la famille serait d'envoyer l'enfant dans un hôpital spécial ; mais l'application rigoureuse de l'isolement sera toujours difficile, conseils et avertissements se heurtant contre la volonté des parents ;

4° Donner aux communes un pouvoir suffisant pour imposer aux habitants toutes les mesures jugées nécessaires pour la salubrité publique ;

5° Nomination de médecins et d'agents chargés d'assurer l'hygiène publique ;

6° Sanction pénale contre toute contravention.

Nos pères étaient moins timorés que nous, en fait de mesures préventives : devant l'imminence d'un danger, ils n'hésitaient pas à prendre des précautions, souvent vexatoires, et qui seraient inapplicables à notre époque, mais qui étaient, dans le moment, d'une efficacité certaine. Méditez les curieuses prescriptions de la police en temps de peste, au XVIe siècle, parmi lesquelles on relève les articles suivants (Document historique extrait des registres du Parlement, dans le rapport général sur les travaux du Conseil d'hygiène publique et de salubrité du département de la Seine, rédigé par M. Ch. Patin, secrétaire du Conseil, et publié par ordre de M. Gragnon, préfet de police) :

1° Injonction de mettre une marque aux maisons pestiférées. — Deux croix de bois devaient être placées, l'une sur la principale porte et l'autre à l'endroit la plus apparent de la façade.

2° Les malades de peste porteront une marque en allant dans la ville. — Tous ceux qui viennent d'être malades, qui sont malades (et même les gens de la famille ou ayant approché des pestiférés), doivent porter à la main une verge blanche ou bâton blanc.

3° Deffense de transporter les meubles des maisons pestiférées. — Rien ne peut être enlevé d'une maison contaminée sans permission, sous peine de confiscation de corps et de biens.

4° Deffense de vendre publiquement des meubles des maisons pestiférées, sous même peine.

5° Deffense des Estuves jusqu'à Noël, lors prochain. — Il est défendu aux gens d'aller aux étuves, et aux étuviers d'ouvrir leur établissement, sur peine de punitions corporelles.

6° Deffenses de jeter le sang des malades dans la rivière. — Deffense à tous chirurgiens et barbiers qu'ils ne soient si osés ne, si hardis de porter et jetter les sangs des personnes malades en la rivière de Seine, mais leur enjoint de les porter hors cette dite ville de Paris, sur peine de prison et amende arbitraire.

7° Deffense aux chirurgiens qui ont pansé des pestiférés de voir d'autres malades. — Peine de la mort.

8° Commande et enjoint à tous maréchaux de saigner les chevaux en un vaisseau qu'ils porteront hors la ville. — Prison et amende arbitraire.

9° Injonction de faire paver. — Commande est faite de paver et refaire le pavé rompu et effondré à l'endroit des maisons, de le tenir en bon estat et les rues nettes, chacun en droit de soi en jetant l'eau matin et soir devant le huis, de donner leur cours aux ruisseaux et égouts à ce que les immondices ne s'y puissent arrêter. Curures et nettoyeures portées en lieu accoutumé.

10° Deffense de jeter aucune chose par les fenestres. — Ordures, urines, charrées (cendres qui restent sur le cuvier après la lessive), eaux croupies, toute cause d'infection. Punition corporelle ou amende suivant les cas.

11° Deffense de vuider dans la rue terres, fiens, boués et autres immondices, injonction de faire enlever les gravois. Les maîtres et maîtresses répondront pour leurs varlets, serviteurs et chambrières.

12° Commande et enjoint aux commis par justice sur le fait des boues et autres gens qui en ont la charge, de curer et nettoyer les rues de cette ville de Paris et porter boues et immondices ès-lieux ordonnés. Les tombereaux seront incontinent prêts, bien clos et serrés pour qu'il n'en sorte aucune chose.

13° Deffense aux bouchers, chercutiers, rôtisseurs, boulengiers, regratiers, revendeurs de volailles et poulailles, taverniers, laboureurs, mesuagers, à toutes autres personnes de quelque condition qu'ils soient, de nourrir en quelque lieu que ce soit, de la ville ou des faubourgs d'icelle, aucuns pourceaux, truyes, cochons, connils, oysons ne pigeons, sur peine de prison et d'être griefvement punis.

14° Injonction de révéler les contrevenants. — Peine de prison et amendes arbitraires.

15° Injonction de faire des fosses à retraits et de ne les curer sans permission de justice.

16° Deffense de tendre aucuns draps sur perches à tous les manants et habitants de la ville.

17° Injonction aux examinateurs du Chatelet de Paris de faire observer ces règlements et aux quarteniers, dixainiers et cinquanteniers de leur prêter main-forte (quarteniers ou chefs de quartier chargés d'exécuter les mesures prises par la municipalité ayant sous leurs ordres les cinquanteniers, commandant à cinquante hommes, et les dixainiers commandant à dix hommes).

18° Des médecins seront désignés par la Faculté pour visiter et médicamenter les pestiférés.

19°, 20°, 21° Des chirurgiens, barbiers seront aussi désignés et ne pourront voir des malades d'aucune autre espèce.

22° Les commis pour inhumer les pestiférés sont chargés de nettoyer les lieux, de fermer les huis et attacher les croix.

23° Le prévost des marchands et échevins avanceront les deniers nécessaires.

24°, 25°, 26° Baudroieurs, corroyeurs, tanneurs, pelletiers, mégissiers, teinturiers cesseront leur ouvrage.

27°, 28°, 29°, 30° Tueries, tripiers, détailleurs de poissons, deffense de tuer, faire triperies, fondre graisses en dedans de Paris, ne faire aucun trempis ou lavement de poissons au dedans de Paris.

31° Deffense de jeter aucune ordure dans la rivière, sous peine de bannissement du royaume.

L'article 34 concerne la publication de ce règlement qui sera lu et publié dans les carrefours de cette ville à ce qu'aucun ne puisse prétendre cause d'ignorance. — Fait en Chambre ordonnée par le Roi, au temps des vacations, le treizième jour de septembre, 1533.

Cet arrêt du Parlement est des plus instructifs : il nous fait revivre de la vie municipale parisienne, au xvi° siècle, et à part les mesures arbitraires et les punitions édictées, il force à reconnaître que nos aïeux avaient déjà des connaissances hygiéniques fort étendues et que de leur temps existait une organisation complète du fonctionnement municipal. Les précautions qu'ils prenaient sont empreintes d'un grand bon sens et l'on pourrait y glaner encore. En étudiant la législation étrangère, on y retrouve, du reste, reproduites bien des mesures prophylactiques du xvie siècle empruntées à notre pays.

Il a été déposé dernièrement, sur le bureau des Chambres, un projet de loi relatif à l'organisation des services de l'hygiène publique en France : il faut espérer que bientôt notre patrie ne tardera pas à être pourvue d'une réglementation sanitaire sérieuse. Les autres pays nous ont devancés, depuis longtemps, dans cette sérieuse voie de progrès, bien que nous soyons les véritables initiateurs, en hygiène comme dans toutes les autres branches de la civilisation contemporaine. Car, on l'a dit avec raison : en France, il n'y a de nouveau que ce qui a vieilli !

FIN

TABLE DES MATIÈRES

Tours, imp. Deslis Frères, 6, rue Gambetta.

PRINCIPAUX TRAVAUX DU Dr E. MONIN

Essai sur les oreillons (thèse de Paris, 1877), épuisé.

La Propreté de l'individu et de la maison, ouvrage adopté par le Ministère de l'Instruction publique et traduit en onze langues, 1882.

Traitement du diabète, in-8 de 90 pages, couronné par la Société de médecine d'Anvers. 1884.

Les Propos du docteur, in-18 de 324 pages, 2ᵉ édition, 1885 (Giraud, éditeur).

Les Odeurs du corps humain, in-16 de 124 pages, couronné par la Société de médecine de Paris, traduit en italien et en anglais (Carré, éditeur).

La Crémation, Obésité et Maigreur, Les Fièvres en Sologne (publications de la Société française d'hygiène). Brochures diverses.

Les Maladies épidémiques, in-32 de 175 pages, 1887 (Bibliothèque utile).

L'Hygiène en Pologne (Wystawa hygieniczna w Warszawa), rapport de mission au Ministre de l'Instruction publique, 1887.

L'Hygiène de la beauté, in-18 diamant de 300 pages, 7ᵉ édition. Traduction russe du Dʳ Lewinson; traduction anglaise du professeur Cardwell.

L'Alcoolisme, in-18 de 300 pages, couronné en 1888 par la Société de tempérance (Doin, éditeur).

L'Hygiène de l'estomac, in-18 diamant de 400 pages, 4ᵉ édition.

L'Hygiène du travail, in-18 de 300 pages, 1889 (Hetzel, éditeur).

La Santé par l'exercice, in-16 diamant de 200 pages, 1889 (Doin, éditeur).

Misères nerveuses, in-18 jésus de 324 pages, 3ᵉ édition, 1890. — Ollendorff.

L'Hygiène des sexes, in-18 diamant de 320 pages, 3ᵉ édition.

Formulaire de médecine, in-18 de 650 pages, 5ᵉ édition.

La Lutte pour la santé, in-18 jésus de 340 pages (Flammarion, éd.).

L'Hygiène des riches, in-18 diamant de 360 pages.

Nombreux articles, préfaces, études, publiés depuis quinze ans dans les revues et journaux littéraires et médicaux.

PRINCIPALES PUBLICATIONS DU Dr DUBOUSQUET-LABORDERIE

1° *Rapports sur les épidémies de fièvre typhoïde et de choléra de Saint-Ouen.* Deux brochures, imprimerie Roche, à Brive, Corrèze, 1884-1885.

2° *Empoisonnement par les moules,* urticaire et accès d'asthme (Paris médical, 1885).

3° *Exposé de la constitution médicale actuelle* de la commune de Saint-Ouen-sur-Seine (Académie de médecine, septembre 1885, Doin, éditeur).

4° *Des amygdalites infectieuses* (Bulletin général de thérapeutique et Congrès de Nancy, 1886).

5° *Transplantation de peau de grenouille sur une brûlure* (Paris médical, 1886). Greffes épidermiques de peau de grenouille (Société de biologie et Gazette des hôpitaux, 1886). Greffes animales avec de la peau de grenouille, en collaboration avec le Dr BARATOUX (Académie de médecine et Progrès médical, 1887).

6° *Considérations cliniques sur les amygdalites infectieuses* (Gazette des hôpitaux, 1887).

7° *Amygdalites infectieuses* (Brochure, Doin, éditeur, 1887).

8° *Instructions relatives aux maladies contagieuses* (Chaix, 1887).

9° *Greffes zooplastiques* (Société de médecine pratique, 1889-90-91, in : Bulletin de cette Société et Journal de médecine de Paris).

10° *Traitement de l'angine diphtérique* par la méthode de Gaucher (Société de médecine pratique et Société des hôpitaux, 1888-1889, in : Bulletin de ces Sociétés et Journal de médecine de Paris). — Considérations sur le traitement de la diphtérie par la méthode de Gaucher (Société de médecine pratique, 1889).

11° *Coqueluche et antipyrine* (Bulletin général de thérapeutique, 1888). — Traitement de la coqueluche par l'antipyrine (Société de thérapeutique, 1889). — Remarques sur l'emploi de l'antipyrine dans le traitement de la coqueluche (Société de thérapeutique, 1890).

12° *Causes des décès par maladies contagieuses* et épidémiques et mesures de prophylaxie (Congrès d'hygiène, Société des Éditions scientifiques, 1890).

PUBLICATIONS DU Dr DUBOUSQUET-LABORDERIE

13° *Contribution à l'étude des maladies infectieuses*, en collaboration avec le Dr JASIÉWICZ (Société de médecine pratique, in : Bulletin de la Société et Journal de médecine de Paris).

14° *Etude sur les égouts de Paris* et l'épandage des eaux d'égout (Société de médecine pratique, in : Bulletin de la Société et Journal de médecine de Paris, 1890).

15° *Des revaccinations dans les écoles*, en collaboration avec le Dr JASIÉWICZ (Société de médecine pratique, 1890-1891-1892).

16° *Note sur l'emploi du jambul dans le diabète* (Société de thérapeutique et thèse de Villy. Paris, 1891).

17° *Contagion de l'amygdalite aiguë* (Société de médecine pratique, 1891).

18° *De la contagion de la diphtérie animale à l'homme* (Société de médecine pratique, 1891).

19° *Expériences sur la conservation du lait* par l'électricité et l'action des courants sur les microbes pathogènes contenus dans le lait (Société de médecine pratique, 1891).

20° *Nouveaux traitements de la diphtérie* (Société de thérapeutique, 1892).

BERLIN

AU POINT DE VUE DE L'HYGIÈNE & DE LA MÉDECINE
Par GILLET DE GRANDMONT

Société d'Éditions Scientifiques, Paris. — Prix : **4** francs

Sous ce titre, M. Gillet de Grandmont donne ses impressions de voyage. Cette étude débute par un aperçu général de la ville de Berlin. L'auteur entame ensuite la question médicale en passant en revue les établissements sanitaires nombreux et bien aménagés de façon à répondre aux besoins du jour, et il constate que l'enseignement médical est largement doté de tout ce qui est nécessaire à l'instruction. Toutefois, si Berlin est mieux partagé que Paris au point de vue des hôpitaux et de l'enseignement, l'étudiant français est plus favorisé que l'étudiant allemand au sujet du service militaire. Les dépenses exagérées imposées au soldat d'un an (6 à 8,000 francs par an) permettent aux classes riches seules de profiter de cet avantage. L'auteur termine en donnant le compte rendu des séances du dixième congrès international de médecine tenu à Berlin. En résumé, M. Gillet de Grandmont a fait une étude approfondie dans laquelle l'ingénieur et le médecin trouveront de très bons renseignements.

THÉRAPEUTIQUE PSYCHIQUE

Par Lloyd TUCKEY, M. D.

Traduit de l'anglais par le Dr DAVID, de Ligean (Aude)
Membre fondateur de la Société d'hypnologie

Société d'Éditions scientifiques, 4, rue Antoine-Dubois, Paris. — Envoi franco contre un mandat : Prix.............. **4 fr. 50**

Le plan de cet ouvrage — la 3ᵉ édition vient de paraître en Angleterre — a été conçu de telle façon que la lecture en est attrayante et éminemment suggestive aussi bien pour ceux qui sont familiarisés avec la science de l'hypnotisme que pour ceux qui y sont complètement étrangers.

Avec une impartialité dont nous ne saurions assez le louer, l'auteur anglais, tout en rendant hommage aux travaux de Brain, qui donne à l'étude de l'hypnotisme une vive impulsion, déclare que Liébeault est le véritable créateur de la méthode suggestive. Mettant ensuite en parallèle l'École de Nancy avec l'École de la Salpêtrière, il montre celle-ci s'égarant dans des considérations théoriques, alors que la première se renferme sur le terrain expérimental et pratique.

L'auteur ne fait pas de l'hypnotisme une panacée universelle ; c'est, dit-il, un auxiliaire puissant pour le médecin. M. Pitres, l'éminent professeur de Bordeaux, a émis le même avis lorsqu'il terminait une de ses leçons en disant: « Toute la médecine n'est pas dans l'hypnotisme ; soyons médecin, mais non pas hypnotiseur. »

GUIDE PRATIQUE

POUR LE TRAITEMENT DES

MALADIES DE L'OREILLE

Par J. BARATOUX

Paris, Société d'Éditions Scientifiques, 1892
4, rue Antoine-Dubois, 4

La surdité est une affection très répandue : plus du quart des conscrits sont réformés pour cette cause ; aussi est-il utile d'attirer l'attention du public sur les différentes lésions qui apportent un obstacle au bon fonctionnement de l'ouïe.

Après une courte description de l'anatomie et de la physiologie de l'oreille, l'auteur passe successivement en revue les causes et les symptômes de ses maladies, puis il indique la manière de mesurer l'acuité auditive et de pratiquer les insufflations d'air dans la caisse du tympan.

Dans un volume précédent, M. Baratoux s'était attaché à exposer les méthodes d'examen ; dans ce petit livre, il s'occupe à décrire dans tous ses détails le moyen technique de faire les injections et les instillations que les malades pratiquent en général maladroitement. Il étudie ensuite les modes d'application du froid et de la chaleur, des révulsifs, de l'électricité, etc. Il consacre un chapitre aux tympans artificiels et aux différents appareils acoustiques, audiphones, etc.

Dans la dernière partie de son livre, l'auteur donne la description succincte des diverses affections de l'ouïe.

En résumé, ce livre est destiné à vulgariser l'étude des maladies de l'oreille, et à donner aux malades les indications nécessaires pour exécuter le traitement prescrit par le médecin.

ABUS DE L'HYGIÈNE

ET DES MÉDICAMENTS

OU MOYENS ANTI-HYGIÉNIQUES DE SE CONSERVER LA SANTÉ

Par le Dr J. NATTUS

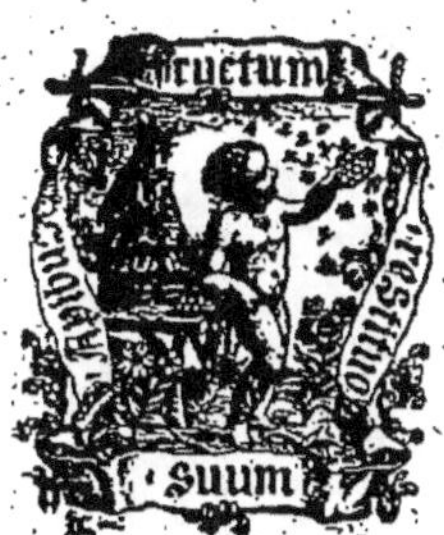

Société d'Éditions Scientifiques

BASÉE SUR LA MUTUALITÉ

4, RUE ANTOINE-DUBOIS, 4

PLACE DE L'ÉCOLE-DE-MÉDECINE

EXTRAIT

DU

CATALOGUE

DES OUVRAGES

PUBLIÉS PAR LA SOCIÉTÉ

Tous les ouvrages portés sur ce Catalogue seront expédiés **franco de port**, en n'importe quel pays, aux prix marqués, à toute personne qui en fera la demande accompagnée d'un mandat postal ou d'une valeur à vue sur Paris.

Toute demande de livres *édités* par la Société dépassant **30 francs** sera servie franche de port avec une remise de **15 0/0** sur les prix marqués.

ADRESSER TOUTE DEMANDE

à M. le Directeur

DE LA SOCIÉTÉ D'ÉDITIONS SCIENTIFIQUES

PLACE DE L'ÉCOLE-DE-MÉDECINE

4, RUE ANTOINE-DUBOIS, 4

PARIS

AVIS AUX AUTEURS

La Société d'Éditions Scientifiques, établie sur les bases de la **Mutualité** a pour principe de partager par moitié, entre les auteurs et elle, *tout bénéfice* résultant de la vente des ouvrages.

Plus de 200 livres ont été édités en 1891 par ce système d'association avec les auteurs, et l'on pourra se rendre compte de l'importance de la plupart de ces ouvrages ainsi que de la notoriété de leurs auteurs, en parcourant cet extrait de notre Catalogue.

A

ABET. — **Le Chimaphila umbellata** (herbe à pisser), son **action diuré-tique**. Gr. in-8.   2 fr.

— **Annales économiques** (revue). — Abonnement : un an, Paris, 20 fr. — Province, 22 fr. — Étranger, 24 fr.

ARTHAUD et BUTTE. — **Diabète, albuminuries névropathiques, physiologie normale et pathologique du nerf pneumogastrique**. 1 vol. in-8 carré.   6 fr.

AUVARD et PINGAT. — **Hygiène infantile.** Histoire du maillot, du biberon et du berceau à travers les âges. 1 vol. in-8 écu, illustré, broché. 1 fr. 50
— Relié.   2 fr.

AYMÉ (Victor). — **L'Afrique française** et le chemin de fer transsaharien. 1 vol. in-18.   2 fr. 50

B

BARTHÈS (Emile). — **Manuel d'hygiène scolaire**, à l'usage des instituteurs, des lycées, collèges, etc. 1 vol. in-18.   2 fr. 50

BÉRILLON (Edgar). — **Théories et applications pratiques de l'hypnotisme.** 1 vol. in-8 carré, avec figures.   1 fr. 25

— **La suggestion,** ses applications à la pédiatrie et à l'éducation mentale des enfants vicieux ou dégénérés. 1 vol. in-8.   2 fr.

— **Revue de l'hypnotisme expérimental.** Abonnement : un an, Paris, 8 fr. — Départements, 10 fr. — Étranger, 12 fr.

BIANCHON (Horace) du *Figaro*. — **Nos grands médecins d'aujourd'hui,** avec une préface de Maurice de FLEURY et les portraits à la plume de DESMOULINS. 1 vol. in-8 carré, texte encadré, tirage en trois couleurs.   10 fr.

BILBAUT (Théophile). — **L'art céramique au coin du feu.** 1 gros vol. in-18.   3 fr. 50

BINGER (le capitaine). — **Esclavage, Islamisme et Christianisme.** 1 vol. in-8 carré.   2 fr. 50

BITZOS. — **La skiascopie (kératoscopie.** 1 vol. avec 30 fig.   4 fr.

BLANCHARD (Raphaël). — **Histoire zoologique et médicale des Téniadés** du genre Hymanolepis Weinland. 1 vol. in-8 carré, avec fig. 3 fr.

— **Congrès international de zoologie.** 1 gros vol. in-8 raisin avec planches et figures.   20 fr.

BOUDAILLE (Henri). — **Catéchisme des premiers soins à donner en cas d'accident** avant l'arrivée du **médecin,** avec figures démonstratives. 1 vol. in-16 raisin cartonné.   1 fr.

BOULANGIER (commandant). — **Essais sur les origines de la Méditerranée.** Nouvelle méthode, cartographique. 1 vol. in-8 carré avec cartes et plans.   10 fr.

BOULANGIER (Edgar). — **Notes de voyage en Sibérie** et le chemin de fer transsibérien. 1 beau vol. in-8 jésus avec de nombreuses illustrations sur bois, cartes, plans, etc.   7 fr. 50
— Relié.   11 fr.

BOULOUMIÉ. — **Manuel du Candidat** aux différents grades de médecin ou de pharmacien dans la réserve de l'armée active et dans l'armée territoriale. 1 gros vol. in-18 jésus.   5 fr.

— **Cours de thérapeutique.** 1 vol. in-8 carré.   3 fr.

— **Vittel, pratique personnelle.** 1 vol. in-8 carré. 2 fr.

BOUTARD (E.). — **Des différents types de diabète sucré.** 1 vol. in-8 carré. 4 fr.

BOUTIRON. — **Du Coryza chez les enfants du premier âge.** 1 vol. in-8 carré. 2 fr.

BRACHET. — **Traité du rhumatisme** et de l'arthrite rhumatoïde, par le Dr Archibald, Garrod, trad. de l'anglais. 1 vol. in-8 carré avec fig. 12 fr.

BRUYANT. — **Les fourmis de la France.** 1 vol. in-8 raisin avec pl. hors texte. 3 fr.

BUGUET (Abel). — **La photographie de l'Amateur débutant.** 3e *édition* augmentée. 1 vol. in-18 jésus avec 44 figures. 1 fr. 25

— 1re série. — **Trois cents recettes photographiques.** 1 vol. in-8 écu, broché. 2 fr.
— Relié. 2 fr. 50
— 2e série. Br. 2 fr.

— **L'année photographique.** 1 vol. in-8, illustré. 4 fr.

— **L'annuaire de la photographie pour 1892.** 1 vol. in-8. 2 fr. 50

BUREAU. — **Guide pratique d'accouchements.** Conduite à tenir pendant la grossesse, l'accouchement et les suites de couches. 1 gros vol. in-18 avec figures. 6 fr.

BURET. — **La Syphilis aujourd'hui et chez les anciens.** 1 r. in-18 3 fr. 50

C

CANTIN. — **Des Lymphangites péri-utérines non puerpérales,** et de leur traitement par le curettage de l'utérus. 1 vol. in-8. 2 fr. 50

CATALAN. — **L'Uni-taxe.** 1 brochure in-8 carré. 1 fr. 50

CEZILLY. — **Concours médical.** France et étranger un an. 20 fr.
Pour MM. les Étudiants. 5 fr.
Pour les membres de la Société le *Concours.* 10 fr.

— **La Grippe.** 1 vol. in-8 raisin. 3 fr.

CHAUVEAUD. — **De la reproduction chez le dompte-venin.** Brochure in-8 raisin. 4 fr.

CHÉRON. — **Le drainage de la cavité utérine.** Broch. in-8 raisin. 4 fr.

CLAPPIER. — **Au bout de l'Europe.** Récit d'un voyage au cap Nord. 1 vol. in-8 couronne. 3 fr.

CLEIZ. — **Création des sexes.** 1 vol. in-8 raisin. 2 fr.

Congrès colonial international. 1 vol. in-8 raisin. 6 fr.

Congrès colonial national. 2 vol. in-8 raisin. 12 fr.

Congrès Habitations bon marché. 4 fr.
— Assistance publique. 2 vol. in-8 raisin. 20 fr.

Congrès Hygiène. 1 vol. in-8. 15 fr.
— Géographie. 2 vol. 20 fr.
— Sauvetage. 4 fr. 50
— Comptabilité. 3 fr. 50
— Propriété foncière. 3 fr. 50
— Instirut. féminines. 10 fr.
— Monétaire. 7 fr. 50
— Emigration et immigration. 3 fr. 50
— Zoologie. 1 vol. et grav. 20 fr.

COSTE. — **La question monétaire.** 1 vol. in-8 raisin. 3 fr. 50

COUTAGNE (Henri). — **Trois semaines en pays scandinaves.** In-8 couronne. 2 fr. 50

CROUIGNEAU. — **Promenades d'un médecin à travers l'Exposition.** 1 gros vol. in-8 illustré. 7 fr. 50

Envoi franco par la poste contre un mandat

D

DANBIES. — **Souvenirs de voyages.** Algérie et Panama. 1 vol. in-8 carré. 3 fr.

DESCHAMPS (Émile), chargé de mission scientifique par le ministre de l'Instruction publique. — **Au pays des Veddas.** Ceylan, (Carnet d'un voyageur). In-8 de 500 pages avec 116 figures, d'après les croquis et photographies de l'auteur et une carte. 7 fr. 50

DROUET. — **Le lait bouilli.** 1 vol. in-8. 3 fr.

DUCHOCHOIS. — **Éclairage dans les ateliers de photographie**, traduit de l'anglais par C. KLARY. 1 vol. in-8 écu, avec figures. 3 fr.

DUMAS. — **Français d'Afrique.** 1 v. in-8 raisin. 2 fr. 50

DUPUY (B.). — **Des alcaloïdes.** 2 gros vol. in-8 jésus. 32 fr.

E

EGASSE et P. GUYENOT. — **Les eaux minérales naturelles de France et d'Algérie.** 1 vol. in-8 carré. 7 fr. 50

F

FERRET. — **Traité de Glaucome.** 1 vol. in-8 carré (2e éd.). 4 fr.

— **De l'ophtalmie granuleuse.** In-8 carré 2 fr. 50

— **La Myopie**, sa pathologie, son traitement. 1 vol. in-8 carré. 3 fr.

FINART D'ALLONVILLE. — **Causeries sur les phénomènes de la Nature.** 1 vol. in-18 jésus avec nombreuses figures. 4 fr.

FLEURY-HERMAGIS et ROSSIGNOL. — **Traité des excursions photographiques.** 3e *édition*, un magnifique vol. in-18 jésus, avec figures dans le texte. 6 fr.

FLEURY-HERMAGIS. — **Atelier de l'amateur.** 1 vol. in-8 écu, avec fig. 1 fr. 50

FLOQUET. — **Avortement et dépopulation.** 1 vol. in-8. 1 fr.

FOWLER. — **De la localisation des lésions de la phtisie.** 1 vol. in-8 carré, broché. 2 fr.
— Cartonné toile. 2 fr. 50

G

GAUTHIOT. — **Les Ports du monde entier.** Prix de la souscription aux deux volumes. 60 fr.

GERS (Paul). — **Le Photo-Journal.** Un an. 10 fr.

— **Journal des sociétés photographiques.** Un an : Paris, 5 francs.
— Union postale. 6 fr.

GILLET DE GRANDMONT. — **Berlin au point de vue de l'hygiène.** 1 vol. in-8 jésus, avec planches et figures. 4 fr.

GIROD (Dr). — **Topographie médicale de la ville de Clermont-Ferrand.** 1 vol. in-8. 5 fr.

GRELETTY. — **Causeries pour les médecins.** 1 vol. in-18 jésus. 4 fr.

GUYENOT-OUTHIER. — **Du Condurango et de la Condurangine.** 1 vol. in-8 raisin. 2 fr.

YVES GUYOT. — **Le Budget.** Brochure in-8 raisin. 1 fr.

— **De la suppression des octrois.** Brochure in-8 raisin. 2 fr.

Envoi franco par la poste contre un mandat

H

HAMÉLIUS. — **Philosophie de l'économie politique.** 1 v. in-18 jés. 3 fr.

HARMAND (Jules). — **L'Inde,** préface et traduction de sir John SRACHEY. 1 vol. in-8 carré avec carte. 10 fr.

HEIM. — **Recherches médicales sur le genre « Paris ».** 1 vol. in-8, avec pl. hors texte. 10 fr.

HORAND. — **Cours de médecine à** l'usage des garde-malades. 1 gros vol. in-18. 4 fr.

J

JOUGLARD. — **L'Univers et sa cause** d'après la science. 1 vol. in-18. 4 fr.

K

KLARY. — **Eclairage** (voir DUCHO-CROIS). 3 fr.

— **Le Photographe portraitiste.** 1 vol. in-8 carré, avec figures et 11 gravures hors texte. 5 fr.

— **Des projections lumineuses.** 1 vol. in-8 avec fig. 5 fr.

— **Travaux du soir de l'amateur** photographe.

L

LABORDE. — **Méthode expérimentale.** 1 vol. in-18 jésus 2 fr.

— **De l'intoxication par l'oxyde** de carbone. 1 brochure, in-18. 1 fr.

— **Physiologie** (*sous presse*, pour paraître très prochainement).

— **Mécanisme physiologique des** accidents et de la mort par le chloroforme. 1 vol. in-8. 2 fr. 50

LAFAGE. — **Un médecin de campagne au XIXe siècle.** 1 vol. in-18 jésus 2 fr.

LAURENT (Emile). — **L'amour morbide.** 1 vol. in-18 écu. 3 fr. 50

— **L'Anthropologie criminelle.** — 1 vol. in-8 carré. 3 fr.

— **De la suggestion criminelle.** — 1 vol. in-8 carré. 2 fr.

— **Maladies des prisonniers.** 1 vol. in-8, avec fig. 4 fr.

LEGROS (commandant). — **L'Aristotypie.** avec une épreuve Liesegang. 1 vol. in-8 écu. 2 fr.

LEGROS (Commandant). — **Traité de Photogrammétrie.** 1 vol. in-8 couronne. 5 fr.

LELOUP. — **Le Catha edulis,** in-8 raisin, fig. 2 fr. 50

LEROUX. — **Les Hôpitaux marins.** 1 vol. in-8 raisin, avec gr. 10 fr.

LETULLE. — **Guide pratique des** sciences médicales pour 1891. 1 gros vol. in-18 raisin de 1,500 p., rel. à l'anglaise. 12 fr.
Le même, supplément pour 1892.

LEYMARIE (de). — **Délais judiciaires** usuels. 1 vol. in-8 jésus, broché. 2 fr.
Cartonné. 2 fr. 50

M

MARCHAL. — **Tarif des Douanes** (dernière révision parue). 1 vol. in-18. 3 fr. 50

MARIAGE. — **De l'intervention chirurgicale.** 1 vol. in-8 raisin. 2 fr. 50

MASSIP (Armand). — **Annales Économiques.** Prix du n° 1 fr. 50

Envoi franco par la poste contre un mandat

MELLIÈRE. — **Étude chimique des Vératrées.** 1 vol. in-8 raisin.   3 fr.

MEYAN (Paul). — **Annuaire des diplômés pour 1891.** 1 gros vol. in-18 jésus.   5 fr.

MEYNIARD. — **Le Second empire en Indo-Chine.** 1 gros vol. illustré.   7 fr. 50

— **Le Mois médical,** un an :   4 fr.

MONIN. — **Formulaire de médecine pratique,** nouvelle édition considérablement augmentée. 1 vol. in-18 raisin, cart.   5 fr.

— **Des Nodules osseux.** 1 vol. in-8. raisin.   2 fr.

MORAIN. — **Questions d'Internat,** manuel du candidat. 1 vol. in-18 raisin, cart.   7 fr. 50

N

NADAUD. — **Traitement de la Tuberculose pulmonaire par les injections hypodermiques d'aristol.** 1 vol. in-8 carré.   1 fr.

NIEWENGLOWSKI. — **Objectifs photographiques, essais et fabrication.** 1 vol. in-8.   2 fr.

NOEL (Eug.). — **Rabelais,** médecin, écrivain, curé, philosophe. 1 vol. in-18 raisin avec un portrait à l'eau-forte.   3 fr.

P

PAULIER (Armand). — **Questions d'Externat.** Manuel du candidat. 1 vol. in-18 raisin br.   6 fr.

PERCHAUX. — **Histoire de l'hôpital de Lourcine.** 1 vol. in-8 raisin.   2 fr. 50

PICHERY. — **Gymnastique des Écoles.** 1 vol. in-8 raisin, avec 30 fig.   5 fr.

PINGAT. — **De la prophylaxie des abcès du sein pendant la grossesse et l'allaitement.** 1 vol. in-8 raisin.   3 fr.

POLIDORE. — **Les Mines d'Or de l'Awa.** Une petite brochure in-16   0 fr. 70

— **Ports du Monde entier.** La livraison   1 fr. 25

PÉLISSIER. — **Profils Coloniaux.**

Q

QUINQUAUD. — **Thérapeutique clinique et expérimentale.** — 1 vol. in-8 carré.   10 fr.

R

RAYMOND (Paul). — **Traitement de la syphilis,** en Allemagne et en Autriche. 1 vol. in-8 carré.   3 fr.

REGAMEY. — **Panorama de Port-Blanc.** Album oblong.   2 fr. 50

REULLIER. — **Deux albums photographiques.** Format oblong.   5 fr.

ROBLOT. — **Guide pratique des exercices physiques.** Hygiène et résultats. 1 vol. in-8 carré, fig. 2 fr. 50

RODET (Paul). — **Memento d'accouchements.** Rédigé à l'usage des examens de sage-femmes d'après les théories de l'école de la Maternité. 1 vol. in-18 raisin.   3 fr.

RODET. — **Des climats et des stations climatiques,** traduit de l'anglais du Dr WEBER. 1 vol. in-8 carré.   5 fr.

Envoi franco par la poste contre un mandat

— **Memento d'obstétrique.** — Rédigé exclusivement à l'usage des candidats au troisième examen de doctorat. D'après les théories de l'École de la Maternité. 1 vol. in-18 raisin.   3 fr.

ROUSSELET. — **Les secours publics eu cas d'accidents.** 1 vol in-8.   3 fr. 50

S

SABATIER (Camille). — **Touat Sahara et Soudan,** et le chemin de fer transsaharien avec une magnifique carte. 1 vol. in-8 écu.   6 fr.

— **Les sciences biologiques à la fin du XIXe siècle.** Médecine, hygiène, anthropologie, sciences naturelles, etc., publiées sous la direction de MM. Charcot, Léon Collin, V. Cornil, Duclaux, Dujardin-Beaumetz, Gariel, Marey, Mathias Duval, Planchon, Trélat, H. Labonne et Egasse, secrétaires.

Prix de la livraison (la 24e est en vente).   1 fr. 25

Souscription à l'ouvrage complet. 30 fr.

— **Les sciences médicales en 1889.** Préface DUJARDIN-BEAUMETZ. 1 vol. in-carré, cart.   8 fr.

T

TISSOT. — **Comptabilité à l'usage du commerce,** des banques et des administrations. 1 vol. in-8 raisin. 6 fr.

— **Les calculs du commerce.** 1 vol. in-18 jésus.   1 fr. 25

— **Le commerce.** 1 vol. in-18 jésus.   25 fr.

TOUVENAINT. — **Traité de la métrite du col.** 1 vol. in-8.   2 fr. 50

TROUSSEAU (A.). — **Travaux d'ophtalmologie.** 1 vol. in-8.   3 fr.

— **Guide pratique pour le choix des lunettes.** 1 vol. in-18 raisin, couverture en simili-cuir.   1 fr. 50

TUSSAU. — **Phtisie.** Voir FOWLER. 2 fr.

V

VIATOR. — **Le Touriste aux environs de Paris.** Ouvrage illustré paraissant en livraisons. La première est en vente. La livraison.   1 fr. 25

Tours, imprimerie Deslis Frères